SCHÖN
MIT DARM

STRAHLENDES AUSSEHEN DURCH EINEN GESUNDEN DARM

FÜR MEINE FANTASTISCHE FAMILIE

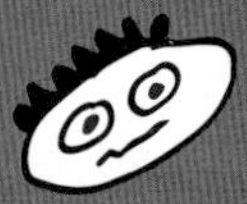

Prof. Dr. Michaela Axt-Gadermann
mit Regina Rautenberg

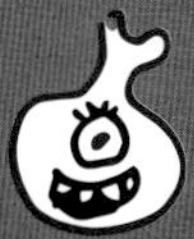

SCHÖN MIT DARM

STRAHLENDES AUSSEHEN DURCH EINEN GESUNDEN DARM

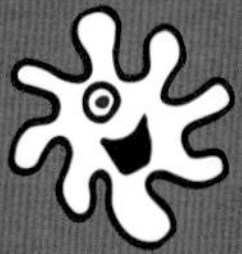

südwest

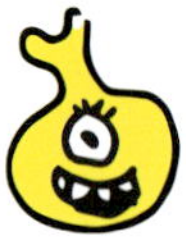

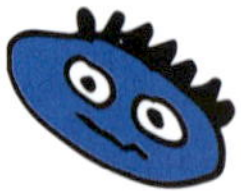

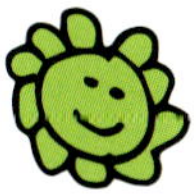

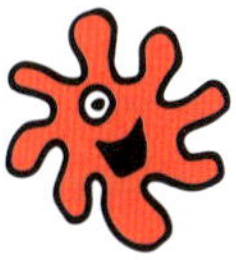

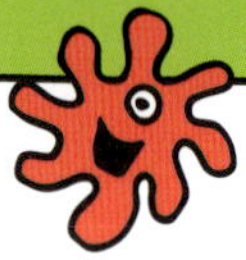

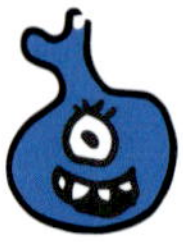

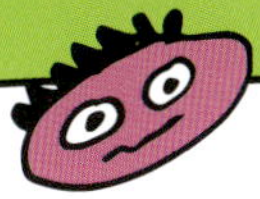

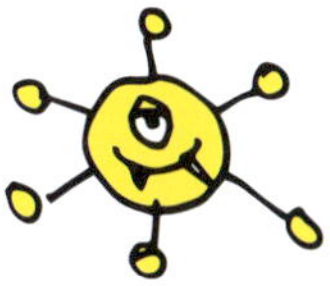

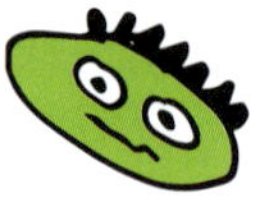

VORWORT

Der Darm soll schöner machen? Das klingt auf den ersten Blick wohl mehr als unglaublich. Doch die Forschung hat in den vergangenen Jahren Erstaunliches zutage gebracht und dabei auch die enge Verbindung zwischen zwei auf den ersten Blick so völlig unterschiedlichen Organen nachweisen können. Unsere Haut scheint der Spiegel unseres Darms zu sein. Die Ursache vieler Hauterkrankungen liegt im Verdauungstrakt, genauso wie der Schlüssel zu einer schönen Haut und vollem Haar. Verantwortlich dafür sind Billionen von Bakterien, die nicht nur den Verdauungstrakt, sondern auch unsere äußere Hülle besiedeln und unwahrscheinlich viel für Gesundheit und Attraktivität tun. Mithilfe einer gesunden Darmflora produziert unser Körper eine Vielzahl nützlicher Substanzen wie Antioxidantien, Stoffe zum Schutz vor der UV-Strahlung oder auch Hyaluronsäure und Ceramide, die wir als Kosmetikwirkstoffe kennen. Sie alle helfen, unsere Haut zu verschönern. Darm- und Hautbakterien können aber auch Allergien, Ekzeme und Entzündungen lindern und tragen dadurch zu einem schönen und gesunden Hautbild bei.

Ich habe für dieses Buch wieder zahlreiche Studien gewälzt, verglichen und ausgewertet und selber Untersuchungen durchgeführt. Nun möchte ich Ihnen viel Neues, Spannendes und Überraschendes über die Liebesgeschichte zwischen Haut und Darm erzählen.

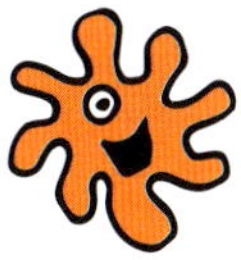

Wussten Sie zum Beispiel, dass

- Bakterien unsere Haut vor Sonnenschäden und Falten schützen?
- Störungen der Darmflora Pickel, Ekzeme und Rosacea auslösen können?
- Ihre Hautflora dafür verantwortlich sein kann, wenn Sie im Urlaub von Mücken geplagt werden?
- ein gesundes Mikrobiom für die hormonelle Balance im Körper sorgt?
- Keime Einfluss auf das Haarwachstum nehmen?
- es Hautpflegeprodukte mit Mikroorganismen aus dem Hühnerstall gibt?
- sensible Haut mit den richtigen Bakterien weniger empfindlich reagiert?

Neugierig geworden? Viel Spaß beim Lesen und Ausprobieren wünscht Ihnen

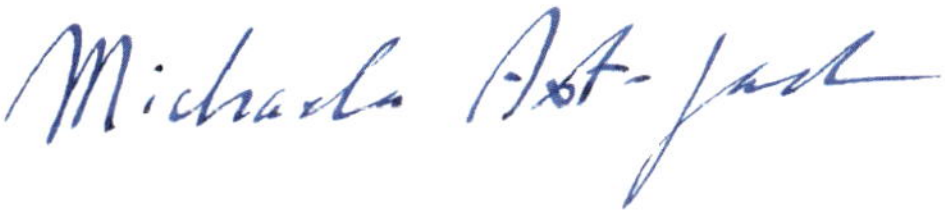

Michaela Axt-Gadermann
Petersberg, im April 2017

Noch mehr Infos unter *www.schoen-mit-darm.de*

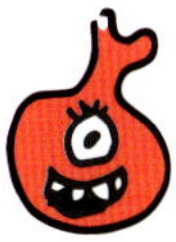

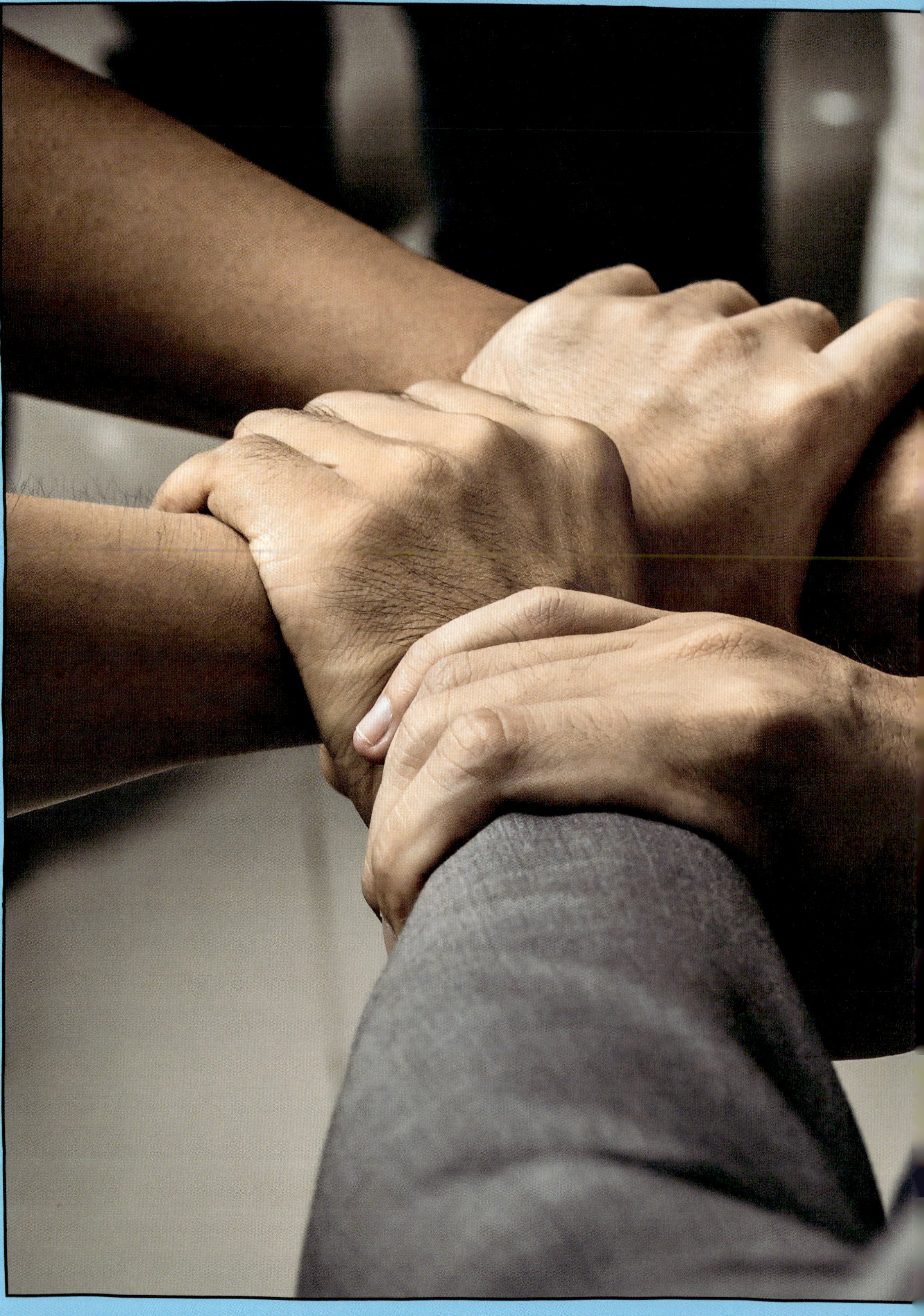

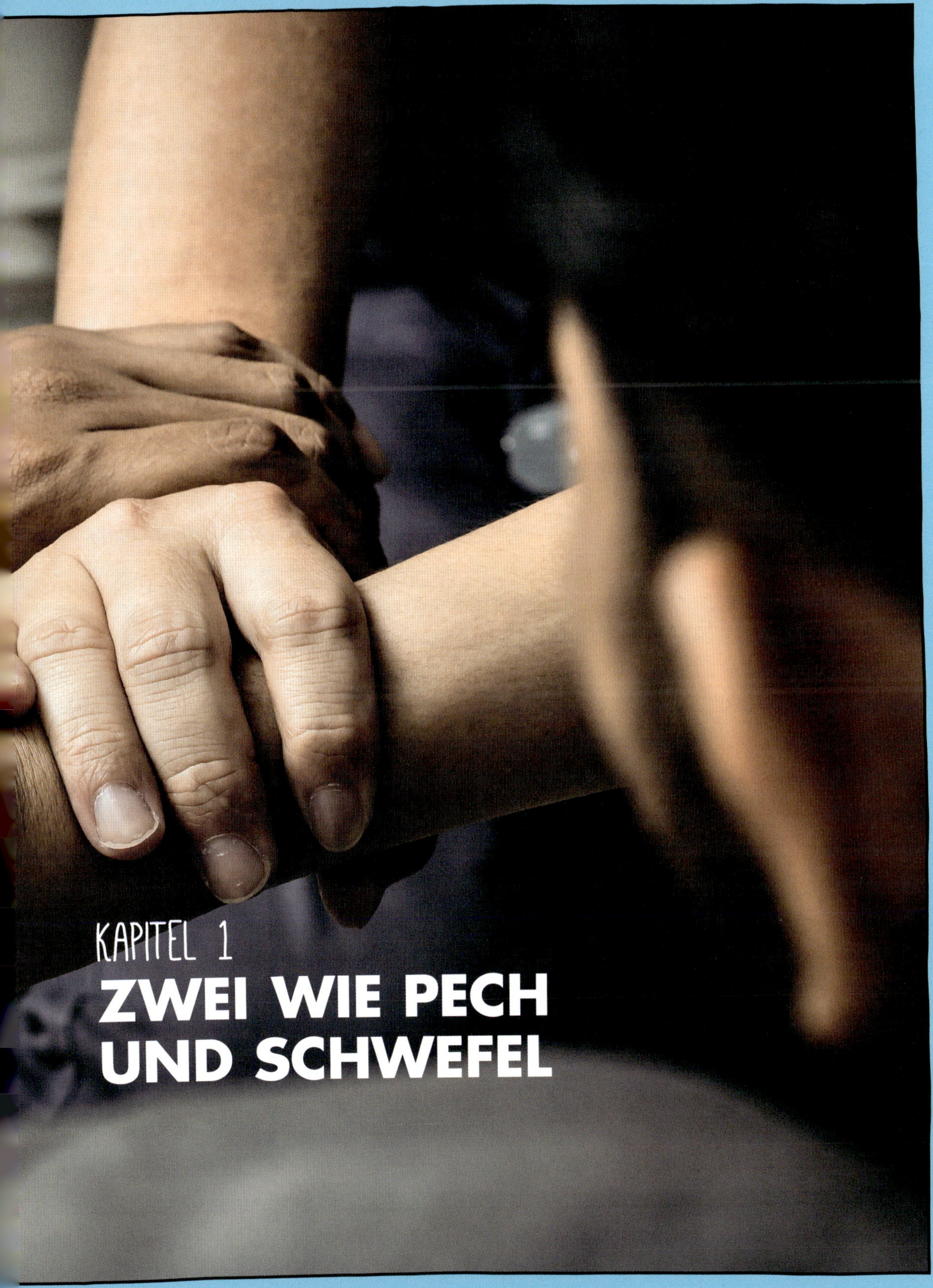

KAPITEL 1

ZWEI WIE PECH UND SCHWEFEL

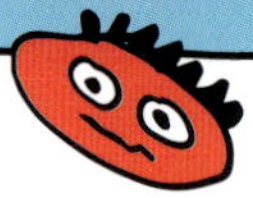

DER LANGE ARM DES DARMS

Was haben Darm und Haut gemeinsam? Auf den ersten Blick überhaupt nichts! Unsere Haut ist – wenn sie gesund und gepflegt ist – unser Aushängeschild. Sie verleiht uns Attraktivität, sie informiert über unsere Gesundheit und gibt Auskunft über unseren Ernährungszustand. Sogar Rückschlüsse auf unseren Lebensstil lässt diese äußere Hülle zu: Haben wir eine tolle Partynacht hinter uns, wirkt unsere Haut blass und erschöpft. Rauchern und Sonnenanbetern sieht man ihre Leidenschaft ebenfalls im Gesicht an. Ihre Haut wird früh faltig, und Pigmentflecken lassen sie alt aussehen. Und nicht zuletzt soll unsere Haut ja auch der Spiegel unserer Seele sein. Wenn wir Stress und Sorgen haben, sprießen Pickel und blühen Entzündungen. Geht es uns gut, strahlt unsere Haut wie die Sonne an einem warmen Junitag.

Der Darm hingegen … naja. Sexy ist er nicht, und auf der Rangliste der attraktiven Organe rangierte er bis vor einigen Jahren ganz weit unten. Doch das hat sich inzwischen geändert: Unser Verdauungstrakt ist vom Kellerkind zum Superstar avanciert, und – im Gegensatz zur gefälligen Haut – wird über den weniger hübschen Darm und seine Bewohner, die Darmkeime, derzeit fast täglich in den Medien berichtet. Diesen gesellschaftlichen Aufstieg verdankt unsere Körpermitte der aktuellen wissenschaftlichen Forschung. Wöchentlich entdecken Experten neue Fähigkeiten dieses bisher unterschätzten Körperteils. Besondere Aufmerksamkeit kommt dabei der Darmflora zu, denn die Keime entscheiden häufig über schlank oder dick und oft auch über gesund oder krank. Aus der aktuellen Forschung haben wir inzwischen gelernt, dass Keime nicht grundsätzlich schädlich sind, sondern uns eine ganze Menge guter Dienste leisten. Wenn es im Darm ordentlich wimmelt, geht es uns rundherum gut.

Und der „lange Arm“ des Darms reicht weit in den Körper hinein. Fast jedes Organ wird durch die Arbeit unseres Verdauungsorgans beeinflusst, denn der Darm ist kein schüchternes Mauerblümchen, sondern ein recht kontaktfreudiger und gleichzeitig gutmütiger und hilfreicher Geselle. Mit Botenstoffen und Hormonen, die die Darmbakterien produzieren sowie mit Immunzellen, die in seinem Inneren trainiert werden, hält der Darm ständig engen Kontakt zu anderen Körpergeweben. Er unterstützt deren Arbeit und sorgt dafür, dass alles wie am Schnürchen läuft. Ein gesunder Darm ist der Schlüssel zu einer ganzen Menge gesunder und angenehmer Dinge: Er macht nicht nur schlank und happy, sondern kann uns zu einem klaren Teint, weniger Pickeln, vollem Haar und bei Allergien und Hauterkrankungen zur Linderung verhelfen. Nur wenn es Ihrer Darmflora gut geht, strahlt auch Ihre Haut und glänzen die Haare.

AUF EWIG VERBUNDEN

Die Verbindung zwischen Darm und Haut ist – wenn auch nur auf den zweiten Blick – gut zu erkennen. Denn unsere Haut hört nicht an den Lippen auf. Sie stülpt sich am Übergang der Gesichtshaut zum Mund mit einem etwas veränderten Aussehen nach innen und kleidet nicht nur den Mund aus, sondern zieht sich als sogenannte Schleimhaut durch den gesamten Verdauungstrakt. Haut und Schleimhaut des Darms stehen also in einer direkten Verbindung, gehen quasi ineinander über. Sowohl die Haut als auch die Darmschleimhaut stellen wichtige Grenzzonen dar, die den Körper vor schädlichen äußeren Einflüssen schützen, denn im Darm und auf der Haut treffen Umwelt und Mensch aufeinander. Man spricht deshalb von der „Darmbarriere" und der „Hautbarriere". Dabei gilt es jeweils große Flächen abzusichern. Die Haut bedeckt rund 2 Quadratmeter unseres Körpers. Das entspricht in etwa der Größe einer Tischdecke. Der Darm hingegen misst in seiner gesamten Ausdehnung fast 500 Quadratmeter und umfasst somit die Grundfläche eines Tennisplatzes. Dieses riesige Organ passt nur deshalb in einen kleinen Körper, weil es in zahlreiche winzige Falten gelegt und mit unzähligen Ausstülpungen versehen ist, die zusammen eine so große Oberfläche bilden.

Bei ihrer Abwehrfunktion können sich Haut und Darmschleimhaut auf Billionen von Mitarbeitern verlassen. Alle beide sind Tummelplätze und Lebensräume für zahllose Mikroorganismen. Diese Keime sind unerlässliche Helfer, die auf der Haut und im Darm wichtige Aufgaben übernehmen. Studien belegen inzwischen, dass die Haut enorm profitiert, wenn man seine Darmflora optimiert. Ebenso ist eine intakte Hautflora unerlässlich für ein gutes Hautgefühl. Schon durch ein paar kleine Veränderungen in Hautpflege und Ernährung lässt sich die Situation unserer Keime enorm verbessern.

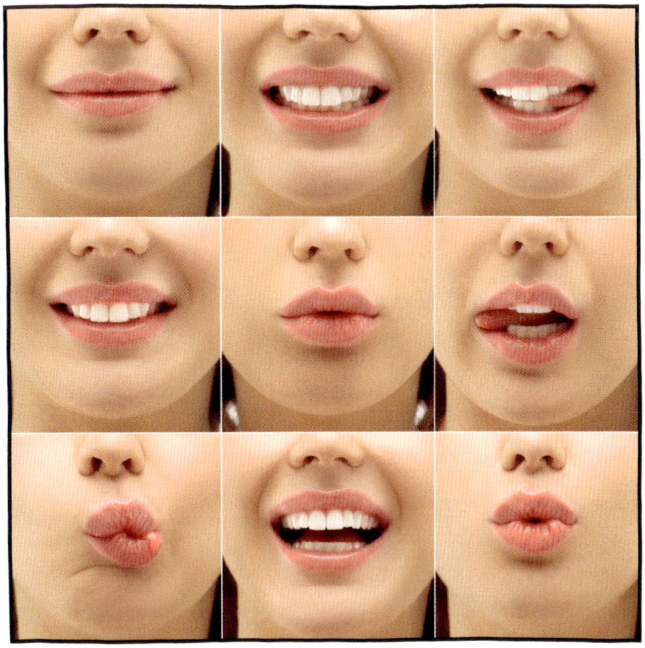

Schön geschwungene Lippen sind sehr attraktiv, anatomisch gesehen bilden sie allerdings nur das Ende des Verdauungstrakts.

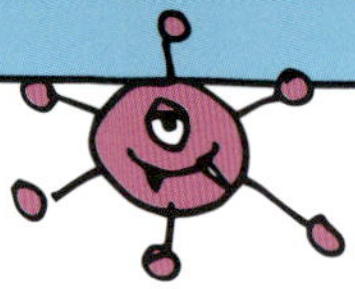

EINE REISE NACH LILIPUT

In uns und auf uns sprießt und wuchert eine mehr oder weniger üppige Vegetation – wie in einem tropischen Regenwald bei warmem Nieselregen. Sie wird „Flora“ genannt. Als „Flora“ bezeichnet man normalerweise die Gesamtheit aller Pflanzen, die in einer bestimmten Region vorkommen. Darunter fallen Blumen genauso wie Unkräuter, essbares Grünzeug ebenso wie Giftsträucher. Auch in und auf unserem Körper wächst eine Flora. Sie umfasst die Fülle der Mikroorganismen, die den Körper besiedeln, also vor allem Bakterien, Pilze und Viren. Je nach Lokalisation bezeichnet man diese Keime zum Beispiel als „Hautflora“, „Mundflora“ oder „Darmflora“. Genauso wie in der Natur eine Monokultur nicht nur öde und langweilig, sondern auch extrem anfällig für Schädlinge und Unwetter ist, so schadet uns Menschen auch eine eintönige Bakterienlandschaft. Daher sollten wir uns um eine möglichst abwechslungsreiche Flora bemühen, denn sie ist enorm wichtig und trägt entscheidend zu Gesundheit, Wohlbefinden und Attraktivität bei.

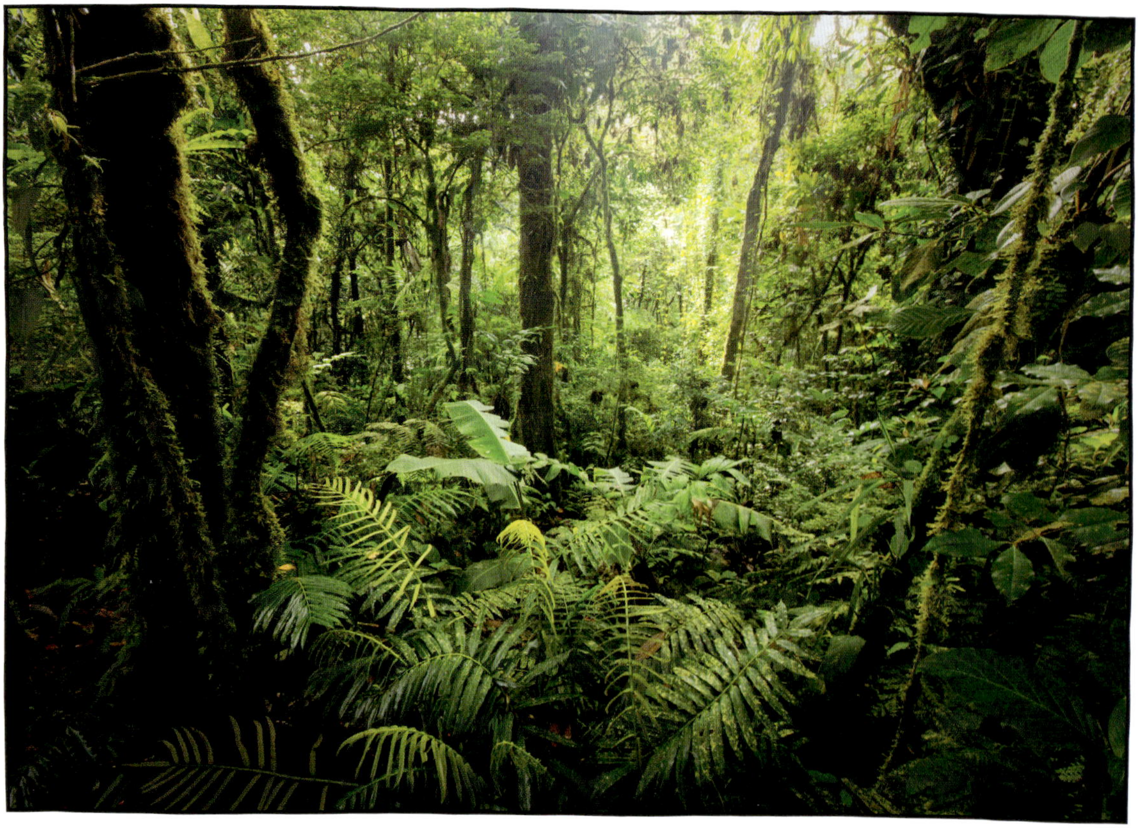

Eine abwechslungsreiche Flora ist widerstandsfähiger und gesünder – sowohl in der Natur als auch im Darm.

Doch obwohl sie so hilfreiche Gesellen sind, rufen Mikroorganismen bei uns nur selten Gefühle wie Wohlwollen oder Zuneigung hervor. Das Spektrum der Empfindungen reicht von Ekel (Fußpilz, Eiterbakterien) über unmerkliches Zurückweichen (Schnupfenviren, Lippenherpes, Brechdurchfall) bis hin zu Panikreaktionen, wie man sie eine Zeit lang sogar in Europa durch die Erwähnung von Ebolaerregern oder HI-Viren auslösen konnte. Die Tatsache, dass nur 0,0000000000001 Gramm leichte Bakterien einen 110.000 Gramm schweren Mann ins Jenseits befördern können, macht verständlicherweise Angst. Die schlimmsten Epidemien in der Geschichte der Menschheit waren bakteriellen Ursprungs. So tötete das Pestbakterium *(Yersinia pestis)* innerhalb von nur 4 Jahren (1347–1351) 25 Millionen Menschen in Europa und rottete damit ein Drittel der Bevölkerung aus. Kein Wunder also, dass wir Bakterien zunächst einmal mit einer gesunden Skepsis und Zurückhaltung begegnen.

Es ist ja auch irgendwie gruselig, dass wir diese Winzlinge nicht sehen können und sie dennoch unseren Körper besiedeln und die Welt beherrschen. Mikroorganismen machen 70 Prozent der gesamten lebenden Biomasse der Erde aus. Schon ein einziges Gramm Gartenerde enthält rund 100 Millionen Bakterien und 500.000 Pilze. Zudem lassen sie sich mit den üblichen Instrumenten auch kaum messen oder wiegen. Forschern ist es aber jetzt gelungen, mit einer speziellen Waage das Gewicht eines einzelnen Bakteriums zu bestimmen. Demnach wiegt ein einzelner Keim meist zwischen 100 und 200 Femtogramm. Ein Femtogramm (fm) ist ein Millionstel eines Milliardstel Gramms, also 0,0000000000001 g. Das ist schon sehr wenig! Laut der Internetseite www.wissen.de verhält sich die Masse von 1 fm zu einem Kilogramm wie die Masse eines Lkw zu der des Zwergplaneten Pluto. Wobei es jetzt natürlich auch schwer ist, den Laster vor seinem geistigen Auge in Bezug zu dem Zwergplaneten zu setzen. Ich habe da ehrlich gesagt keine so ganz konkrete Vorstellung – gehen wir also einfach mal davon aus, dass Keime unvorstellbar winzig sind. Und diese mikroskopisch kleine Welt ist ähnlich schwer zu begreifen wie die endlosen Weiten des Weltalls.

Denn wenn es um die geheime Welt der Mikroorganismen in unserem Körper geht, warten noch mehr Superlative darauf, bestaunt zu werden. Bräche man die 4,6 Milliarden Jahre alte Geschichte der Erde auf 24 Stunden herunter, dann stellte man fest, dass Mikroorganismen Überlebensweltmeister sind, die sich allen noch so widrigen Umständen anpassen können. Im 24-Stunden-Modell der Erde würde man ersten einfach gebauten Bakterien bereits im Urozean kurz nach 00.00 Uhr begegnen. Gegen 16.00 Uhr, also am späten Nachmittag der

Evolution, kämen dann die ersten mehrzelligen Organismen dazu. Und wo bleibt der Mensch? Wenn die Dauer der Erdgeschichte einem Tag entspräche, dann erschiene er erst 3 Sekunden vor 24.00 Uhr auf der Bildfläche. Bakterien haben bis dahin schon deutlich mehr erlebt. Und diesen großen Erfahrungsschatz stellen sie uns bereitwillig zur Verfügung. Welch ein Glücksfall, dass die Evolution die erfahrenen und mit allen Wassern gewaschenen Keime und den komplexen *Homo sapiens* zusammengebracht hat!

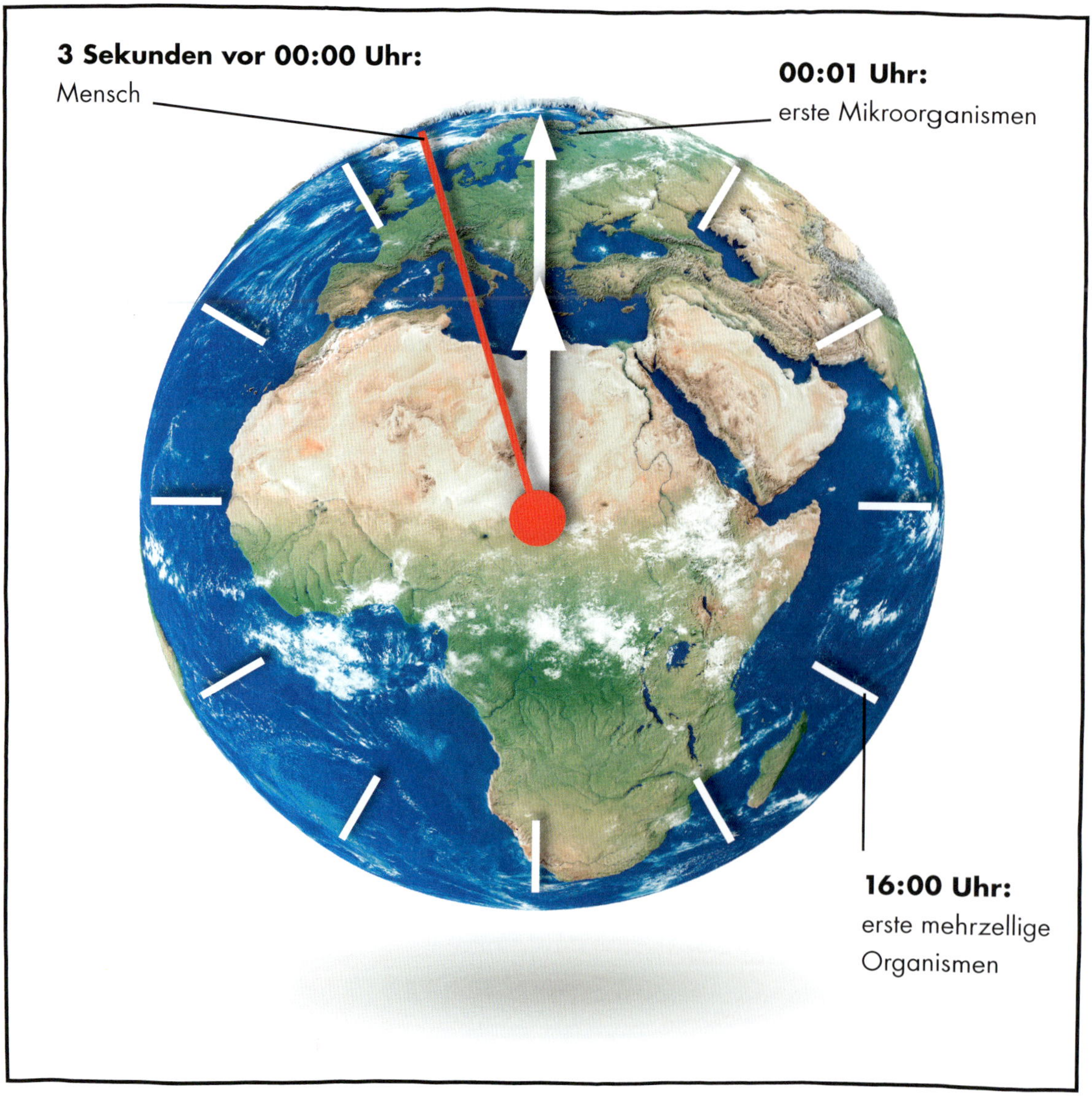

Entspräche die gesamte Erdgeschichte einer Uhr mit 24 Stunden, gäbe es den Menschen erst seit drei Sekunden. Mikroorganismen bevölkern unseren Planeten hingegen fast seit dem Beginn seiner Geschichte.

Während der gesamten Menschheitsgeschichte standen Menschen und Mikrobiom miteinander in engem Kontakt, haben sich gemeinsam weiterentwickelt und festgestellt, dass ein Zusammenleben für beide Seiten von Vorteil sein kann. Nach Jahrmillionen der Co-Evolution sind sie bestens aufeinander eingespielt und ergänzen sich wie ein altes Ehepaar. Was der eine nicht kann, erledigt der andere. Hier gilt: Eine Hand wäscht die andere. Die Mikroben übernehmen Aufgaben, die der Körper selber nicht erfüllen kann. Aufgrund seiner Stoffwechselleistung, die größer ist als die der Leber, bezeichnen Experten die Gesamtheit des Mikrobioms auch als ein eigenständiges Organ, das uns seine Fähigkeiten gerne zur Verfügung stellt. Dafür bietet der Mensch den Keimen ein Zuhause, in dem es Nahrung im Überfluss gibt. Wenn alles glattläuft und Mensch und Mikrobe gut miteinander harmonieren, kann man von einer klassischen Win-win-Situation sprechen.

Doch dieses Gleichgewicht zwischen Geben und Nehmen ist labil und kann schnell gestört werden. Deshalb sollten wir es unseren Mitbewohnern durch unseren Lebensstil nicht unnötig schwer machen. Denn sowohl die Mikroben, die auf der Haut leben als auch die Bakterien, die sich im Darm tummeln, meinen es meistens gut mit uns. Werfen wir doch mal einen näheren Blick auf ihre Lebenswelten.

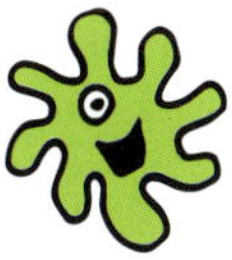

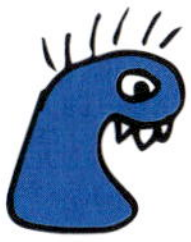

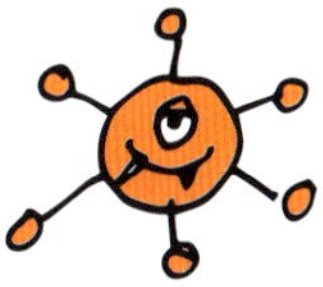

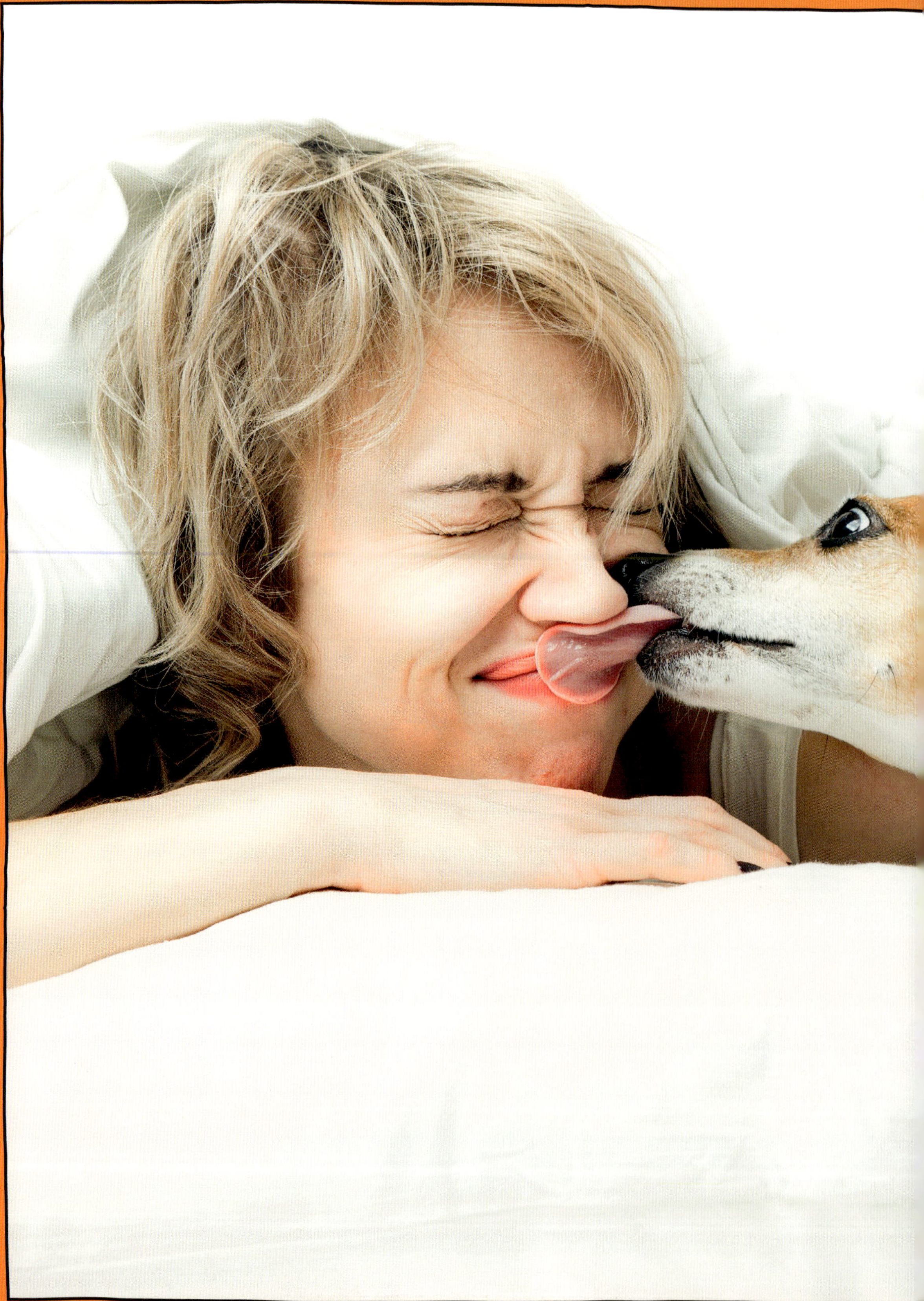

KAPITEL 2

DIE KEIME UND WIR – EIN KULTIVIERTES MITEINANDER

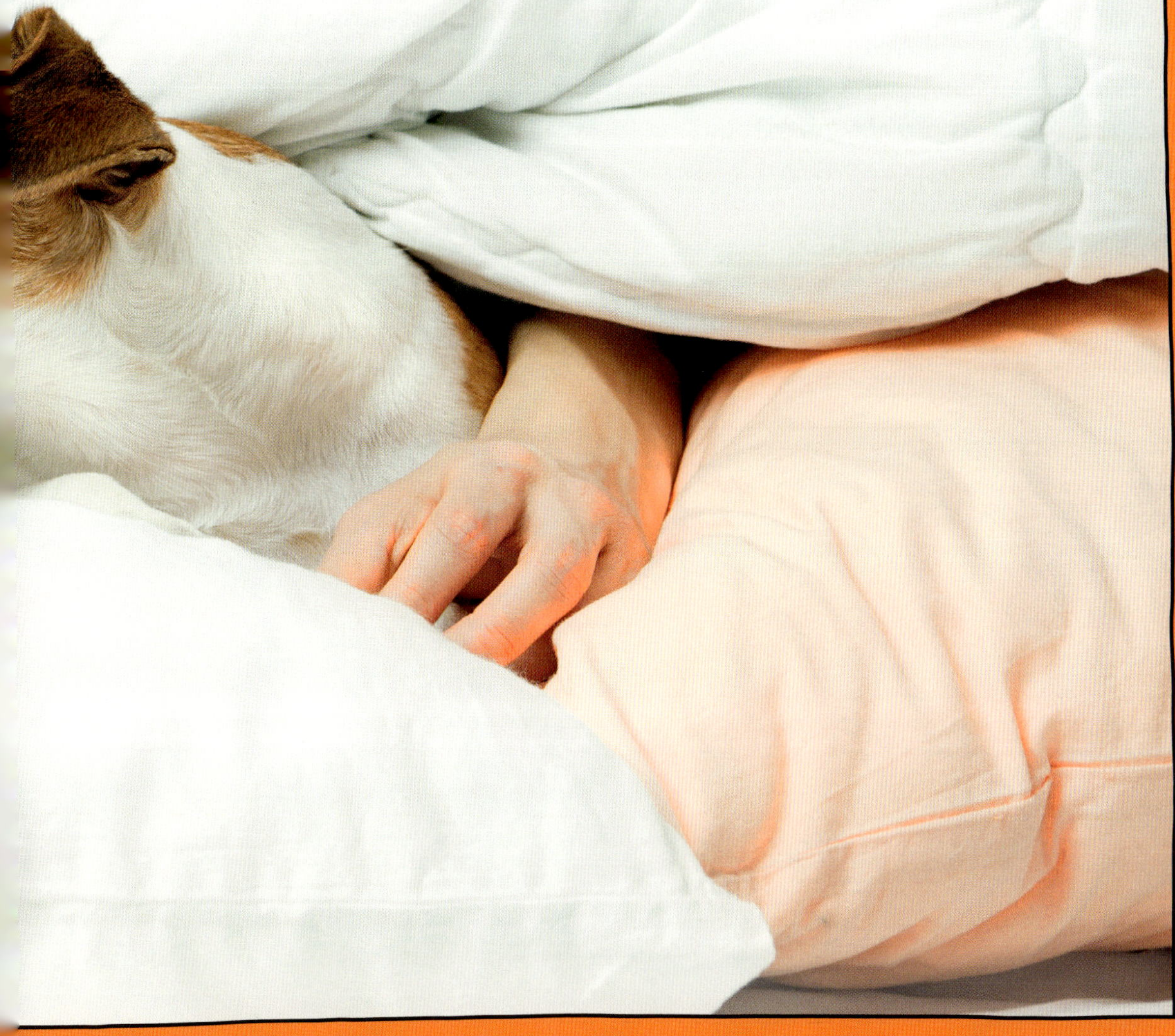

TEAM-MIKROBIOM UND FAMILIEN-FLORA

Unsere Umwelt ist voller Mikroorganismen Und auch wir Menschen schleppen mehrere Kilo Bakterien mit uns herum. Das ist nicht eklig, sondern fantastisch. Denn ohne diese freundlichen Mikroorganismen würde unsere Gesundheit leiden, wären wir dem Stress schlechter gewachsen, und auch unsere Haut würde schneller altern.

Gute Dinge sollte man mit Familie und Freunden teilen. Soweit es unsere Mikroorganismen betrifft, halten wir uns an diese Empfehlung, denn wir tauschen ständig Mikroben mit unserer Umgebung aus. Aktuellen Studien zufolge ist jeder Mensch von einer einzigartigen Keimwolke umnebelt. Jede Stunde geben wir etwa eine Million Keimpartikel an die Umwelt ab. Die uns umschwirrenden Kleinstlebewesen sind so individuell, dass es Forschern in einem Experiment gelungen ist, Mikrobenwolken in unterschiedlichen Räumen eindeutig ihren „Besitzern" zuzuordnen. Inzwischen überlegt man, diese Erkenntnisse für die Aufklärung von Verbrechen zu nutzen. Denn allein anhand des Keimspektrums im Hausstaub konnte man feststellen, ob in den jeweiligen Wohnungen Männer oder Frauen lebten. Unseren bakteriellen Abdruck hinterlassen wir auf dem Sitz in der U-Bahn, auf den Knöpfen im Fahrstuhl und den Türklinken der Büros. Wir tauschen Bakterien aus, wenn wir dem Geschäftspartner höflich die Hand schütteln oder vertraute Menschen umarmen. Partner, Kinder, Freunde und alle anderen Mitmenschen schnappen diese Keime auf, und manche davon werden ins eigene Mikrobiom integriert.

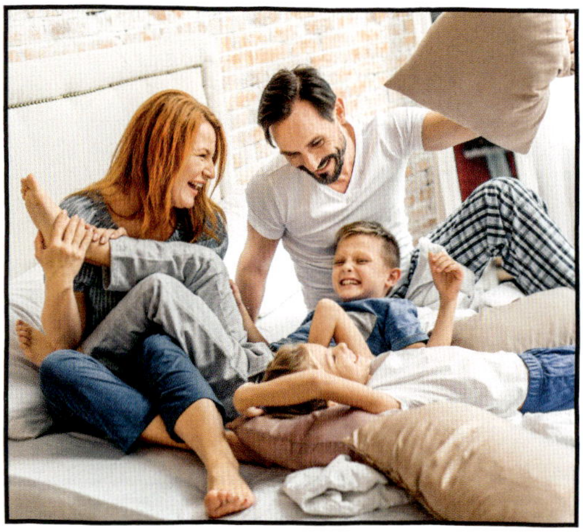

Beim Toben und Kuscheln tauschen wir zahlreiche gesunde Keime aus.

Auf diese Weise ziehen ständig neue Bewohner in unseren Bakterien-Zoo ein, andere wechseln den Lebensraum und springen auf unsere Mitmenschen über. Durch regelmäßigen engen Kontakt mit anderen Menschen und Tieren ändert sich unsere Keimkomposition grundlegend. Bei Familienmitgliedern gleicht sich die Zusammensetzung von Haut- und Darmflora allmählich an. Lebt im Haushalt auch noch ein Hund, dann wird dieser in den regen Keimtransfer miteinbezogen, und auch das Keimspektrum von Menschen und Haustier wird sich immer ähnlicher. Und offensichtlich lassen sich über das Haustier auch leichter Bakterien von Mensch zu Mensch weitergeben. Partner, die mit einem Hund zusammenleben, weisen nicht nur Keime auf, die vom Haustier stammen, sondern offensichtlich werden auch mittels Tierfell Mikroben weitergereicht. Wahrscheinlich gelangen die Bakterien des einen Hausbewohners beim Streicheln des Hundes auf dessen Haut und Haare und werden dann beim Knuddeln mit einem anderen Hausbewohner von diesem aufgenommen. Deshalb ähneln sich Darm- und Hautflora von Personen mit Haustieren stärker als die von Wohnungsgenossen, die ohne Haustiere zusammenleben.

Und die Spieler einer Sportmannschaft teilen sich sogar ein Team-Mikrobiom. Das fanden US-amerikanische Forscher von der University of Oregon heraus. Sie nahmen Keimproben von den Oberarmen verschiedener Roller-Derby-Spielerinnen. Roller Derby ist ein in den USA weit verbreiteter Sport, bei dem zwei Mannschaften auf Rollschuhen versuchen, auf einer Bahn ihren Läufer als Ersten durchs Ziel zu bringen. Körperkontakte, etwa durch Abdrängen und Anrempeln, sind ausdrücklich erlaubt. Dadurch besteht auch immer wieder die Möglichkeit des Keimaustauschs. Die Wissenschaftler stellten fest, dass die Mitglieder einer Mannschaft bereits vor dem Match eine sehr ähnliche Hautflora aufwiesen. Nach dem Wettkampf hatte man nicht nur Beulen und blaue Flecke verursacht und eingesteckt, vielmehr hatten sich die Hautkeime der Spielerinnen beider Mannschaften miteinander vermischt.

DAS UNIVERSUM IN UNS

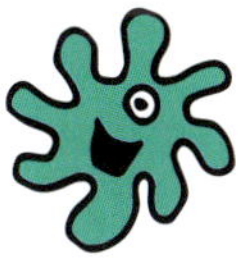

Eine ganz besonders faszinierende Welt ist das Reich der Darmbakterien. Sie machen den Verdauungstrakt eines Menschen zu dem am dichtesten besiedelten Ökosystem der Erde. Auf der Darmoberfläche tummeln sich etwa 10 hoch 14 Bakterien. In Worten: hundert Billionen! Diese Zahl ist unvorstellbar groß, ausgeschrieben lautet sie 100.000.000.000.000. Das sind tausendmal mehr Bakterien, als unsere Galaxie Sterne hat. Wir bieten zehnmal mehr Keimen eine Heimat, als wir Körperzellen besitzen. 90 Prozent aller menschlichen Zellen sind demnach Bakterien. Leberzellen, Gehirnzellen, Haut-, Darm- und andere Körperzellen schlagen nur mit 10 Prozent zu Buche.

Man muss sich vor Augen führen, dass bereits in einem Gramm Stuhl mehr Keime enthalten sind, als Menschen auf der Erde leben und die Hälfte unseres Darminhalts aus diesen freundlichen Untermietern besteht, die – obwohl sie so winzig klein sind – in ihrer Gesamtheit immerhin fast 2 Kilogramm auf die Waage bringen.

Bis vor wenigen Jahren waren die meisten der Mitbewohner, die in unserem Gedärm hausen, unbekannt. Zahllose Keime haben unseren Darm bevölkert, ohne auf irgendeiner Liste aufzutauchen. Vor zehn Jahren wusste man wahrscheinlich mehr über den Mars zu berichten als über die Zusammensetzung unserer Darmflora. Der Grund: Früher musste man Stuhlproben auf Nährböden auftragen, um herauszufinden, wer sich da tummelt. Manche Keime wuchsen sehr rasch auf den Nährmedien, manche zögerlich und sehr viele gar nicht, denn nur 2 Prozent der Bakterien des Darmökosystems lassen sich im Labor kultivieren. Die übrigen 98 Prozent sind „Anaerobier", das heißt, sie benötigen eine sauerstofffreie oder sauerstoffarme Umgebung, um sich zu vermehren. Deshalb war der größte Teil der Mikroorganismen schon von einer Überdosis Sauerstoff abgetötet worden, wenn der Stuhl in den Petrischalen ausgestrichen wurde. Diese große Gruppe der Darmkeime flog also unter dem Radar der Labormediziner und Mikrobiologen durch und wurde deshalb nie wahrgenommen.

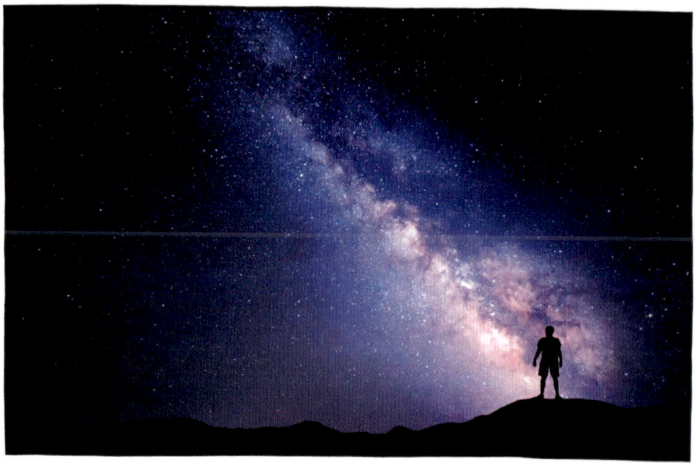

In unserem Darm beherbergen wir tausendmal mehr Keime, als unsere Galaxie Sterne besitzt.

AUFBRUCH IN NEUE GALAXIEN

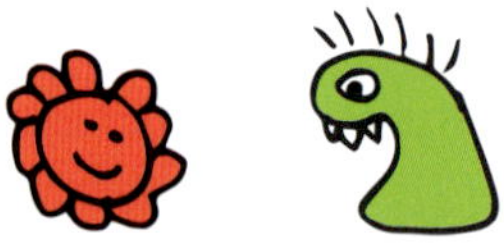

2007 entdeckte man einen neuen mikrobiologischen Kontinent. Nein, was rede ich da: Uns wurde der Blick auf neue, unbekannte mikrobiologische Galaxien gewährt. Denn damals brachten innovative technische Errungenschaften zur Analyse des Mikrobioms den Durchbruch bei der Erforschung der Darmflora. Gen-Sequenzierungen, Bio-Informatik und Methoden zur Erbgutentschlüsselung ermöglichten es nun, auch Keime, die auf den Nährstoffböden partout nicht wachsen wollten, zu erfassen und so mehr über sie zu erfahren. Dadurch können selbst kleinste Erbgutschnipsel identifiziert und den unterschiedlichen Keimen zugeordnet werden. Auf keinem anderen Forschungsgebiet herrscht derzeit eine solche Aufbruchsstimmung. Doch wir stehen noch am Anfang. Aus wissenschaftlicher Sicht wurde die Blackbox Darmflora gerade erst geöffnet, und die Experten stehen staunend davor und sind fasziniert von den neuen Möglichkeiten, die sich ihnen für die Behandlung zahlreicher Krankheiten eröffnen. Depressionen, Demenz und Diabetes scheinen ebenso ihren Ursprung in einer Störung der Darmflora zu haben wie Übergewicht, Allergien und manche Hauterkrankungen. Diese Zusammenhänge sind so bedeutsam, dass allein in der Zeit von 2012 bis 2014 922 Millionen US-Dollar in die Erforschung des Mikrobioms geflossen sind.

Sicher ist schon jetzt: Mikroorganismen sind für uns Menschen und auch für die meisten Tiere lebenswichtig. Auch wenn jeder von uns eine kaum zählbare Masse an Keimen in sich trägt, so kann es doch sein, dass sich nicht die besten und hilfreichsten Stämme in unserem Darm breitgemacht haben oder dass das Mengenverhältnis der einzelnen Bakterien zu ihrer Gesamtheit nicht stimmt. Diesen Zustand nennt man „Dysbiose" und meint damit eine Störung der Darmflora. Denn nur wenn die Keime, die auf und in uns leben, in einem ausgewogenen Verhältnis zueinander stehen, macht uns das gesund und psychisch stabil. Je besser die Darmflora aufgestellt ist, desto schöner, gesünder und strahlender sind auch Haut und Haare. Die Zusammensetzung der Mikroben-Gemeinschaft im Darm variiert dabei in Abhängigkeit von unserer Ernährung und unserem Gesundheitszustand. Und umgekehrt entscheidet die Komposition der Keime wiederum über unser Wohlbefinden und unsere Gesundheit.

Von den Tausenden unterschiedlichen Keimarten, die inzwischen bekannt sind – gerade hat man mal wieder ein paar Hundert neue entdeckt – besitzen wir „zivilisierten" Menschen etwa 150 bis 200. Menschen hingegen, die sehr ursprünglich leben, wie zum Beispiel die Ureinwohner des Amazonasdschungels, beherbergen mehr als doppelt so viele gesunde Bakterienstämme in ihrem Darm. Doch das *eine* ideale Mikrobiom scheint es nicht zu geben (oder es wurde noch nicht entdeckt). Wahrscheinlich hat jeder seinen persönlichen Mix im Bauch, auf der Haut und den Schleimhäuten, der so individuell ist, wie das Leben des Einzelnen. Die Komposition der Mikroben gleicht einem Tagebuch unseres Lebens und erzählt davon, wie wir das Licht der Welt erblickten. Es berichtet von den vielen Haustieren, die wir auf die feuchte Schnauze geküsst haben, der Freundin, die mit uns immer so gerne den Kaugummi getauscht hat, der Oma, mit der wir auf dem Sofa gekuschelt haben oder der Tropenreise, auf der wir uns einen üblen Durchfall eingefangen haben. Ob wir häufig Antibiotika einnehmen mussten oder eine vegetarische Ernährungsweise bevorzugten, uns oft die Hände gewaschen haben oder es mit der Hygiene nicht ganz so genau nahmen (was für die Darmflora übrigens ganz gut ist) – das alles hinterlässt seine Spuren in unserem Gedärm.

ZU BESUCH IM BOTANISCHEN GARTEN DER HAUT

Ähnlich wie der Darm ist auch die Haut ein großes Biotop, in dem mindestens 10 Milliarden Keime, wahrscheinlich sogar bis zu einer Billion mikroskopisch kleiner Organismen beheimatet sind. Ganz unterschiedliche Bakterien, Pilze und Viren leben auf der Oberfläche, in den Haarfollikeln und zwischen den Zellen der Haut. Einige haben sich dauerhaft eingenistet und sind kaum zu vertreiben. Experten bezeichnen diese als „residente Flora". Daneben gibt es Übernachtungsgäste und Besucher, die sich nur kurz bei uns aufhalten und dann weiterziehen. Sie zählen zur „transienten Hautflora".

Die meisten Mikroben tun uns gut. Sie erhalten unsere äußere Hülle gesund, schützen sie vor den Attacken krankmachender Keime und bringen Teint und Haare zum Strahlen. Wie üppig sich die Vegetation der Hautflora entfalten kann, hängt dabei von verschiedenen Umwelt- und Standortfaktoren ab, denn unsere Haut lässt sich in unterschiedliche Vegetationszonen einteilen. Ähnlich wie auf dem Planeten Erde das Klima bestimmt, welche Pflanzen gut gedeihen, so wird auch die Bakterienflora auf dem Planeten Mensch von den Umgebungsbedingungen diktiert. Auf der Haut gibt es wärmere und kältere Regionen, sehr trockene, wüstenartige Gebiete und eher feuchte oder fetthaltige Gegenden. Normalerweise lieben Keime es feucht, fetthaltig und warm. Unsere Haut ist aber in weiten Teilen eher trocken und kühl. Die Hauttemperatur liegt – je nachdem, ob wir uns in geheizten Räumen oder auf der Skipiste befinden – nur zwischen 20 °C und 32°C und somit einige Grad unter den optimalen 37 Grad im Körperinneren.

Deshalb variiert die Anzahl der vorhandenen Keime pro Quadratzentimeter zwischen 100 und 1.000.000. Unterarme und Unterschenkel zählen zu den Trockenzonen unseres Körpers und gehören mit 100 bis maximal 1000 Keimen pro Quadratzentimeter zu den eher dünn besiedelten Regionen. In Versuchen ließ sich jedoch das Hautklima verändern, z. B. indem man einen Arm für einen oder zwei Tage in Frischhaltefolie wickelt. Dadurch kann die Hautfeuchtigkeit nicht mehr verdunsten, und die einstmals trockene Oberfläche der Extremität wird zu einem Feuchtbiotop. Ähnlich, wie viele Wüsten in der Regenzeit aufblühen, bewirkt auch die Feuchtigkeit unter dem Folienverband, dass die Vegetation der Haut explodiert. Statt magerer 100 Keime besiedeln plötzlich bis zu 100.000 Bakterien jeden Zentimeter Fläche.

Achselhöhle, Leisten und die Genitalregion bilden hingegen von Natur aus den subtropischen Dschungel unserer Körperlandschaft. Dank zahlreicher Talg- und

Schweißdrüsen herrscht hier stets ein feuchtwarmes Klima, in dem Keime prächtig gedeihen.

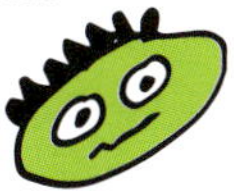

Genauso wie ein Kaktus nicht in Alaska wächst und man in Wüstenregionen vergeblich nach wogenden Getreidefeldern sucht, so haben auch die unterschiedlichen Bakterien Regionen, in denen sie sich bevorzugt ansiedeln, da hier die Bedingungen optimal sind. Fettliebende Keime wie Corynebakterien und Propionibakterien findet man vor allem in Gegenden mit vielen Talgdrüsen, wie Gesicht oder Schultern. Für sie liegt das Mikroben-Schlaraffenland an Stirn und Nase, denn sie ernähren sich vom Hautfett, und davon gibt es in diesen Körperarealen mehr als genug. Corynebakterien und Propionibakterien lieben es, den Hauttalg in freie Fettsäuren zu zerlegen. Diese Säuren tragen zum Erhalt des wichtigen Säureschutzmantels bei. Ein Vertreter der Propionibakterien, das *Propionibacterium acnes* zählt ebenfalls zur ganz normalen, harmlosen Hautflora und fühlt sich im Hauttalg besonders wohl. Sobald aber in der Pubertät die Haut fettiger wird, sieht dieser harmlose Keim seine Chance, denn nun sind die Bedingungen für ihn besonders günstig. Der Aknekeim vermehrt sich dann rasant, verdrängt andere Bakterien von ihren Stammplätzen, und plötzlich ist die Propioni-Familie so groß, dass sie Pickel, Mitesser und Hautentzündungen verursachen kann. Deshalb werden bei Akne häufig (und mit gutem Erfolg) antibiotische Tinkturen eingesetzt, um die Zahlenstärke des Propionibakterium-Heeres wieder auf ein normales Maß zu reduzieren.

In feuchten Regionen wie den Leisten oder Achselhöhlen, die durch eine Vielzahl von Schweißdrüsen bewässert werden, breiten sich gerne Hefepilze oder Bakterien aus der Gruppe der *Bacteroidetes* aus. In Trockengebieten wie Armen und Beinen leben ein paar wenige Keime, die mit diesen eher keimfeindlichen Bedingungen ganz gut zurechtkommen, zum Beispiel bestimmte Staphylokokkenarten. Besonders keimreich sind unsere Hände – schon allein durch ihren intensiven Kontakt mit der Umwelt. Und obwohl – oder gerade weil – sich Frauen häufiger die Hände waschen, sind ihre Finger dichter besiedelt als die von Männern. Aufgrund ihrer stärkeren Talg- und Schweißproduktion ist das Hautmilieu von Männern von Natur aus saurer als das von Frauen. Dieser sogenannte Säureschutzmantel bildet eine Biobarriere, welche normalerweise die Ansiedelung von Keimen verhindert. Zudem schädigen die meisten Seifen und Waschlotionen den Säureschutzmantel. Im sauren Milieu der seltener gewaschenen Männerhände finden Bakterien deshalb schlechtere Bedingungen, um sich zu vermehren. Das legt den Schluss nahe, dass man sich durch zu häufige Reinigungen die Hände auf Dauer „schmutzig waschen“ kann.

Die verschiedenen Körperregionen mit ihren spezifischen Eigenschaften und der unterschiedlichen Keimbesiedelung der Haut sollen auch dafür verantwortlich sein, dass bestimmte Hauterkrankungen Prädilektionsstellen („Lieblingsplätze") besitzen. Die Schuppenflechte bevorzugt die Außenseiten von Gelenken wie Ellenbogen oder Knie. Von der Neurodermitis sind hingegen die Beugen (Ellenbeugen, Kniekehlen, Handgelenksbeugen) betroffen. Akne wiederum liebt fettreiche Körperbereiche wie Stirn, Nase, Kinn oder Dekolleté. Nur ein gesundes und vielfältiges Mikrobiom ist in der Lage, unsere Haut zu verteidigen und vor Schäden und Krankheiten zu schützen. Denn durch ihre exponierte Lage ist unsere äußere Hülle zahlreichen äußeren Einflüssen ausgesetzt. Sonnenlicht, Hitze und Kälte setzen unserer Haut zu. Eine intakte Bakterienflora hilft bei der Reparatur entstehender Schäden, beim Aufbau und Erhalt der Hautbarriere und des Säureschutzmantels.

MIT VIELFALT PUNKTEN

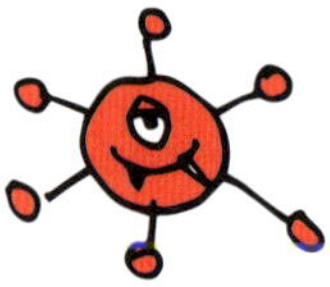

Ein reicher Bakterienmix im Darm und auf der Haut scheint das Geheimnis von Gesundheit und Attraktivität zu sein, denn das „System Mensch" funktioniert nur mit unterschiedlichen Keimstämmen. Das zumindest legt die unglaubliche Menge von wissenschaftlichen Publikationen der letzten Jahre nahe. Zwischen 2007 und 2017 wurden mehr als 43.000 wissenschaftliche Artikel veröffentlicht, die diese Zusammenhänge bestätigen. Jeder Keim hat andere Eigenschaften und Fähigkeiten, und sie bilden untereinander ein eng verwobenes Netzwerk, in das auch der Mensch mit eingeflochten ist. Teilweise arbeiten die Mikroben Hand in Hand. Sie kommunizieren und interagieren miteinander und mit uns, ihrem Wirt, gemäß dem Motto der drei Musketiere: „Einer für alle, alle für einen." Dieses Netzwerk verstehen wir bisher zwar nur in Ansätzen, aber alle Experten sind sich darin einig, dass man die Bedeutung der Darm- und Hautflora nicht hoch genug einschätzen kann.

Entscheidend für unsere Gesundheit sind aber nicht allein die Mikroorganismen, sondern vor allem das, was diese Keime produzieren, nämlich Hormone, Botenstoffe, Eiweiße und Antioxidantien. Und die Kooperation zwischen Mensch und Mikrobe betrifft sogar unser Erbmaterial. Noch sind wir nicht in der Lage, unsere menschlichen Gene zu beeinflussen. Bakterien können das aber. Zwischen den menschlichen Erbinformationen und bestimmten Keimen lassen sich nämlich zahlreiche Interaktionen feststellen. Das legen Studien an Mäusen nahe, von denen eine Gruppe über eine gesunde Darmflora verfügte, während die Kontrollgruppe nur keimfreie Nager umfasste. Über die Präsenz von Keimen werden auch bei uns Menschen Genveränderungen ausgelöst, die dann langfristig bestehen bleiben und unsere Gesundheit und unser Verhalten auf Dauer beeinflussen.

Und das Mikrobiom ersetzt sogar fehlende menschliche Erbinformationen. Der Mensch verfügt über 22.000 Gene – das hat das 2,7 Milliarden Dollar teure Humangenomprojekt erbracht. Ziel des 1990 begonnen Vorhabens war es, die Gesamtheit der menschlichen Erbanlagen (Genom) vollständig zu entschlüsseln. Dass der Mensch bei seinem Denken und Handeln auf 22.000 Gene zurückgreifen kann, hört sich ja zunächst mal recht komfortabel an. Doch es sollte uns zu bedenken geben, dass wir Menschen damit über nicht einmal doppelt so viele Gene verfügen wie ein Regenwurm oder eine Taufliege. Für ein so komplexes Wesen wie den Menschen sind das also eigentlich herzlich wenig Erbanlagen.

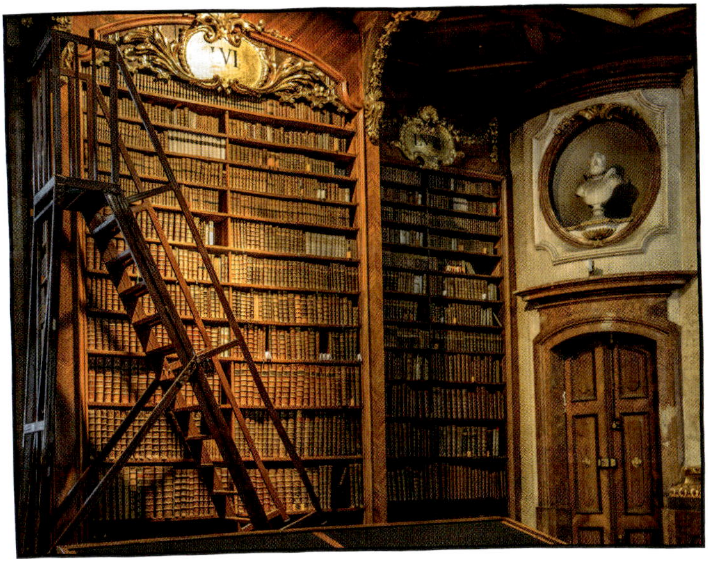

Die Erbinformationen unserer Darmkeime würden 1,8 Millionen Bücher füllen.

Doch wir sind ja Gott sei Dank nicht auf uns allein gestellt, denn wir bekommen Unterstützung – Sie werden es bereits ahnen – von den Keimen, die Darm, Haut und Schleimhäute bevölkern. Nach Ansicht des Forschers Joshua Lederberg reicht es nämlich nicht aus, nur die Gesamtheit der menschlichen Gene, das sogenannte Genom, zu kennen. Genauso wichtig erschienen ihm die Erbanlagen der Mikroorganismen, das sogenannte Mikrobiom. Im Rahmen des Mikrobiom-Projekts, das kurz nach dem Humangenomprojekt gestartet wurde, warf man dann tatsächlich einen genaueren Blick auf die Billionen von Bakterien, die uns bewohnen und die sich mit uns über Jahrmillionen gemeinsam entwickelt haben. Bei dieser großen Mikroben-Inventur ergab sich, dass mehr als 10.000 verschiedene Bakterienarten auf unserer Haut, in unseren Zahnzwischenräumen und natürlich auch im Darm eine Heimat gefunden haben. Und diese Keime verfügen über einen riesigen Genpool, der so manche Lücke füllt, die das menschliche

Genom nicht schließen kann. Unsere Darmbakterien besitzen sage und schreibe 8 Millionen Gene, die die Baupläne für wichtige Eiweißstoffe liefern, welche für die Herstellung von Enzymen, Nervenfasern, Botenstoffen, Organen und anderen eiweißhaltigen Bestandteilen unseres Körpers notwendig sind. Das heißt, auf jede menschliche Erbinformation kommen rund 360 bakterielle Gene, die wir nutzen können. Die Menge an Erbinformationen, die unsere Darmkeime mitbringen, lässt sich auf den Inhalt von 1,8 Millionen Büchern hochrechnen. Das ist gigantisch! Darmbakterien produzieren zudem mehr als ein Drittel der kleinen Moleküle, die sich in unserem Blut befinden. Die Mikrobengemeinschaft in uns bildet einen gigantischen Bioreaktor, worin tagein, tagaus lebensnotwendige Zutaten für unsere Gesundheit und für eine schöne Haut zusammengebraut werden.

TRAININGSCAMP DARM

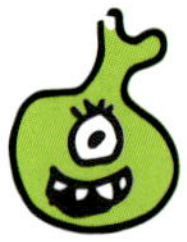

Zwischen einer intakten Darmflora und unserem Immunsystem besteht normalerweise eine dynamische Beziehung, die für beide Seiten von Vorteil ist: Unser Mikrobiom steuert die Entwicklung des Abwehrsystems, und dieses beeinflusst wiederum die Mischung der Darmkeime, indem günstige Keime gefördert und schädliche Bakterien bekämpft werden. Unsere Abwehrkräfte sorgen nicht nur für die Beseitigung von Krankheitserregern, sondern sie dämmen Entzündungen ein, verhindern, dass Immunzellen körpereigene Zellen attackieren oder wir allergisch auf harmlose Stoffe aus der Umwelt reagieren.

Doch ist die Darmflora gestört, klemmt es auch bei den Abwehrkräften, und das hat wiederum Auswirkungen auf den gesamten Organismus. Dazu passt auch die Erkenntnis, dass die Ursache zahlreicher Hauterkrankungen in einer Fehlregulation des Immunsystems liegt und häufig auch die Darmflora in Mitleidenschaft gezogen ist. Die Schuppenflechte ist nach neuesten Erkenntnissen zumindest in Teilen eine sogenannte Autoimmunerkrankung, d. h. das körpereigene Abwehrsystem geht gegen körpereigene Zellen vor. Das Risiko für Aknenarben steigt, wenn das Immunsystem mit einem Entzündungsprozess auf die Pickel reagiert. Bei Allergien und Neurodermitis besteht ein Ungleichgewicht zwischen zwei Gruppen von Abwehrzellen, den sogenannten TH1- und TH2-Zellen. Selbst die Hautalterung wird durch unterschwellige Entzündungen beschleunigt, die ihren Ursprung in einer Fehlsteuerung des Immunsystems haben. Die Wirkung vieler dermatologischer Medikamente beruht auf einer Beeinflussung, Modulierung oder Unterdrückung fehlgeleiteter Abwehrreaktionen. Kortison ist ein klassisches Beispiel für ein entzündungshemmendes

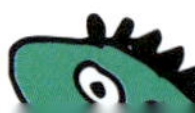

Arzneimittel, das beruhigend auf die überschießenden Immunmechanismen einwirkt. Besser wäre es aber, die Ursachen dieser Entzündungen und Irritationen des Immunsystems zu entdecken und sie gezielt zu behandeln.

Eine solche „Entzündungsbaustelle“ ist nicht selten der Darm, und häufig liegt die Ursache chronischer Hautprobleme zumindest teilweise dort. Der Verdauungstrakt ist die erste Station, an der unser Immunsystem mit Mikroorganismen – nützlichen wie schädlichen – in Kontakt kommt. 70–80 Prozent aller Immunzellen, die Abwehrstoffe produzieren und im Körper Infekte oder Krebszellen bekämpfen, sind dort lokalisiert. Bestimmte grundlegende Funktionen des menschlichen Immunsystems können sich nur durch die ständige Interaktion mit der Darmflora entwickeln. Der Darm ist demnach ein großes Trainingslager für die jungen Abwehrzellen, denn hier bekommen sie schon mal alles gezeigt, was dem Körper im Lauf des Lebens gefährlich werden könnte. Durch den engen Kontakt mit Bakterien, Viren und Pilzen werden die Abwehrzell-Azubis in der Darmwand auf die Bekämpfung von Krankheitserregern vorbereitet. Sie lernen bei diesem Prozess aber auch, harmlose körpereigene Zellen, wie zum Beispiel die der Haut, zu respektieren und sie nicht zu attackieren. Da die Immunzellen nicht nur im Darm bleiben, sondern auch durch den Körper wandern, werden diese wichtigen Informationen im gesamten Organismus weitergereicht.

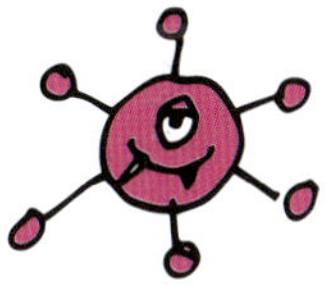

OHNE DARMFLORA KEINE ABWEHR

Um zu verstehen, welche Bedeutung die Darmkeime für eine gesunde Funktion des Immunsystems haben, muss man sich zunächst anschauen, was mit dem Abwehrsystem passiert, wenn die Bakterien fehlen. Untersuchungen an keimfreien Nagern zeigten, dass das Immunsystem ohne Keimunterstützung ziemlich schlappmacht. Damit die Versuchstiere – meistens sind es Mäuse – wirklich nie mit Keimen in Berührung kommen, werden sie steril von ihren Mäusemüttern entbunden, dann in sterilen Käfigen gehalten und lebenslang nur mit keimfreiem Futter versorgt. Die Auswirkungen auf das Abwehrsystem des Körpers sind verheerend. Die keimfreien Tiere haben zahlreiche immunologische Defizite. Sie bilden deutlich weniger Immungewebe aus, ihre Lymphknoten sind kleiner und weniger leistungsfähig, und sie produzieren viel weniger Abwehrstoffe (Antikörper). Ihre Darmzellen bilden kaum Verteidigungsmoleküle (Defensine) gegen unerwünschte Eindringlinge wie Salmonellen oder Pilze. Werden diese Mäuse dann mit einzelnen schädlichen Keimen konfrontiert, verlaufen die Erkrankungen deutlich schwerer und mehr Tiere sterben selbst an harmlosen Infekten. Mäuse mit einer gesunden Darmflora sind hingegen in der Lage, die Krankheitserreger wirkungsvoll zu bekämpfen, ohne dass ihr Immunsystem dabei überreagiert und schlimme Entzündungen auslöst. Sie können die Reaktionen ihres Immunsystems dem Anlass entsprechend richtig dosieren und veranlassen weder eine übertriebene noch eine zu geringe Abwehraktivität.

Man kann davon ausgehen, dass es nicht nur bei Mäusen, sondern auch beim Menschen möglich ist, die Abwehrkräfte über den Darm zu beeinflussen. Denn nicht jeder verfügt über ein starkes Immunsystem. Da gibt es solche, die ständig erkältet sind und bei jeder Reise in südliche Gefilde mindestens einmal „Magen-Darm“ bekommen und andere, die sich durch türkische Eisdielen und thailändische Garküchen schlemmen und dabei eine erstaunliche Widerstandskraft gegenüber drohenden Reisedurchfallerkrankungen zeigen. Mithilfe von probiotischen Keimen ließ sich in verschiedenen infektanfälligen Gruppen (Kinder, Leistungssportler, Senioren, Tropenreisende) die Erkrankungshäufigkeit deutlich senken. Daneben bietet eine gesunde Darmflora auch eine sogenannte Kolonisations-Resistenz. Denn Salmonellen, Shigellen, Listerien und wie die fiesen Durchfallkeime alle heißen, müssen sich erst mal in unserem Darm ausbreiten, um eine Krankheit hervorzurufen. Steht dort aber eine Reihe schlagkräftiger Schutzbakterien parat, macht diese den Eindringlingen im Handumdrehen Beine.

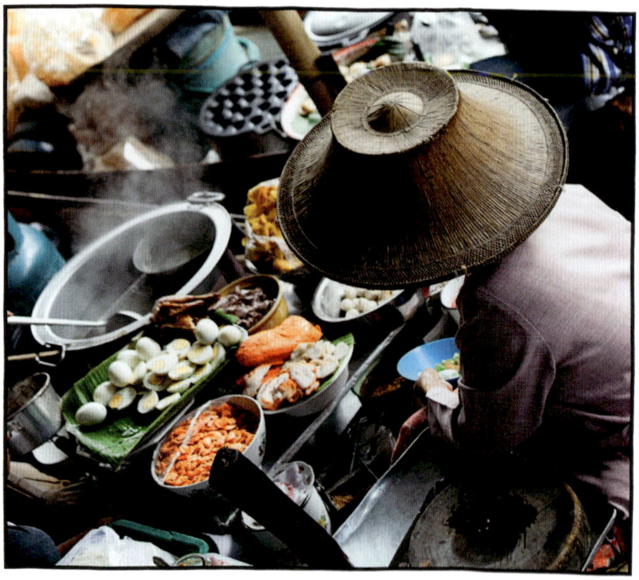

Thailändische Garküchen können die Abwehrkräfte von uns Europäern auf eine harte Probe stellen.

Inzwischen hat man festgestellt, dass Darmbakterien sogar im Kampf gegen Krebs hilfreich sein können und dass viele Chemotherapeutika und auch die neuen Immuntherapien gegen Tumore nur dann helfen, wenn das Mikrobiom gut aufgestellt ist. Bei Mäusen mit schwarzem Hautkrebs ließen sich die Therapieeffekte verbessern, wenn die Darmflora der Tiere reich an Bifidobakterien war. Auch viele *Bacteroidetes* im Darm scheinen die körpereigene Abwehr gegen Tumorzellen scharfzumachen. Die meisten Daten über die Zusammenhänge zwischen Krebs und Darmflora wurden bisher in Tierversuchen gewonnen. Doch inzwischen gibt es auch vielversprechende Hinweise auf Parallelen beim Menschen. So scheinen Patienten mit Blutkrebs, in deren Därmen sich besonders viele Bakterien der Art *Eubacterium limosum* tummeln, besser vor einem Fortschreiten der Erkrankung oder vor Rückfällen geschützt zu sein, als Leukämiekranke, in deren Darmflora der Keim fehlt.

I'M ON FIRE – DER DARM UND ENTZÜNDUNGEN

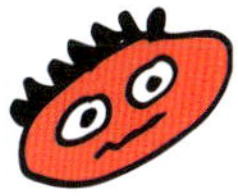

Entzündungen sind wichtige Reaktionen unseres Körpers auf Bedrohungen und zunächst einmal Ausdruck eines funktionierenden Abwehrsystems. Eine kurze, heftige Entzündung ist notwendig, um Keimen, die in den Körper eingedrungen sind, den Garaus zu machen. Dass unser Körper kämpft und sich bemüht, die Eindringlinge loszuwerden, merken wir an den Halsschmerzen, die uns kaum einen Schluck Wasser hinunterbringen lassen, den pochenden Schmerzen, wenn Bakterien ins Mittelohr gelangt sind oder auch an der Hand, die nach einem Wespenstich rot, dick und heiß wird. Diese kurzen und meist heftigen Entzündungsausbrüche sind wichtig und zeigen, dass unser Immunsystem über gute Verteidigungsstrategien und eine schlagkräftige Abwehrtruppe verfügt. Meist kann der feindliche Angriff erfolgreich abgewehrt werden, und nach wenigen Tagen sind wir wieder fit und Schmerzen und Entzündungen Geschichte.

Doch bei Allergien, Ekzemen, Schuppenflechte und anderen Hautkrankheiten sind die Abwehrkräfte auf dem „Holzweg". Entweder kämpfen sie mit aller Entschlossenheit gegen harmlose Blütenpollen, Tierhaare und Nahrungsmittel, oder das Immunsystem erkennt die körpereigenen Hautzellen nicht mehr als solche und richtet seine ganze Kraft gnadenlos gegen den eigenen Organismus. Zudem gibt es – wie bei einem Auto – auch im Immunsystem Gas und Bremse. Um sicher durch den Straßenverkehr zu kommen, muss man beides gezielt einsetzen. Das gilt auch für unsere Abwehrkräfte. Doch bei manchen Hauterkrankungen gibt das Immunsystem zu viel Gas – oder es steht dauernd auf der Bremse.

Und auch unsere Steuermänner im Gedärm können Gas geben oder bremsen – je nachdem, was die individuelle Situation verlangt. Denn zu vielfältigen Mikrobiota gehören sowohl Bakterien, die Entzündungen hemmen als auch solche, die diese anfachen können – dadurch tragen sie zu einer gesunden Entwicklung des Immunsystems und zu einer Balance der pro- und anti-entzündlichen Prozesse bei.

Erstaunlich ist, dass der Entstehung von Erkrankungen und Entzündungen häufig ein Rückgang der bakteriellen Vielfalt vorausgeht. So lässt sich bereits Wochen, Monate oder gar Jahre vor Ausbruch der Krankheit feststellen, dass der Mikrobenmix eintöniger wird oder sich bestimmte ungünstige Keimstämme ausbreiten und andere, schützende Mikroorganismen verdrängen. Diese Zusammenhänge konnte man unter anderem bei Neurodermitis, Allergien und Diabetes feststellen. Auch alte Menschen werden gebrechlicher, und die Wahrscheinlichkeit, dass sie in Seniorenheime übersiedeln müssen, steigt, sobald die blühenden Bakterienlandschaften in ihren Gedärmen zu langweiligen Monokulturen verkommen.

Die gemeinsame Aussage der mehr als 40.000 in den vergangenen Jahren veröffentlichten Studien lautete deshalb: Eine vielfältige Darmflora ist in jeder Phase des Lebens enorm wichtig! Wenn es gelingt, eine Störung der Darmflora, eine sogenannte Dysbiose, zu beseitigen, stehen deshalb die Chancen nicht schlecht, dass auch Hautkrankheiten abheilen. Wie Sie gesundes Leben in Ihren Darm bringen können, erfahren Sie in Kapitel 6.

Und wenn im Darm mal nicht alle Mikroorganismen „an einem Strang ziehen", dann kann man die Gruppe der günstigen Keime mit sogenannten probiotischen Bakterien stärken. Dazu zählen zum Beispiel Milchsäure- oder Bifidobakterien. In einigen Fällen lassen sich nachweisbare Effekte schon durch die An- oder Abwesenheit eines einzelnen Bakterienstamms erzielen – das zeigt die große Bedeutung jeder einzelnen Mikrobe. So ließen sich in einem Tierversuch alleine durch die Gabe des Keims *Bifidobacterium infantis* oder durch Milchsäurebakterien *(Lactobacillus rhamnosus)* Entzündungen wirkungsvoll verhindern.

Welche Probiotika im Einzelfall sinnvoll sind und welche bei bestimmten Erkrankungen nicht helfen, erfahren Sie auf den nächsten Seiten. Eine Gemeinsamkeit haben aber fast alle probiotischen Bakterien: Sie sind in der Lage, Entzündungen im Organismus unter Kontrolle zu halten.

MICROBEN-SECURITY

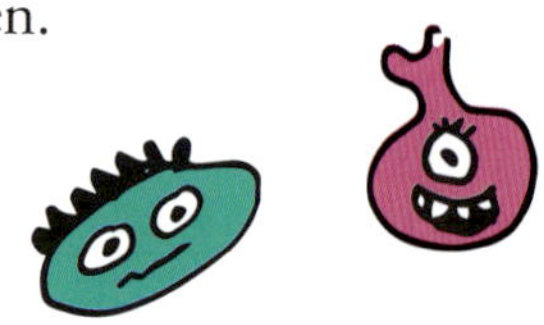

Bakterien sind keine Einzelkämpfer, sondern arbeiten auf komplexe und vielfältige Weise zusammen und meistens auch in unserem Sinn. Doch hin und wieder landen bei dem regen Keimaustausch mit unserer Umgebung auch mal üble Gesellen auf unserer Haut oder im Darm. Wenn dann ein Kampf zwischen den Alteingesessenen und den Fremdlingen entbrennt, ist es wichtig, dass unsere Mikroben-Security auf Zack ist und die Eindringlinge schnell in die Flucht schlägt. Indem sich das Mikrobiom unseres Körpers gegen Eindringlinge verteidigt, schützt es auch uns, seine Wirte.

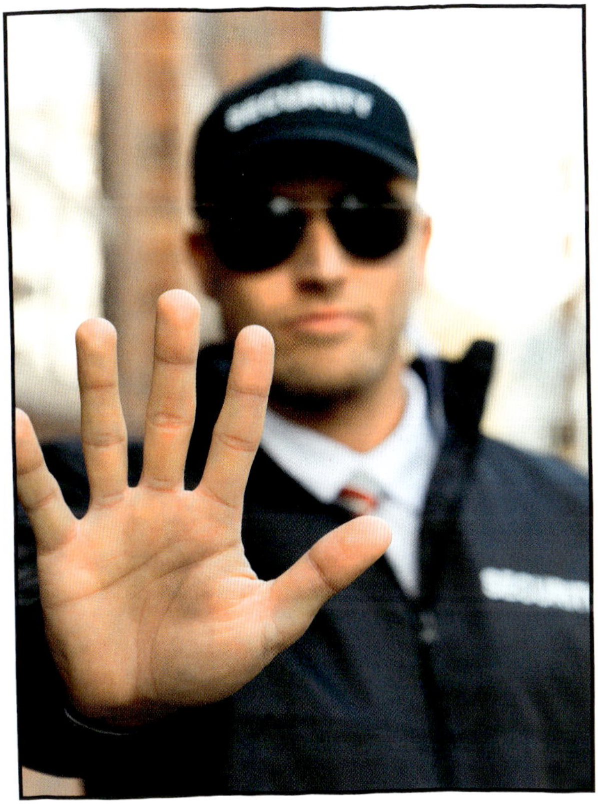

Eine gesunde Bakterienflora schützt uns vor unerwünschten Eindringlingen.

Für die Verteidigung von Haut und Darm haben sich die Keime mehrere Strategien einfallen lassen:

* **Die „Ungemütlich-Strategie":** In einer zugigen Bahnhofskneipe verweilen wir nicht länger als nötig, in einem gemütlichen Restaurant bleiben wir hingegen gerne noch etwas sitzen. Den Keimen geht es da ähnlich: Sie sorgen selber für ein Klima, das ihnen gefällt, fremden Eindringlingen aber kalte Schauer über den Rücken jagt. So können einige Bakterienarten, wie zum Beispiel die Propionibakterien, Talg in Fettsäuren verwandeln und dadurch den Säureschutzmantel der Haut stärken. Im Darm produzieren Lactobazillen Milchsäure und lassen den Darm ebenfalls schön sauer werden. Denn ein „saures Milieu" ist für unsere nützlichen Keime gleichbedeutend mit „Wohlfühloase". Lactobazillen, Bifidobakterien, Propionibakterien und deren Kumpels sind zudem unglaublich sozial eingestellt gegenüber ihren Artgenossen, aber unerbittlich im Kampf gegen unerwünschte Gäste. Sie sorgen dafür, dass wir Menschen zu einem gemütlich sauren Ort werden, wo sich befreundete Keime gerne länger aufhalten. Schädliche, unerwünschte Mikroorganismen werden hier jedoch nicht heimisch.

* **Die „Antibiotika-Strategie":** Nicht nur wir Menschen setzen keimtötende Antibiotika ein, um die Keimzahl gering zu halten. Auch die Bakterien tun das. Haut- und Darmkeime können verschiedene antimikrobielle Eiweißstoffe, sogenannte Bacteriocine, bilden, um sich einen Wettbewerbsvorteil gegenüber anderen

Mikroorganismen zu sichern und Invasoren zu dezimieren. Man schätzt, dass 99 Prozent der Keime mindestens einen dieser chemischen Abwehrstoffe produzieren, mit deren Hilfe sie eine für fremde Mikroorganismen schwer zu durchdringende Barriere aufbauen können. Vor allem Keime, die Hautentzündungen verursachen, lassen sich durch das Auftragen bakterieller Abwehrstoffe verdrängen und Hautkrankheiten lindern. Aber auch Darm- und Hautzellen verfügen über schwere Geschütze, denn auch sie produzieren Eiweiße, sogenannte Defensine, die Bakterien durchlöchern können. Doch wie bei einem Medikament hängt auch hier der Effekt von der Dosierung ab. Werden zu viele dieser bakterien- und körpereigenen Chemiewaffen produziert, leiden die Betroffenen zwar seltener unter Hautinfektionen, aber häufiger unter Schuppenflechte *(Psoriasis vulgaris)*. Mangelt es hingegen an den antibakteriellen Wirkstoffen in der Haut, steigt die Neigung zu Neurodermitis an, und die Haut wird schnell von unerwünschten Entzündungskeimen wie dem *Staphylococcus aureus* besiedelt. Auch das zeigt wieder, wie wichtig eine ausgeglichene und in ihrer Zusammensetzung ausgewogene Darmflora für uns Menschen ist.

* **Die „Schon besetzt-Strategie":** Ist der Bus voll, lässt der Busfahrer keine weiteren Fahrgäste mehr zusteigen. Sind Haut und Darm dicht mit schützenden Keimen besiedelt, finden Bakterien, die auf diesen Menschen „aufspringen" wollen, keinen Dauerplatz und steigen wieder aus. Eine gesunde Flora bietet quasi eine Schutzschicht, eine Biobarriere, die unerwünschte Keime fernhält. Gefährlich wird es jedoch, wenn zum Beispiel durch die Einnahme von Antibiotika oder Abführmitteln plötzlich viele Plätze frei werden. Schnappen wir dann an der nächsten „Haltestelle" die Mitglieder einer üblen „Bakteriengang" auf, machen sich diese in unserem „Darmbus" breit, und eher schüchterne nützliche Keime suchen dann schnell das Weite.

* **Die „Nix zu essen-Strategie":** Nicht nur wir Menschen benötigen täglich was zu futtern, auch Bakterien brauchen Nahrung, um zu leben. Die Hautflora hält sich an die Nährstoffe, die im Talg und Schweiß der Haut reichlich vorkommen. Bei Milchsäure, Fetten und Harnstoff läuft den Hautmikroben das Wasser im Mund zusammen. Wenn wir uns täglich ausgiebig duschen oder gar regelmäßig heiß baden und unsere Hautoberfläche völlig von Talg und Achselschweiß befreien, räumen wir damit auch den Bakterien ihren zuvor reich gedeckten Tisch ab. Leben wir hingegen *nicht übertrieben hygienisch*, danken uns das die Mikroorganismen, indem sie nach jeder Mahlzeit eifrig saure Stoffe produzieren und die Haut zu einem ungemütlichen Ort für feindliche Bakterien machen. Unsere

Darmkeime gewinnen ihre Energie aus präbiotischen Ballaststoffen, das sind schwer verdauliche Pflanzenfasern. Wenn wir genug davon verzehren, dann geht es auch unseren *Buddies* in der Körpermitte gut. Unerwünschte Krankheitserreger können mit dieser Energiequelle aber so gar nichts anfangen und verhungern sozusagen vor vollen Töpfen.

* **Die „Schulungs-Strategie":** Sowohl auf der Haut als auch im Darm stehen die Keime in engem Kontakt mit den Immunzellen. Aktuelle Untersuchungen haben gezeigt, dass eine gesunde Hautflora modulierend auf die Aktivität der Abwehrzellen in der Haut einwirkt. Bestimmte Keime sind in der Lage, den Abwehrzellen Dampf zu machen und sie zur Produktion von Abwehrstoffen gegen feindliche Hautbesiedler anzuregen. Ändert sich die Zusammensetzung der Hautkeime bei Hauterkrankungen wie etwa Neurodermitis, scheint das den Verlauf der Krankheit ungünstig zu beeinflussen. Auch die Darmflora ist für das körpereigene Immunsystem unerlässlich. Das Hauptquartier der Abwehrkräfte befindet sich, wie Sie ja wissen, im Gedärm. Ihre ständige Konfrontation mit Keimen bewirkt, dass die Abwehrkräfte stets wachsam bleiben. Da die Immunzellen nicht fest im Darm „stationiert" sind, sondern durch den Körper wandern und auch andere „Abwehrstationen" wie die Lymphknoten besuchen, werden die Informationen weitergereicht.

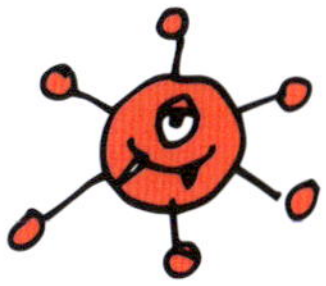

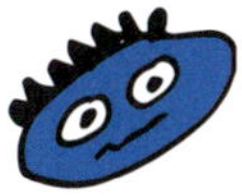

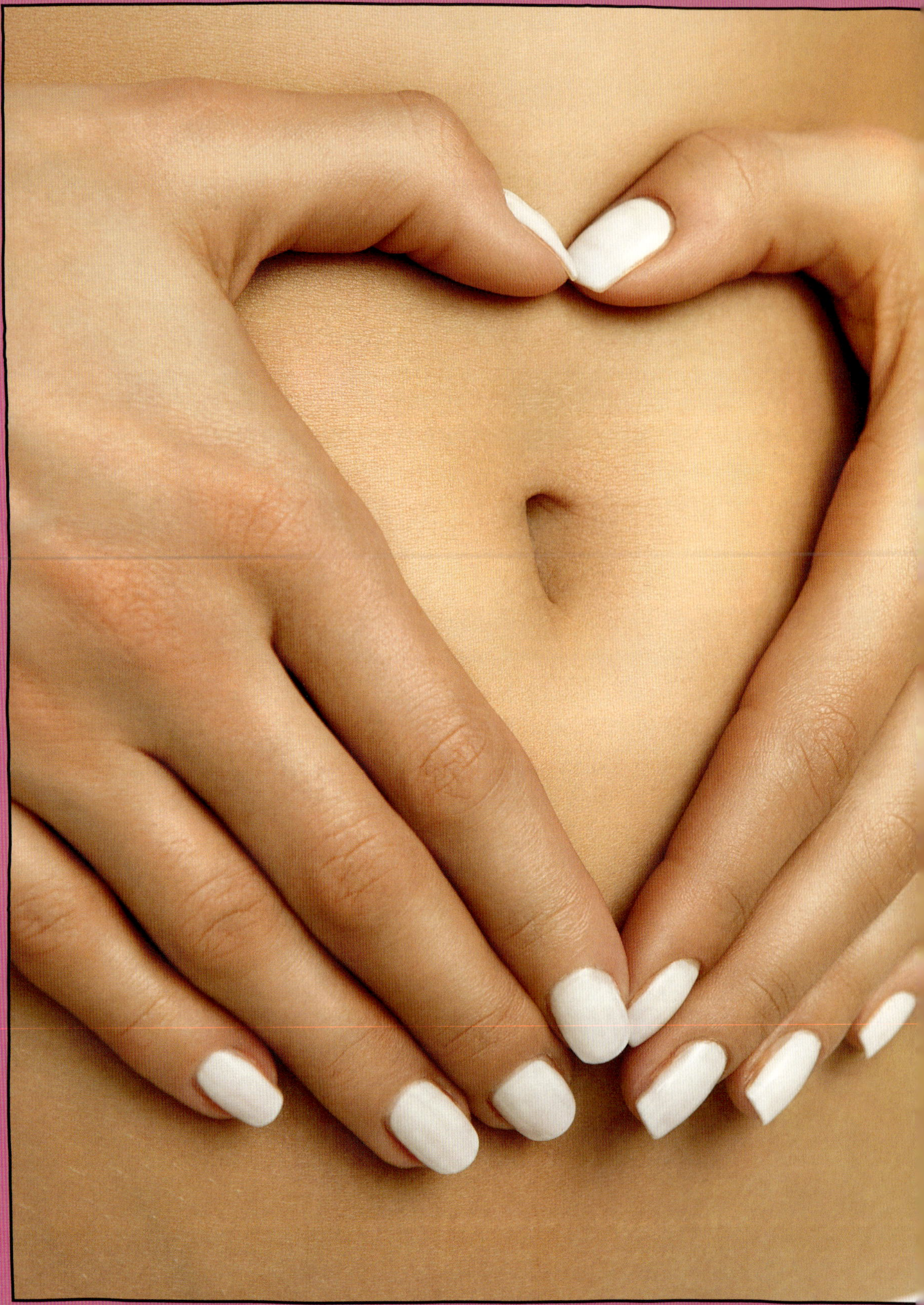

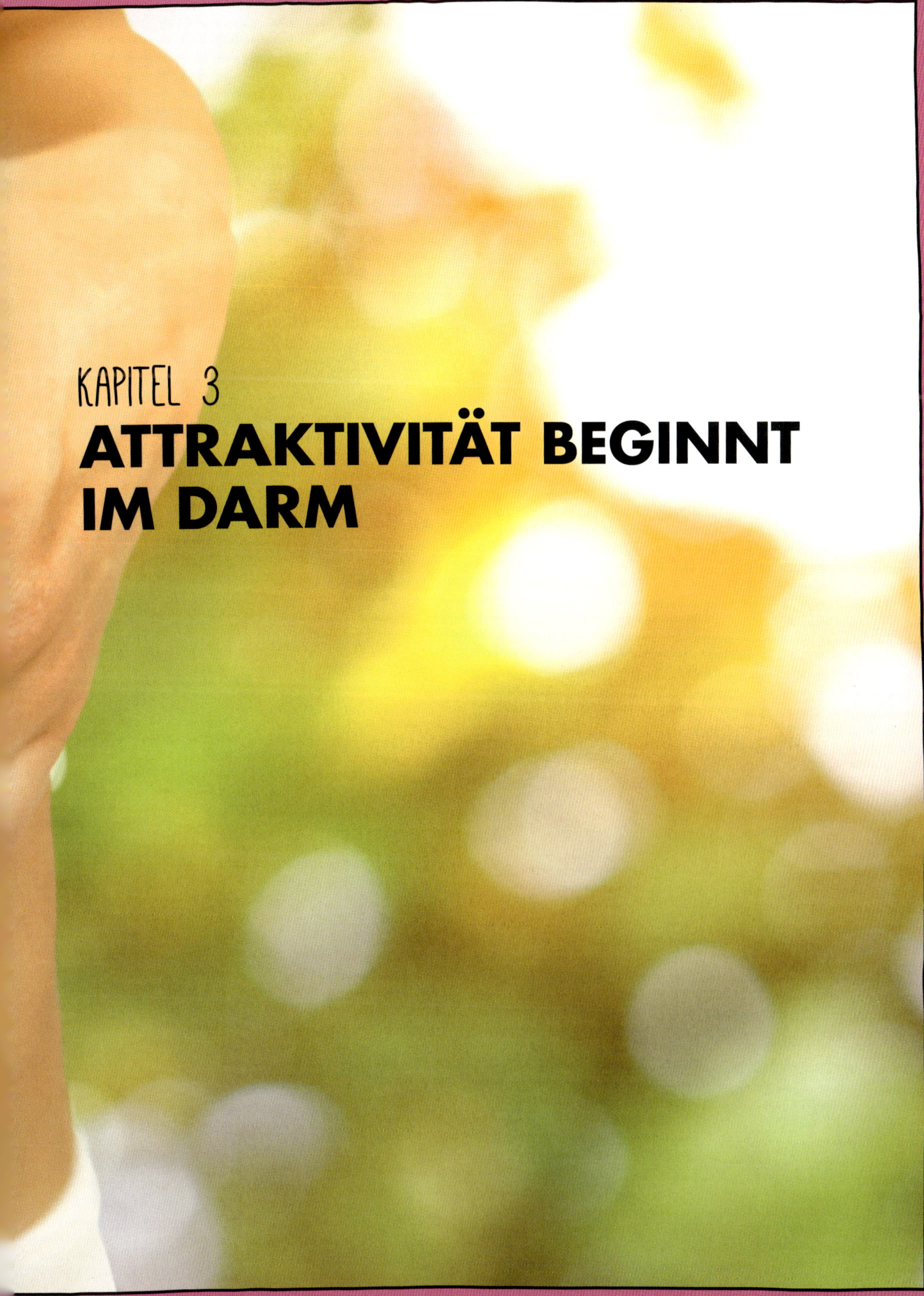

KAPITEL 3

ATTRAKTIVITÄT BEGINNT IM DARM

DAS KOSMETIKSTUDIO IN UNSEREM BAUCH

Was macht uns attraktiv, und was gefällt uns an anderen? Die einen mögen eher schlanke Mitmenschen, andere lieben Kurven. Manche fühlen sich von muskulösen Typen angezogen, einige kuscheln sich gerne an einen kleinen, gemütlichen Bauchansatz. Viele finden Lachfältchen und Sommersprossen sympathisch. Wenn man sich umhört, scheint jeder etwas anderes schön zu finden. Da es aber nichts gibt, was nicht untersucht werden könnte, beschäftigt sich die Wissenschaft auch mit der Erforschung der Attraktivität. Und dabei fand man einen gemeinsamen Nenner: Menschen, die gesund erscheinen, gefallen uns besonders gut. Strahlender Teint, volles, glänzendes Haar, feste Fingernägel, eine nicht zu schlanke und nicht zu dicke Figur, eine gut durchblutete Haut oder geschmeidige Bewegungen sind Attribute guter Gesundheit und signalisieren, dass unserem Gegenüber nichts fehlt. Und das wiederum finden wir anziehend. Auch Lachen und Optimismus machen uns interessant und begehrenswert. Sie sind gleichzeitig Zeichen von innerer Zufriedenheit. Daraus lässt sich schlussfolgern: Attraktiv wirkt also jemand, der gesund ist und das auch ausstrahlt. Demnach kann jeder eine Menge dafür tun, um auf der Beauty-Scala ein paar Stufen nach oben zu steigen.

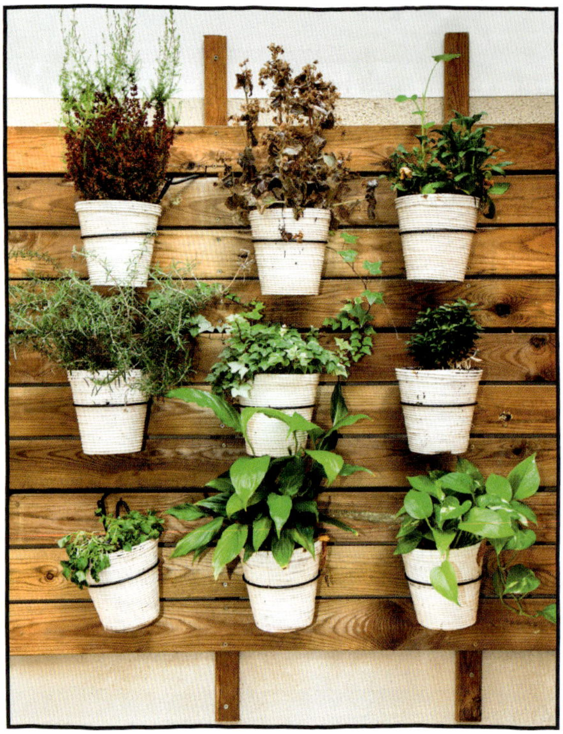

Kräuter und Gewürze liefern Schutzstoffe für die Haut und tragen zur Entwicklung einer gesunden Darmflora bei.

Wahre Schönheit kommt ja bekanntlich von innen. Insbesondere wenn es um die Haut geht, darf man diese Volksweisheit ganz wörtlich nehmen. Ernährungsexperten und Dermatologen sind sich hier nämlich einig: Wer das Falsche isst, altert schneller. Wer das Richtige auf dem Teller hat, sieht besser aus, bleibt länger jung und vital. Frisches Obst, knackiges Gemüse, duftende aromatische Kräuter und Gewürze haben ein enormes Beauty-Potenzial – und unsere Keime helfen uns, es auszuschöpfen. In der richtigen Menge und gut kombiniert verschönert gesundes Essen nachweislich Haut und Haare. Eine britische Studie hat jetzt herausgefunden, dass bereits vier

Wochen reichlichen Obst- und Gemüseverzehrs für einen attraktiveren und strahlenderen Teint sorgen.

Haut und Haare brauchen, um gesund zu bleiben, viele Nährstoffe. Diese schützen vor schädigenden Einflüssen und erhöhen die Widerstandskraft unserer äußeren Hülle. Allerdings stehen Haut und Haare in der Reihe der lebenswichtigen Organe ganz hinten an. Sind Vitalstoffe Mangelware, weil wir uns wenig ausgewogen ernähren, werden zunächst die lebenswichtigen Organe wie Herz, Gehirn und Nieren mit dem Nötigsten versorgt. Ein grauer, fahler Teint oder dünne Haare können deshalb immer auch ein Zeichen dafür sein, dass uns wichtige Biostoffe fehlen. Eisenmangel ist zum Beispiel eine der häufigsten Ursachen für Haarausfall, ein Defizit an B-Vitaminen kann zu Ekzemen und Hautentzündungen führen, und fehlen uns bestimmte Schutzstoffe aus der Nahrung, sogenannte Antioxidantien, dann altern wir schneller und sind außerdem noch deutlich anfälliger für Zivilisationskrankheiten.

Und jetzt kommt der Darm ins Spiel, denn eine gesunde Ernährung kann nur gemeinsam mit einer gesunden Darmflora ihr volles Potenzial entfalten. Der Darm erfüllt als „Bindeglied zwischen Kühlschrank und Körper“ eine enorm wichtige Aufgabe. Schließlich ist er zuständig für die Bereitstellung zahlreicher Substanzen, die Haut und Haare dringend benötigen, wie Vitamine, Spurenelemente, Fettsäuren und sekundäre Pflanzenstoffe. Einige Keime können sogar selber Vitamine produzieren. *Bacteroidetes*, von denen Sie gleich noch mehr hören werden, wenn es um die gute Figur geht, können zum Beispiel Biotin bilden und unserem Körper zur Verfügung stellen. Nicht umsonst bezeichnet man Biotin auch als „Vitamin H“, wobei das H für „Haut und Haare“ steht. Biotin kann die Keratinqualität verbessern. Keratin ist ein wichtiges Basisprotein, das Nägel fester, Haare glänzender und die Haut glatter macht. Wer von seinen Darmkeimen mit ausreichend Biotin versorgt wird, kann sich also freuen. *Milchsäurebakterien* und *Bifidokeime* produzieren Folsäure und Vitamin B_{12}. Manche Nahrungsbestandteile, wie zum Beispiel Polyphenole, werden für unseren Körper erst mithilfe der Darmflora überhaupt verwertbar. Auf Detox-Tees können Sie verzichten, wenn Ihre Darmflora fit ist, denn die wirklichen Entgifter unseres Körpers sind die Mikroorganismen im Darm. Die Stoffwechselleistung der Keime übertrifft die der Leber bei Weitem. Mit zahlreichen Umweltschadstoffen und -giften, die wir aufnehmen und die der Haut schaden könnten, machen die Keime ebenso kurzen Prozess wie mit freien Radikalen, die uns schneller altern lassen. Wenn Sie eine schöne und gesunde Haut haben wollen, müssen Sie sich deshalb mit Ihren Bakterien vertraut machen und sie als Freunde gewinnen.

POLYPHENOLE – DIE DARMFLORISTEN

Die meisten der Schutzstoffe, die in Obst und Gemüse oder auch in so leckeren Sachen wie Beeren, Kaffee oder dunkler Schokolade stecken, gehören zur Gruppe der sogenannten Polyphenole. Diese sekundären Pflanzenstoffe sorgen für Farbe, Geschmack und Geruch der genannten Lebensmittel. Zahlreiche Studien konnten belegen, dass Polyphenole wirkungsvoll hautschädliche Moleküle (freie Radikale) abfangen, den Eigenschutz der Haut vor Sonnenlicht bzw. UV-Strahlung erhöhen, die Entstehung von Falten und Altersflecken verzögern und uns zu einem besonders attraktiven Teint verhelfen. Das alles ist schon länger bekannt.

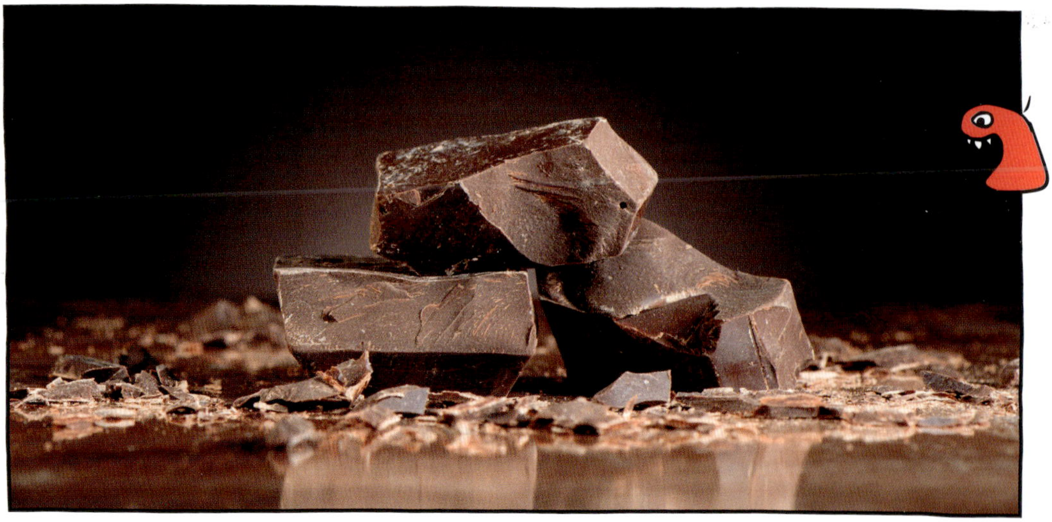

Dunkle Schokolade: lecker und gesund.

Doch ihr ganz besonderes, auf Gegenseitigkeit beruhendes Verhältnis zu unseren Mikroben war bis vor Kurzem noch geheim. Inzwischen weiß man, dass mehr als 90 Prozent der aufgenommenen Polyphenole nicht, wie die meisten anderen Nährstoffe, schon über den Dünndarm in den Körper eingeschleust werden können, denn unserem Verdauungstrakt fehlen die Werkzeuge, sprich „Enzyme“, um diese besonderen Schutzstoffe aufzuspalten. Deshalb gelangen sie fast unverändert in den Dickdarm. Und erst hier machen unsere Mikroorganismen den kleinen Nahrungsbestandteil „Polyphenol“ zum Superstar. Ohne die Unterstützung der Bakterien würden die meisten dieser Pflanzenstoffe einfach den Darm passieren und ungenutzt ins Klo plumpsen, und eine Vielzahl von Schutzstoffen und Hautverschönerern wäre für uns Menschen schlicht und einfach nicht nutzbar. Das zeigt, dass es wenig Sinn macht, über eine gesunde Ernährung nachzudenken, wenn man die Darmbakterien, die eine Schlüsselrolle bei der Verarbeitung, Aufnahme und Verwertung unserer Nahrung spielen, nicht miteinbezieht.

Damit Sie also von einer gesunden Ernährung profitieren können, müssen zwei Voraussetzungen erfüllt sein: Erstens müssen Sie sich auch wirklich abwechslungsreich und ausgewogen ernähren und genug Schutzstoffe zu sich nehmen. Zweitens müssen auch die richtigen Bakterien vor Ort sein, um die Polyphenole wie auch andere Nahrungsbestandteile zu zerlegen und aufzunehmen. (Welche Lebensmittel besonders viele Schutzstoffe liefern, finden Sie auf den Seiten 68 und 69.) Möglicherweise können also nur Menschen mit einer intakten Darmflora von den zahlreichen günstigen Effekten der Polyphenole profitieren.

Doch glücklicherweise ist die Beziehung zwischen den Polyphenolen und dem Mikrobiom keine Einbahnstraße. Wenn wir unsere Darmflora regelmäßig mit Polyphenolen und anderen präbiotischen Nahrungsbestandteilen füttern, dann verändert sie sich langsam, aber stetig in eine positive Richtung. Denn hier, in unserem Mikrobiom, geben diese gesunden Pflanzenstoffe unseren Darmbakterien wichtige Impulse für ihre Entwicklung. Polyphenole tragen dazu bei, dass sich die Mikroorganismen im Darm wohlfühlen. Sie fördern das Wachstum erwünschter Keime und hemmen gleichzeitig die Entwicklung schädlicher Mikroorganismen. Die Menge an Grünteepolyphenolen, die wir bereits mit zwei Tassen grünem Tee aufnehmen können, lassen Bifidobakterien sprießen. Granatapfelsaft oder -kerne fördern Bifidobakterien und Lactobazillen. Auch Kakao und dunkle Schokolade schmecken den guten Keimen, lassen aber unerwünschte Gesellen wie *Clostridien* verhungern. Ob Rotwein, Heidelbeeren, schwarze Johannisbeeren oder Vollkornmüsli – offensichtlich sorgen fast alle polyphenolreichen Nahrungsmittel für ein gutes Darmklima und jagen die unerwünschten Keime zur Hintertür hinaus. Und wenn die Verpflegung stimmt, dann vermehren sich auch die Keime, die unsere Haut pflegen und schützen.

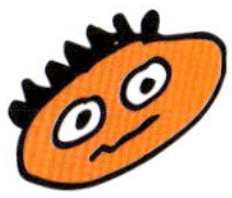

Probiotische Darmkeime haben nicht nur rein kosmetische Effekte. Haut und Haare reflektieren unseren allgemeinen Gesundheitsstatus, und somit kann das bessere Aussehen, das sich durch die Aufnahme bestimmter Probiotika erzielen lässt, als Ausdruck einer insgesamt guten bzw. verbesserten Gesundheit gedeutet werden. Und Darmbakterien sind sogar in der Lage, uns schlanker zu machen und uns zu einem ansprechenden Körpergeruch zu verhelfen.

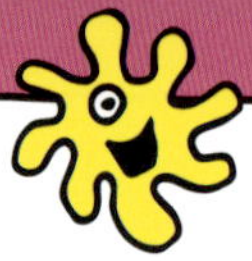

KEIME LASSEN HAARE SPRIESSEN

Darmkeime sorgen für Attraktivität, für einen strahlenden Teint, volles, glänzendes Haar und eine gute Figur – das klingt zu schön, um wahr zu sein. Doch tatsächlich liegt tief in unserem Inneren der Schlüssel für gutes Aussehen. Ist die Darmflora (noch) nicht gut aufgestellt, kann auch die Einnahme probiotischer Keime oder der regelmäßige Verzehr bakteriell fermentierter Nahrungsmittel wie Joghurt, Kefir, Ayran oder rohes (!) Sauerkraut helfen. Und schon Else Kling, die Hausmeisterin der Lindenstraße, wusste in einem Werbespot zu berichten, dass Buttermilch schön macht.

Wie diese gesunde, attraktive Ausstrahlung zustande kommt, die auch dem Gegenüber sofort sehr deutlich ins Auge fällt, darüber war bisher wenig bekannt. Bisher! Denn in einer aktuellen Untersuchung ist es Forschern gelungen, sich diesem Phänomen ein wenig anzunähern. Und dabei drehen Darmbakterien wieder mal an den wichtigen Knöpfen und legen die richtigen Hebel um. Verabreichte man Mäusen probiotische Bakterien *(Lactobacillus reuteri)* oder fütterte sie mit probiotischem Joghurt, dann blühten sie förmlich auf. Begonnen wurde mit der Fütterung, als die Mäuse im „besten Alter", nämlich rund 6 Monate alt waren. Bei einer Lebenserwartung von etwa 2 Jahren würde das einem Menschenalter von Anfang 20 entsprechen. Die Tiere bekamen dann ein halbes Jahr lang entweder Keimunterstützung, oder ihnen wurde ein Placebo gefüttert. Hatten die Nager Glück und landeten in der Gruppe, die die probiotischen Bakterien erhielt, wurden die Tiere merklich hübscher: Ihr Fell wurde dichter und glänzender, die Haare wuchsen stärker, und ihre Haut wurde dicker und geschmeidiger, während die Mitglieder der Placebo-Gruppe mit zunehmendem Alter ein stumpfes, dünnes Fell und eine schuppige Haut entwickelten.

In Gewebe- und Haarproben konnten die Forscher dann drei Veränderungen feststellen: Zum einen führten die probiotischen Keime dazu, dass sich die hauteigenen Talgdrüsen besser entwickelten und mehr pflegenden Talg bildeten. Diese körpereigene „Creme" macht die Haut geschmeidig und glättet kleine Fältchen. Zum anderen nahmen die Darmbakterien auch messbaren Einfluss auf das Haarwachstum. Haare durchlaufen normalerweise mehrere Zyklen, und zwar eine Wachstumsphase, eine Ruhephase und eine Ausfallphase. Je mehr Haare sich in der Wachstumsphase befinden und je länger diese Phase dauert, desto schöner, dichter und kräftiger ist das Haar, und genau das bewirkten die „Beauty-Keime": Sie verlängerten die Dauer der Wachstumsphase enorm.

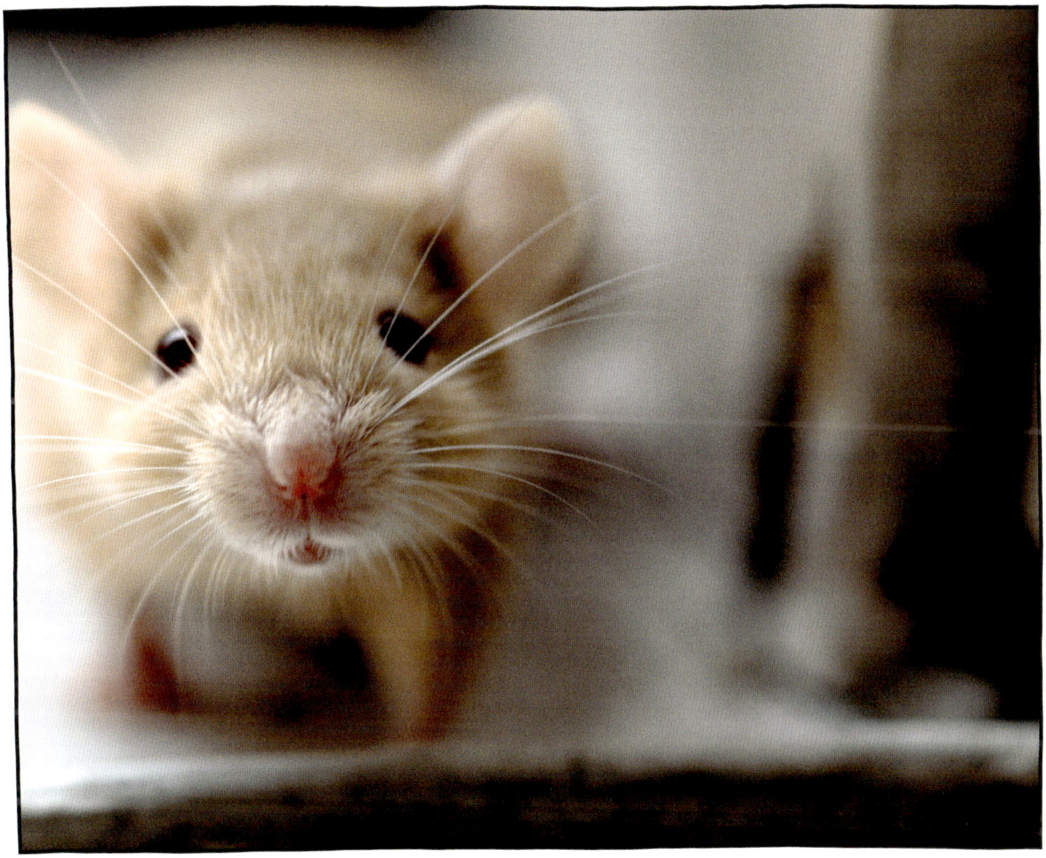

Die richtigen Keime lassen sogar Mäuse hübscher werden.

Und schließlich konnte man auch auf den ersten Blick feststellen, dass das Fell der Mäuse sehr viel stärker glänzte, wenn die Tiere Mikrobenunterstützung bekamen. Warum? Oma hätte es gewusst. Ihr Hausmittel für glänzende Haare waren Spülungen mit Zitronensaft oder verdünntem Essig. Die äußere Schicht eines jeden Haares besteht nämlich aus einer Schuppenschicht, bei der die einzelnen Schuppen wie Dachziegel übereinander angeordnet sind. Stehen diese Schuppen ab, dann erscheint das Haar stumpf und spröde. Säuren bewirken, dass sich die Schuppen dicht an das Haar anschmiegen. Diese glatte Oberfläche ist in der Lage, Licht zu reflektieren, was wir als Glanz wahrnehmen. Im Prinzip macht die gesunde (Kopf-)Haut jedoch das Gleiche: Sie produziert saure Substanzen, um das Haar gesund zu halten und zum Glänzen zu bringen. Wenn es unseren Darmbakterien gut geht oder wir Probiotika einnehmen, wird auch der pH-Wert der Haut und der Schleimhäute saurer – glänzende Haare und eine gesunde Haut sind das Ergebnis.

PARACASEI-SCHUPPENKUR

Nicht nur dünne, stumpfe Haare, auch Kopfschuppen sind ein sehr weit verbreitetes Phänomen. Nahezu jeder zweite Erwachsene leidet unter Juckreiz, Hautrötung und dem auf dunklen Klamotten besonders gut sichtbaren rieselnden „Schnee". Dafür verantwortlich ist meist ein Hefepilz, der auf den wohlklingenden Namen *Malassezia furfur* hört. Malassezia gehört zur normalen Hautflora, das heißt, fast alle Menschen werden von diesem Pilz „bewohnt", ohne etwas davon zu spüren. Unter bestimmten Bedingungen kann er sich aber massiv vermehren und dann lästig werden.

Von dem Milchsäurebakterium *Lactobacillus paracasei* weiß man, dass es zu einer Regeneration der Hautbarriere beiträgt, unsere Abwehrkräfte günstig beeinflusst und sensible Haut stärkt. Alles Punkte, die auch bei der Entstehung von Kopfschuppen eine Rolle spielen. Deshalb erhielten 66 Schuppengeplagte im Rahmen einer Studie zwei Monate lang entweder ein Placebo oder eine Nahrungsergänzung mit besagtem Milchsäurebakterium. Sowohl die Betroffenen als auch die Mediziner stellten fest, dass in der Paracasei-Gruppe Schuppen, Juckreiz und Hautrötungen deutlich besser wurden, während sich in der Placebo-Gruppe nichts tat. Zudem ging bei den Paracasei-Leuten die Besiedelung des Kopfs mit den Hefepilzen deutlich zurück. Hier zeigt sich, dass der „lange Arm" des Darms bis zur Haut reicht. Ohne die Kopfhaut zu behandeln, ließen sich allein durch eine Veränderung der Darmflora Wirkungen auf der Kopfhaut erzielen, die zu einem Rückgang der Schuppen führten. Beeindruckend, nicht wahr?

DIE HAUT, IN DER WIR LEBEN

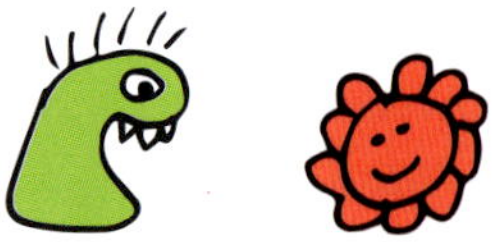

Neben den Haaren ist unsere Haut ein weiterer wichtiger Attraktivitätsfaktor. Um zu verstehen, was die Hautflora Großartiges für unser Aussehen leistet, muss man sich ein bisschen damit beschäftigen, was unter der Oberfläche so vorgeht. Lassen Sie uns einfach mal das Vergrößerungsglas rausholen und einen näheren Blick auf unsere äußere Hülle werfen.

Unsere Haut besteht aus drei Schichten: Der Oberhaut (Epidermis), der Lederhaut (Dermis) und der Unterhaut (Subcutis). Die Beschaffenheit der Oberhaut entscheidet darüber, ob unsere Haut zart und rosig oder fahl, schuppig, rau und fleckig aussieht. Das hängt davon ab, wie geschmeidig und gesund die Hornzellen (Keratinozyten) sind, aus denen die Oberhaut (Epidermis) zum größten Teil besteht. Die wichtigste Funktion dieser Hautschicht ist die Barrierefunktion. Um diese zu erfüllen, ist die Epidermis wie eine Mauer aufgebaut. Die Hornzellen sind dabei die Ziegel, die in eine Mixtur aus Eiweißen und Fettstoffen – vergleichbar dem Mörtel einer Mauer – eingebettet sind. Zusammen bilden sie die sogenannte Hautbarriere. Diese Hautbarriere ist ein Schutzwall, der verhindern soll, dass Reiz- und Schadstoffe von außen über die Haut in den Körper hineingelangen oder zu viel Feuchtigkeit aus der Haut durch Verdunstung entweichen kann. Eine intakte Hautbarriere ist eine wichtige Voraussetzung für eine gesunde und gepflegte Haut. Die sogenannten Ceramide sind die Hauptbestandteile der Fettschicht zwischen den Hautzellen. Sie machen die Barriere wasserdicht, schützen die Haut vor dem Austrocknen und vor dem Eindringen schädlicher (reizender) Substanzen.

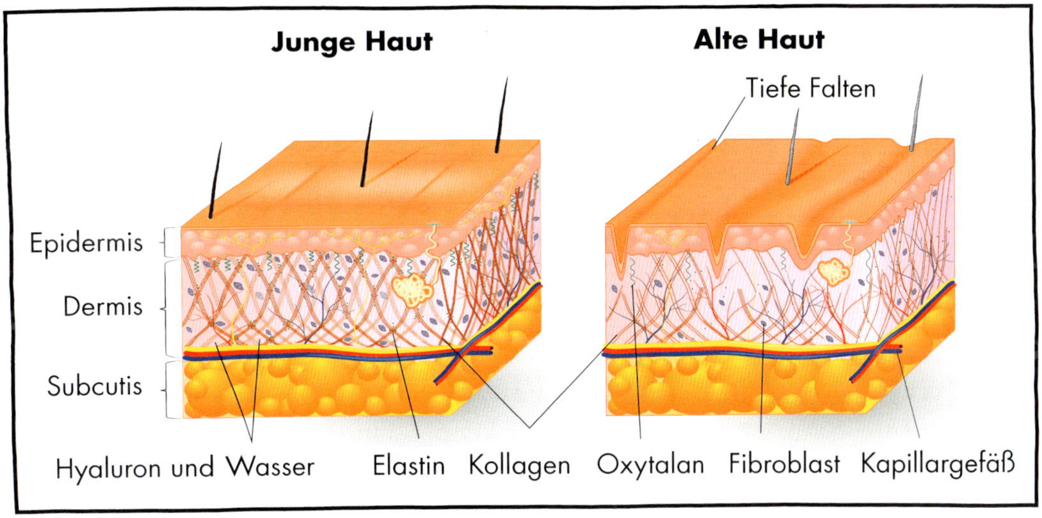

Der Aufbau von junger und älterer Haut

Eine gesunde Hautflora kümmert sich liebevoll um die optimale Funktion dieser Schutzschicht. Ist jedoch das Gleichgewicht der Hautkeime gestört, nimmt die Zahl entzündungsfördernder Keime zu, wodurch wiederum die Barrierefunktion der Haut leidet. Die Folge: Feuchtigkeit kann leichter aus der Haut verdunsten, schädliche Substanzen können durch die löchrige Barriere eindringen. Problematisch ist das vor allem für Menschen mit trockener oder sensibler Haut, Ekzemen und Neurodermitis. Sie sollten alles versuchen, um ihre Hautflora „aufzuforsten" und dadurch die Hautbarriere zu stärken. In Studien konnte sowohl die Ceramidproduktion als auch die Stabilität der Hautbarriere durch freundliche Bakterien (z. B. *Milchsäurebakterien* oder *Streptococcus thermophilus*) als Nahrungsergänzung oder in der Hautpflege deutlich gesteigert werden.

Die obere Hautschicht ist auch für den *Glow* unserer Haut verantwortlich. *Glow* ist ein Begriff, der seit einigen Jahren in Beautykreisen die Runde macht. *Glow* bedeutet eigentlich Glanz, aber hiermit ist nicht die fettig glänzende Pubertätshaut gemeint. Vielmehr geht es um ein Strahlen, das den Teint zum Leuchten bringt. Denn der Charme jugendlicher Haut beruht nicht nur auf Faltenfreiheit, sondern auch auf einem gewissen Leuchten. Um diesen Glanz zu erzielen, muss die Hornschicht das Licht reflektieren können. Das Prinzip ist dabei ähnlich wie bei glänzenden Haaren: Je glatter und enger sich die Hornzellen aneinanderschmiegen, desto intensiver kann die Haut strahlen. Hauteigene Milchsäuren, die den Säureschutzmantel aufbauen und abgestorbene Zellen lösen, sind für den *Glow* ebenso von Bedeutung wie Hyaluronsäure, die Feuchtigkeit bindet, und Ceramide für eine stabile Hautbarriere. Hautpflege und Ernährung gehen bei der Verbesserung des *Glow* der Haut Hand in Hand. Auch die richtigen Keime bringen die Haut zum Strahlen.

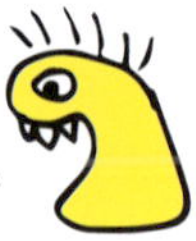

Die zweite Hautschicht ist das Bindegewebe, auch als „Lederhaut" oder „Dermis" bezeichnet. Sie besteht vor allem aus kollagenen und elastischen Fasern sowie den Zellen, die diese Fasern bilden, den sogenannten Fibroblasten. Die Kollagenfasern machen etwa 60 Prozent der Dermis aus. Sie bilden das „Füllmaterial", das die Haut auspolstert, und sind zusammen mit den elastischen Fasern verantwortlich für ein straffes Hautbild. Der Zustand der Dermis entscheidet über Form und Festigkeit der Haut. Diese Fasern haben viele Feinde: Sonne, Rauchen, falsche Ernährung, übermäßiger Alkoholkonsum oder dauerhafter Stress lassen die einstmals straffen Fasern schlaff und lappig werden. Mit den Jahren produzieren die Fibroblasten auch immer weniger Kollagen. Gleichzeitig wächst die Aktivität der Kollagenase, eines Kollagen abbauenden Enzyms. Dadurch sinkt der Kollagengehalt der Haut pro Lebensjahr um etwa 1 Prozent. Durch den Hormonmangel in den Wechseljahren beschleunigt sich der Abbau der Kollagenfasern. In den ersten fünf Jahren nach Beginn der Wechseljahre verlieren Frauen bis zu 30 Prozent der hautstraffenden Fasern. Doch dieser Vorgang lässt sich durch entsprechende Lebensmittel und probiotische Bakterien verlangsamen. Denn wie eifrig sich die Kollagen abbauenden Enzyme an ihr zerstörerisches Werk machen, hängt vom pH-Wert der Haut ab. Mit dem pH-Wert wird angegeben, wie sauer das Hautmilieu ist (mehr dazu auf Seite 139). Der pH-Wert junger Haut liegt bei etwa 5, teilweise auch niedriger. Dadurch werden die Kollagenasen in ihrer Aktivität gebremst. Deren optimaler Arbeits-pH-Wert liegt nämlich bei 6,3 bis 8,5. Doch mit den Jahren wird das Hautmilieu weniger sauer, der pH-Wert steigt an. Und dann können die Kollagen abbauenden Enzyme aktiv werden und ihre hautschädigende Wirkung voll entfalten.

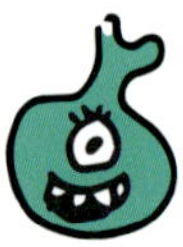

Hyaluronsäure ist ein natürlicher Stoff, der beim Menschen überall dort vorkommt, wo Feuchtigkeit gespeichert wird. In der Haut ist Hyaluronsäure vor allem in der untersten Epidermis-Schicht (Basalmembran) sowie in größerem Umfang in der Dermis vorhanden. Hyaluronsäure hat die Fähigkeit, sehr große Mengen Wasser zu binden wie ein Schwamm und somit am Verdunsten zu hindern. Die pralle Haut eines Babys oder Kleinkindes hängt mit dem hohen Hyaluronsäuregehalt und der damit verbundenen guten Feuchtigkeitsversorgung seiner Haut zusammen. Mit den Jahren nimmt der Hyaluronsäuregehalt der Haut ab, und die Feuchtigkeitsversorgung wird schlechter. Der Hyaluronsäuregehalt in der Haut einer 40-jährigen Frau ist nur noch halb so hoch wie bei einem Baby, bei einer 60-Jährigen sind nur noch 10–20 Prozent der ursprünglichen Hyaluronsäuremenge nachweisbar. Die Haut erscheint deshalb trockener, faltiger, kaum mehr prall. Auch der *Glow* wird immer weniger, denn nur glatte Oberflächen können das einfallende Licht gut reflektieren. Aktuelle Untersuchungen zeigen, dass Hyaluronsäure nicht nur die Feuchtigkeitsversorgung der Haut verbessert, sondern auch die Kollagenproduktion in der Haut anregt, vor freien Radikalen schützt und die Elastizität der Haut erhält.

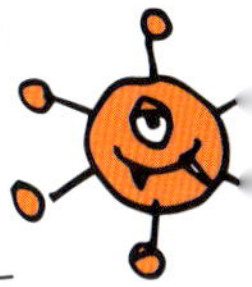

Die dritte Hautschicht, die sogenannte Subcutis, umfasst das Unterhautfettgewebe. Ist diese Schicht zu gut ausgebildet, zeigt sich das in Hüftgold und Taillenröllchen. Aber was wären die Keime, wenn sie nicht auch hier regulierend eingreifen könnten! Mehr über die Zusammenhänge zwischen Gewicht und Darmflora finden Sie auf den Seiten 52 bis 55.

Eine schöne Haut sollte gut durchblutet, glatt und möglichst ebenmäßig sein. Dazu muss die Hautflora intakt sein, und die obere Hautschicht, die sogenannte Epidermis, und die zweite Hautschicht, die „Lederhaut" oder „Dermis", müssen sich in einem guten Zustand befinden.

BAKTERIEN ALS KOSMETIKPRODUZENTEN

Wenn Sie das nächste Mal durch eine Kosmetikabteilung schlendern, werfen Sie mal einen näheren Blick auf die Tiegel und Töpfe – Sie werden immer wieder auf Inhaltsstoffe wie Hyaluronsäure, *Acidum lacticum* (Milchsäure) oder Ceramide stoßen. Die Kosmetikindustrie setzt diese Substanzen ein, da eine gesunde und strahlende Haut sie dringend benötigt. Auch wenn sich die Namen der einzelnen Wirkstoffe anhören wie „Giftgebräu" aus dem Chemielabor, so sind sie alle natürlichen Ursprungs und werden auch auf und in unserer Haut gebildet. Mit den Jahren oder bei falscher Pflege werden diese kostbaren Ingredienzien jedoch Mangelware – es sei denn, Sie verfügen über die richtigen „Kosmetikkeime" auf der Haut und in Ihrem Darm.

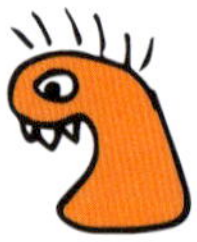

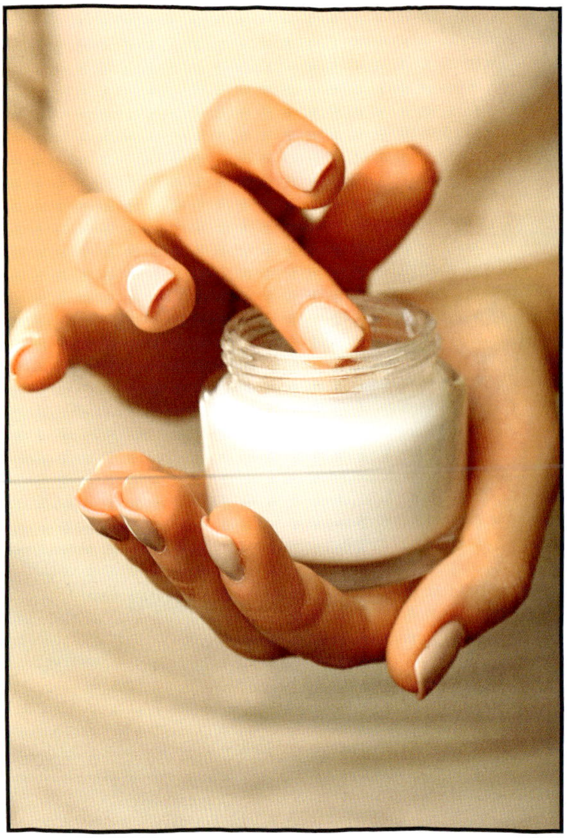

Kosmetika mit probiotischen Bakterien sind ein neuer Trend.

Probiotika scheinen tatsächlich die richtigen Stoffe zu sein, um Entzündungen und Reizungen zu lindern, die Feuchtigkeitsspeicherung und Barrierefunktion der Haut zu verbessern und die Haut zum Strahlen zu bringen. Sowohl lebende probiotische Keime als auch einzelne Bakterienbestandteile oder bakterielle Stoffwechselprodukte sind geeignet, unserer Haut Gutes zu tun. Um Karriere in der Kosmetikindustrie zu machen, mussten die Mikroben sowohl im Reagenzglas als auch auf Zellkulturen oder direkt auf menschlicher Haut beweisen, was sie draufhaben.

Hier hat sich gezeigt, dass Milchsäurestämme, allen voran die beiden Kumpels *Lactobacillus rhamnosus* und *Lactobacillus gasseri* hervorragende Hyaluronsäure-Produzenten sind. Auch *Streptococcus thermophilus* regt die Hyaluronsäurebildung an, nicht nur in der Haut, sondern – wenn der Keim als Probiotikum eingenommen wird – auch im Auge und in der Darmschleimhaut.

Selbst in Cremes macht der *Streptococcus thermophilus* einen guten Job. 17 Freiwillige testeten sieben Tage lang zweimal täglich eine Creme mit einem Lysat dieses Keims auf einem Unterarm. Der andere Unterarm wurde lediglich mit derselben Cremegrundlage, aber ohne Bakterienzusatz behandelt. Der Gehalt an Ceramiden stieg bei allen Probanden nur auf dem behandelten Arm ganz deutlich an, die Haut am anderen Arm blieb unverändert. Eine ausreichende Ceramidbildung erhält die Hautbarriere, schützt die Haut vor dem Austrocknen und ist wahrscheinlich auch bei Neurodermitis-Haut hilfreich, denn den Betroffenen mangelt es an diesem wichtigen Hautfett. Deshalb testete man die Streptococcus-Creme auch an dieser Personengruppe. Nach zwei Wochen waren Juckreiz, Rötung und Schuppung deutlich zurückgegangen. Andere Untersuchungen zeigen, dass aber auch Milchsäurebakterien und Bifidobakterien in der Lage sind, die Ceramidbildung anzukurbeln.

Milchsäure wird seit Jahrzehnten in Kosmetika verwendet, da es die feuchtigkeitsspeichernde Eigenschaft der Haut verbessert, sie zart und geschmeidig macht und auch unerwünschte Keime davon abhält, unsere Hautoberfläche zu besiedeln. Eine der wichtigsten Fähigkeiten der Milchsäure besteht darin, die Haut bei der Abstoßung abgestorbener Hornzellen zu unterstützen und dadurch die Zellregeneration zu fördern. Das Ergebnis ist nicht nur eine gesündere und jünger aussehende Haut – werden die abgestorbenen Hautzellen entfernt, die die Lichtbrechung behindern, kann die Haut auch wieder im *Glow* leuchten. Und diese tolle Säure wird natürlich von denjenigen Keimen gebildet, die den Wirkstoff schon im Namen tragen, also von nahezu allen Milchsäurebakterien.

Die Beispiele zeigen sehr gut, auf welch mannigfaltige Weise Bakterien in der Lage sind, gesunde Haut schöner und geschädigte Haut gesünder zu machen. In der Tabelle auf Seite 60 habe ich Ihnen noch einmal alle Keime zusammengestellt, die kosmetische Effekte auf die Haut haben.

KEIME SORGEN FÜR HORMONBALANCE

Hormone sind wichtige Beautystoffe, die unsere Figur formen, Muskeln aufbauen und die Haut straffen. Ob Schilddrüsenhormone, Östrogen, Testosteron oder Cortisol – die Darmflora sorgt dafür, dass die wichtigsten Botenstoffe in unserem Körper gut ausbalanciert sind. Sie wirkt lindernd auf überaktive Schilddrüsen ein, bremst die Stresshormonproduktion, indem sie überreizte Hirnareale beruhigt, sie reguliert Enzyme, die Hormone freisetzen oder abbauen. So sind Milchsäurebakterien, vor allem *Lactobacillus acidophilus* und *Bifidokeime,* dafür verantwortlich, wie viele freie und somit nutzbare Hormone unserem Körper zur Verfügung stehen. Durch die Blockade von Enzymen im Darm sorgen sie für ein gesundes Verhältnis zwischen Östrogenen und Progesteron und können dadurch hormonelle Schwankungen und Dysbalancen ausgleichen. Auch für Männer gibt es eine gute Nachricht: Zumindest in Tierversuchen war der Keim *Lactobacillus reuteri* in der Lage, die hormonelle Alterung zu bremsen. Erhielten die Mäuse Bakterien, blieb ihr Testosteronspiegel auch im Alter auf dem hohen Niveau junger Tiere.

SENSIBLE HAUT? PARACASEI HILFT!

Empfindliche, sensible, leicht reizbare Haut ist ein weit verbreitetes Phänomen. In einer Umfrage des Studiengangs „Kosmetik und Körperpflege" der Uni Hamburg gaben 44 Prozent der Frauen an, regelmäßig unter Rötungen, Juckreiz, Spannungsgefühlen und Missempfindungen der Haut zu leiden. Bei den Männern waren es immerhin 30 Prozent, die ähnliche Beschwerden äußerten. Die „Thüringer-Studie", eine Untersuchung der Uni-Hautklinik Jena, wies nach, dass eine von drei Testpersonen mindestens einmal mit Hautirritationen auf die Anwendung eines Kosmetikprodukts reagiert hat. Die beklagten Beschwerden reichten von leichtem Juckreiz und Brennen bis hin zu Rötungen und Ekzemen. Die Ursachen für die Zunahme sensibler Haut sind nicht bekannt, vermutet wird ein Zusammenhang mit verschiedenen Stoffen in der Umwelt und in der Körperpflege, aber auch mit unserem modernen Lebensstil. Was jedoch bekannt ist: Bei sensibler, zu Reizungen und Ekzemen neigender Haut ist die Hautbarriere nachhaltig beschädigt. Dadurch verliert die Haut wichtige Fette, wird durchlässiger und kann Feuchtigkeit schlechter speichern. Trockenheit und Irritierbarkeit nehmen zu.

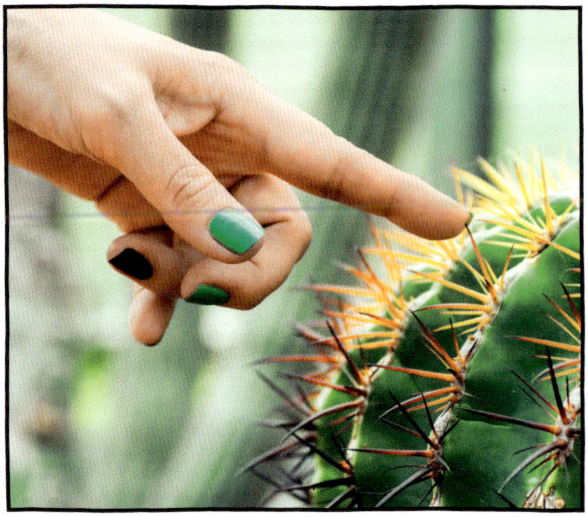

Die richtigen Darmbakterien verhelfen auch zu einer widerstandsfähigeren Haut.

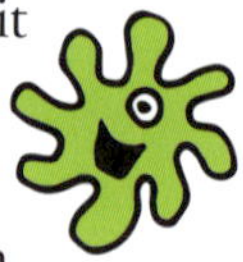

Doch dieses Seelchen von einer Haut lässt sich abhärten – wenn es die richtigen Bakterien dabei unterstützen. Um das zu überprüfen, analysierte man zunächst bei 64 Testpersonen mit sensibler Haut mithilfe des sogenannten Capsaicin-Tests das Ausmaß ihrer Überempfindlichkeit. Capsaicin ist der Wirkstoff, der Chili seine Schärfe gibt, der für das Brennen im Mund und das Hitzegefühl im Bauch verantwortlich ist, wenn wir uns ein Thai-Curry oder ein gut gewürztes Chili con oder sin Carne schmecken lassen. Capsaicin ist auch die Substanz, die Rheuma- und Wärmesalben zu ihrer Wirkung verhilft. Eine solche Salbe wurde nun bei den „dünnhäutigen" Frauen angewendet, und die Forscher beobachteten, wie schnell deren Haut rot wurde oder zu brennen begann. Dann erhielt die eine Hälfte der Frauen acht Wochen lang täglich Kapseln mit dem Milchsäurebakterium *Lactobacillus paracasei*, die anderen Versuchsteilnehmerinnen bekamen ein Placebo.

Und als die Forscher nach zwei Monaten wieder die Wärmesalbe zückten, konnten die Teilnehmerinnen, die die probiotischen Bakterien erhalten hatten, nur müde lächeln. Ihre Haut war viel widerstandsfähiger und weniger reizbar geworden und hielt dem Chiliextrakt gelassen stand. Die Frauen der Placebo-Gruppe hingegen reagierten unverändert heftig. Auch die Wasserspeicherung der Haut funktionierte mit Bakterienhilfe besser, der Feuchtigkeitsverlust sank, und die Hautbarriere wurde wieder zu einer sicheren Grenze.

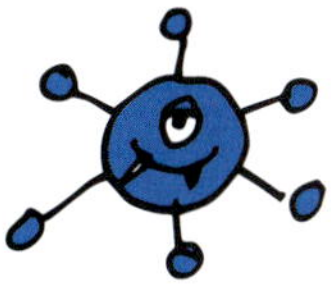

DIE WUNDENHEILER

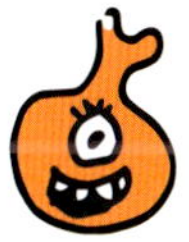

Verletzte Haut ist schutzlos. Deshalb bemüht sich der Körper, eine Wunde so schnell wie möglich zu verschließen. Je schneller das gelingt, umso geringer ist die Gefahr, dass sich die offene Hautstelle entzündet. Doch mit den Jahren, bei Mangelernährung und bei Personen, die an Diabetes oder Durchblutungsstörungen leiden, verschlechtert sich die Wundheilung. Und das kann gefährlich werden, denn offene Wunden, Wundsekrete und Gewebereste sind hervorragende Nährböden für gefährliche Bakterien, die sich dann rasant vermehren. Dauerhaft steril und keimfrei bekommt man deshalb offene Hautstellen selbst mit Antibiotika und Desinfektionsmitteln fast nie, und das kann für den Patienten zu einer lebensbedrohlichen Gefahr werden. Oft sind gerade diese Wundkeime auch noch extrem resistent gegen Antibiotika und Desinfektionsmittel.

Wie wäre es deshalb, die Haut bei einer Verletzung oder Verbrennung so schnell wie möglich mit einer schützenden Schicht freundlicher Keime zu bedecken? Tatsächlich können die Milchsäurebakterien *Lactobacillus plantarum* und *Lactobacillus reuteri* sowohl bei oberflächlichen Verbrennungen ersten Grades als auch bei tiefen und ausgedehnten zweit- und drittgradigen Verbrennungen oder Schnittwunden die Ansiedelung und das Wachstum gefährlicher Wundkeime verhindern und die Wundheilung beschleunigen. In einer Untersuchung waren milchsäurebakterienhaltige Wundauflagen bei bereits infizierten Verletzungen sogar desinfizierenden Bädern und Cremes deutlich überlegen. Und die verbleibenden Narben waren unauffälliger, wenn Bakterien statt Desinfektionsmittel eingesetzt wurden. Das ist ein ganz neuer Ansatz: Anstatt infizierte Wunden mit immer weniger wirksamen Antibiotika zu behandeln, einfach eine Mikroben-Armee auf der beschädigten Haut platzieren, bis diese geheilt ist. Auch bei chronisch infizierten Beingeschwüren *(Ulcus cruris)* halfen die freundlichen Lactobazillen. Welche anderen Keime sich ebenfalls günstig auf die Wundheilung auswirken, können Sie in der Tabelle am Kapitelende nachlesen.

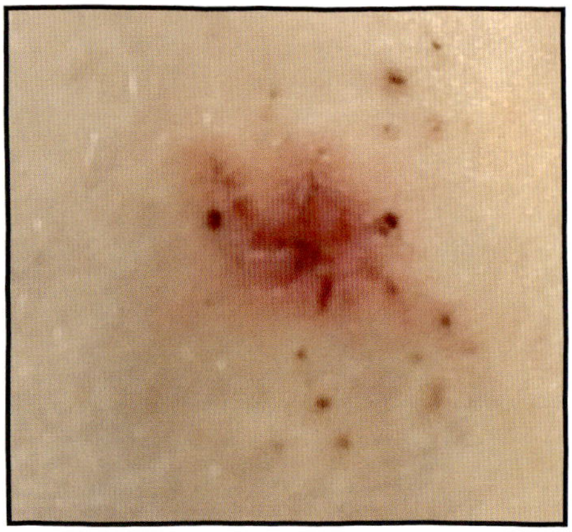

Ekzem am Bein vor Behandlungsbeginn

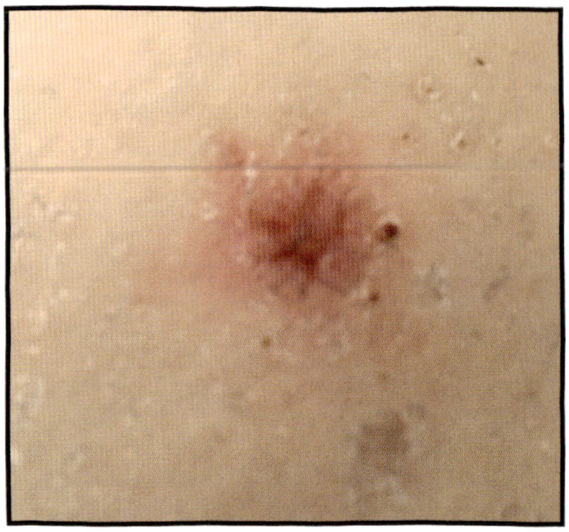

Dasselbe Ekzem nach zwei Tagen Behandlung mit probiotischen Umschlägen

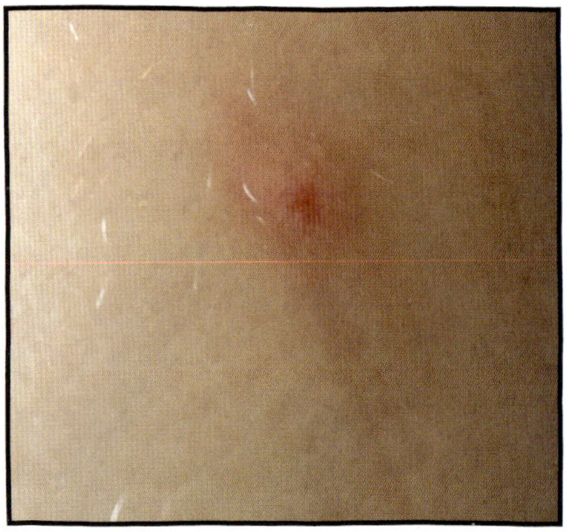

Nach ein bis zwei Wochen ist das Ekzem fast völlig abgeheilt.

Wir haben selber in einer kleinen Untersuchung die äußerliche Anwendung eines Nahrungsergänzungsmittels mit hautfreundlichen Keimen (Madena Darmkur) bei Hautekzemen mit sehr guten Erfolgen getestet. Zehn Patienten mit Ekzemen an Händen und Füßen badeten jeweils zweimal täglich zehn Minuten lang die betroffenen Stellen in einer Lösung aus 2–6 Litern lauwarmem Wasser, in denen 2–3 Messlöffel Madena Darmkur aufgelöst wurden. Ekzemstellen an Beinen oder am Rücken wurden mit Umschlägen, die mit der gleichen Lösung getränkt waren, behandelt. Bereits nach wenigen Tagen ließ sich eine deutliche Besserung feststellen. Nach ein bis zwei Wochen waren die Ekzeme fast vollständig abgeheilt, wie die nebenstehenden Fotos zeigen. Selbst hartnäckige Entzündungen waren nach spätestens zwei Wochen nahezu verschwunden.

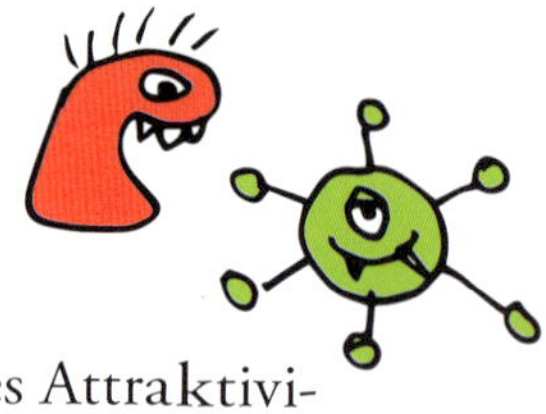

SCHLANK MIT DARM?

Eine frische Haut ist ein wichtiges Attraktivitätsmerkmal. Doch auch die Figur trägt dazu bei, ob wir uns wohl fühlen. Wobei man sagen muss, dass dürr nicht immer schön ist und ein paar Kurven durchaus den Beautyfaktor steigern können. Dennoch hadern viele mit ihren Pfunden, und manche haben den Eindruck, dass sie gar nicht so viel essen, aber der Zeiger der Waage trotzdem immer mehr nach rechts tendiert. Und inzwischen weiß man: Es gibt sie wirklich! Die Mitmenschen, die ein Stück Torte nur anschauen müssen, und schon landet es auf ihrer Hüfte. Die, denen es schwerfällt, ihr Gewicht zu halten, obwohl sie immer wieder behaupten, sie äßen doch gar nicht mehr als andere. Bisher wurden sie belächelt. Doch nun bekommen sie Rückendeckung aus der Mikrobiomforschung. Denn offensichtlich gibt es zwischen guten und schlechten „Futterverwertern" deutliche Unterschiede bei der Zusammensetzung ihrer Darmflora.

Darauf stieß ein Forscherteam um den Biologen Jeffrey Gordon in den Laboren der Washington University in St. Louis. Vergleiche der Darmflora von fettleibigen Mäusen und ihren mageren Geschwistern sowie von adipösen und schlanken menschlichen Probanden belegen, dass bei Adipositas das Verhältnis der beiden dominierenden Bakterienstämme *Bacteroidetes* und *Firmicutes* in eine Schieflage gerät bzw. geraten ist. Der Mikrobenmix ist dafür verantwortlich, wie gut oder schlecht wir unser Essen ausnutzen und wie viele Kalorien wir aus der Nahrung ziehen. Nimmt die Zahl der *Firmicutes* nur um 20 Prozent zu, dann werden Tag für Tag 10 Prozent mehr Kalorien in den Stoffwechsel eingespeist. Das hört sich zunächst einmal nicht nach viel an, summiert sich aber im Lauf eines Jahres auf rund 8 zusätzliche Kilos. Gleichzeitig geht mit zunehmenden Pfunden die bakterielle Vielfalt im Verdauungstrakt verloren. Das zeigt einmal mehr, dass Übergewicht kein mathematisches Problem ist, das sich durch einfaches Kalorienzählen lösen ließe.

Nun stellt sich die Frage nach der Henne und dem Ei. Haben Übergewichtige eine andere Darmflora, weil sie sich anders ernähren, häufiger zu Fast Food und Süßigkeiten greifen? Oder tragen die Mikroorganismen im Darm tatsächlich die Schuld, wenn man seine Pfunde nicht mehr loswird? Antworten darauf gab die Übertragung von Kot übergewichtiger Mäuse auf ihre schlanken Artgenossen. Innerhalb kürzester Zeit legten diese – bei gleicher Futtermenge – deutlich an Gewicht zu. Um genetische Faktoren auszuschließen, suchte man nun menschliche Zwillingspaare, von denen einer schlank war und der andere zu Übergewicht neigte, und transferierte ihre Darmkeime auf zwei Gruppen schlanker Mäuse. Wie erwartet wurden die Tiere mit dem „dicken" Mikrobiom rasch adipös, die anderen futterten die gleiche Menge Körner und blieben dennoch rank und schlank.

Aktuelle Studien zeigen, dass die Darmflora wahrscheinlich auch schuld ist am Jojo-Effekt nach einer Diät. Wenn nach ein paar Wochen die Pfunde gepurzelt sind, ist ein Teil der Darmflora noch immer im „Guter-Futterverwerter-Modus". Nach einer Diät sollte man deshalb immer noch ausreichend präbiotische Nahrungsmittel auf den Speiseplan setzen, um die langfristige Umstellung seiner Darmflora zu unterstützen.

Doch was stört die natürliche Balance im Darm? Der Verdacht fällt wiederum auf unseren modernen westlichen Lebensstil mit seiner ballaststoffarmen und fettreichen Ernährung. Denn die schlankmachenden Keime im Darm benötigen spezielle Pflanzenfasern, sogenannte Präbiotika, um zu wachsen und zu gedeihen (mehr dazu auf Seite 117). Enthalten sind diese unter anderem in Hülsenfrüchten, Pastinaken, Schwarzwurzeln, Endiviensalat und Lauchgemüse – in Nahrungsmitteln also, die man in der modernen Fast-Food-Küche meist vergeblich sucht.

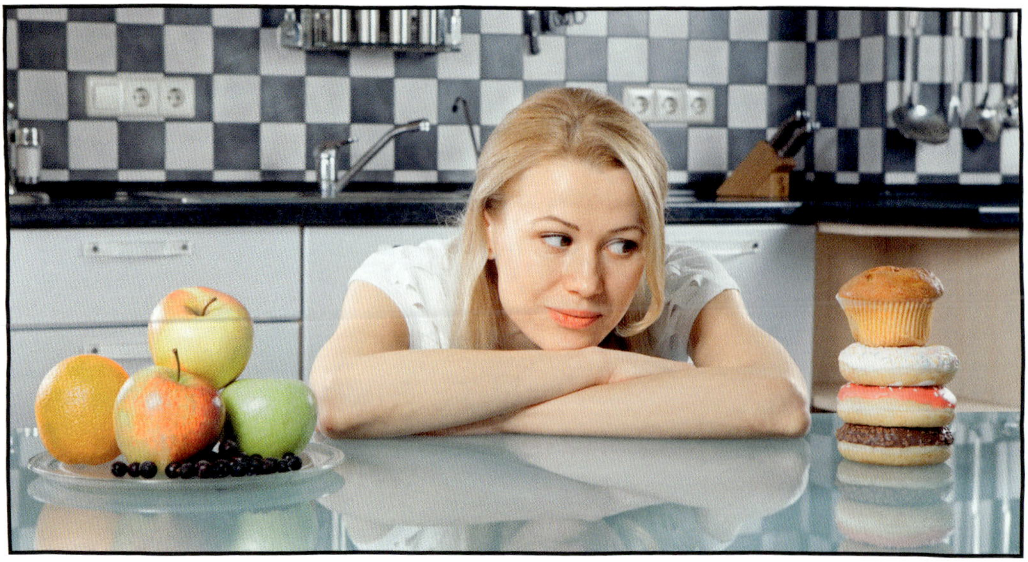

Obst oder Gebäck? Die Darmbakterien würden zum Apfel greifen.

Aber die Mikrobiomforscher haben auch die Antibiotika ins Visier genommen, denn nichts stört den Darmfrieden so nachhaltig wie die Keimkiller. Aus der Viehzucht weiß man seit den 1940er-Jahren, dass niedrig dosierte Antibiotika zu schnelleren Erfolgen bei der Viehmast führen. Auch beim Menschen lassen sich die Folgen an der Waage ablesen: Kinder, die in ihren ersten sechs Lebensmonaten Antibiotika erhielten, waren im Alter von drei Jahren sowie bei der Einschulung häufiger übergewichtig. Erwachsenen geht es ähnlich – trotz ihrer deutlich stabileren Darmflora. Von 48 Männern, die sich nach einer Operation einer sechswöchigen Antibiotikabehandlung unterziehen mussten, wiesen ein Jahr später 17 Personen einen Anstieg des BMI (Body Mass Index) um mehr als 10 Prozent auf, fünf Männer waren sogar adipös geworden. Bei den 48 Männern der Vergleichsgruppe, die keine Medikamente erhalten hatten, ansonsten aber ähnlich behandelt worden waren, stellte man nur bei einer Person eine Gewichtszunahme fest.

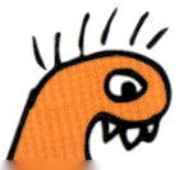

Kümmert man sich als Patient nach einer Antibiotikabehandlung nicht selbst aktiv um die Regeneration seiner Darmflora, kann es bis zu sechs Monate dauern, bis der ursprüngliche Zustand des Mikrobioms weitgehend wiederhergestellt ist. Bei zwei oder mehr Therapien mit Antibiotika innerhalb eines Jahres ohne aktive Regeneration der Darmflora weist die Reihe der Mikroorganismen auch zwei Jahre später noch deutliche Lücken auf, die dann nicht selten von Stämmen besetzt werden, die Entzündungen und Stoffwechselstörungen fördern.

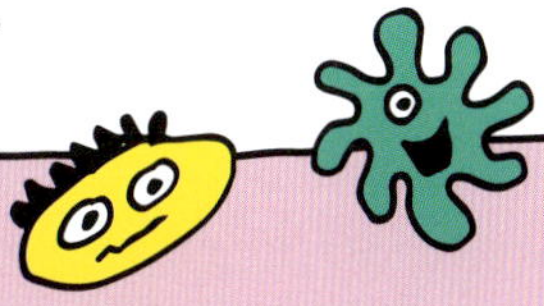

EIN SYNBIOTIKUM ZUM ABNEHMEN

Wissenschaftliche Studien haben gezeigt, dass bestimmte probiotische Keime sowie präbiotische Ballaststoffe eine Gewichtsreduktion unterstützen können. Nach 8- bis 12-wöchiger Einnahme waren Gewicht und Körperfettanteil gesunken, ebenso hatten sich Appetit und Heißhunger deutlich verringert. Andere Bakterienstämme, die ebenfalls in gängigen Nahrungsergänzungsmitteln enthalten sind *(Lactobacillus acidophilus, Lactobacillus reuteri)*, fördern hingegen die Gewichtszunahme und werden teilweise sogar in der Tiermast eingesetzt. Für den Laien ist es deshalb schwierig, wirklich das richtige Produkt zu finden. Daher habe ich vor zwei Jahren zusammen mit der Firma Madena das Präparat „Madena Darmkur" entwickelt, das ausschließlich solche Keime und Präbiotika enthält, die einer Gewichtsreduktion und damit einer schlanken Figur förderlich sind. Inzwischen haben wir auch Studien mit der „Madena Darmkur" durchgeführt, die zeigen, dass innerhalb von 12 Wochen nicht nur das Gewicht sinkt, sondern sich auch das Verhältnis der Bakterien zueinander signifikant verändert. Bei den meisten Teilnehmern überwogen zu Studienbeginn die „Moppelbakterien" *Firmicutes* im Darm. Bereits nach 4 Wochen „Madena Darmkur" hatten die schlankmachenden *Bacteroidetes* das Zepter in der Hand. In der Placebo-Gruppe kam es nicht zu diesen deutlichen Veränderungen. Mehr dazu auf www.schlank-mit-darm.de

Was liegt also näher, als seinen Darm in Ordnung zu bringen, wenn man abnehmen möchte? Wird die Ernährung umgestellt, lassen sich bereits nach wenigen Tagen messbare Veränderungen feststellen. Die Diversität der Darmflora nimmt zu, das Verhältnis zwischen *Bacteroidetes* und *Firmicutes* entwickelt sich günstig, und Entzündungen gehen zurück, sobald mehr Ballaststoffe und weniger Fett, Süßstoffe und Emulgatoren auf den Teller kommen. Mehr zum Thema „Darm und Gewicht" erfahren Sie in meinen Büchern *Schlank mit Darm* und *Schlank mit Darm – das 6 Wochen Programm* (beide Südwest Verlag).

DIE GERÜCHE-KÜCHE

Liebe geht nicht immer nur durch den Magen, sondern häufig auch durch die Nase. Das Zauberwort hier heißt *Pheromone.* Das sind körpereigene Lockstoffe, die nicht nur im Tierreich eine wichtige Rolle spielen. Auch beim Menschen ist der „richtige" Pheromonenmix von Bedeutung für die Ausstrahlung und die Anziehungskraft auf das andere Geschlecht. Unser individueller Geruch umschwebt uns wie eine Wolke in einem Radius von etwa einem Meter. Und das Spektrum der Empfindungen, das unser ganz eigener Duft bei anderen Menschen auslöst, kann von „unwiderstehlich" bis „widerlich" reichen. Die Botenstoffe im Duftcocktail eines Menschen oder Tieres sind wichtig für die Kommunikation zwischen Lebewesen, egal, ob es sich dabei um Mücken, Mäuse oder Menschen handelt. Schnuppern wir die Pheromone eines Artgenossen, gibt unser Organismus sofort eigene Botenstoffe ins Blut ab, die umgehend unser Verhalten beeinflussen. In den 80er-Jahren sorgte ein Experiment für Furore: Die Wissenschaftler besprühten die Stühle in einem Wartezimmer mit männlichen Pheromonen. Daraufhin mieden Männer die betreffenden Stühle und wählten lieber andere Sitzplätze. Frauen hingegen setzten sich häufiger auf die mit dem Stoff Androstenon behandelten Sitzmöbel. Im Tierreich dienen Duftstoffe zur Markierung des Reviers. Andere Männchen umgehen dann das als „besetzt" gekennzeichnete Territorium. Das Experiment zeigt, dass auch wir noch immer unseren alten Instinkten folgen.

Die Natur stellt mit dem Pheromon-Trick aber auch sicher, dass wir einen Partner finden, der gut zu uns passt. Um diese Signalstoffe aus dem Schweiß spezieller Duftdrüsen herzustellen, die vor allem in den Achselhöhlen und im Genitalbereich aktiv sind, benötigen wir die richtigen Keime auf der Haut. Unsere Hautflora bestimmt also mit, wie anziehend wir auf unser Gegenüber wirken.

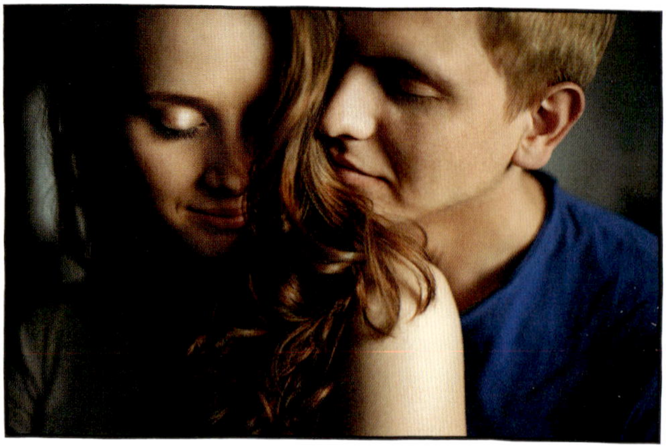

Unser individueller Duft beeinflusst die Anziehungskraft auf unsere Mitmenschen.

Durch Antibiotika, desinfizierende Waschlösungen und übertriebene Reinigung wird unsere Hautflora beschädigt und damit auch unser individueller, attraktiver Duftmix – zumindest vorübergehend – verändert. So konnte man nachweisen, dass die Produktion der Pheromone ganz dramatisch abnimmt, wenn die Achsel mit einer antibakteriellen Lösung gewaschen wird. Und Rüden verloren plötzlich das Interesse an Hündinnen, wenn diese Antibiotika erhielten, mit denen ihre Hautflora verändert und die duftstoffproduzierenden Keime abgetötet wurden.

Zwar sollten wir nicht in fünf Tage altem Schweiß zum ersten Date erscheinen, aber zu starkes Parfümieren kann die Nase unseres Gegenübers täuschen und so verhindern, dass wir unseren Traumpartner als solchen erkennen. Denn die uns umgebende natürliche Duftwolke liefert noch andere wichtige Informationen: Wir können mit der Nase prüfen, ob das Immunsystem des potenziellen Partners zu unserem passt. Eine wichtige Rolle spielt dabei der individuelle MHC-Komplex. Dieser ist genetisch festgelegt und ein wichtiger Teil unseres Immunsystems. Der MHC-Komplex (*Major Histocompatibility Complex*) mit seinen MHC-Molekülen ist unentbehrlich für das Erkennen von Krankheitserregern und die Schlagkraft unseres Abwehrsystems. Jeder von uns besitzt eine individuelle Komposition von MHC-Molekülen. Die MHC-Gene erben wir sowohl vom Vater als auch von der Mutter. Unterscheiden sich die Immunsysteme der Eltern genetisch stark, ist die Chance groß, dass ihre Kinder ein besonders leistungsfähiges Immunsystem entwickeln, denn sie können meist ein breiteres Spektrum an schützenden MHC-Molekülen produzieren. Dadurch verbessern sich die Überlebenschancen. Und ein starkes Immunsystem war nicht nur in grauer Vorzeit wichtig, sondern ist auch in unserer heutigen Welt unerlässlich. Deshalb weisen uns noch immer unsere knapp 10 Millionen Riechzellen den Weg zum idealen Partner.

„Jemanden riechen können" ist auf den ersten Blick schon eine seltsame Redewendung in der deutschen Sprache, mit der man umschreibt, ob man jemanden mag oder überhaupt nicht ausstehen kann. Wenn wir jemanden „nicht riechen können", bedeutet das, dass wir mit der Biochemie dieses Mitmenschen nicht auskommen. Instinktiv lehnen wir jemanden ab, dessen Körpergeruch wir nicht mögen. Allerdings geschieht die Wahrnehmung des Körpergeruchs meist unbewusst. Die Duftkomponenten, die über Zu- und Abneigung entscheiden, registrieren wir nur unterschwellig. Wie eng unser Körpergeruch mit unserer Anziehungskraft, aber auch mit unseren immunologischen Markern zusammenhängt, belegt ein anderes, inzwischen schon legendäres Experiment. Forscher der Universität Bern ließen Studentinnen an jeweils sechs T-Shirts ihrer männlichen Kommilitonen schnuppern. Zuvor mussten die Studenten die Hemden zwei Nächte lang tragen und durften in dieser Zeit weder Deo noch Parfüm oder Rasierwasser benutzen. Tagsüber wurden die Shirts in fest verschlossenen Plastikbeuteln aufbewahrt. Nach dem „Schnupperstudium" der Shirts bewerteten die jungen Frauen die Körpergerüche: Welcher ist zu intensiv, welcher angenehm oder vielleicht sogar attraktiv? Die Ergebnisse waren nicht unbedingt romantisch: Die Studentinnen fanden – wie Sie wahrscheinlich schon vermuten – jeweils den Körpergeruch des Mannes, dessen Immunsystem sich von ihrem eigenen am stärksten unterschied, am anziehendsten. Offensichtlich ist unsere Nase tatsächlich in der Lage, das Genom, also die Gesamtheit der Erbanlagen, eines potenziellen Partners zu erschnüffeln. Deshalb finden wir auch den Körpergeruch naher Verwandter – trotz aller Zuneigung – nicht immer anziehend. Dadurch schützt uns die Natur vor Inzucht, denn die Gesundheit des Nachwuchses wäre bei zu ähnlichen Erbanlagen gefährdet.

Es scheint also enorm wichtig zu sein, dass man seinen Partner „gut riechen" kann. Eheberater wissen, dass die Beziehung oft keine großen Chancen mehr hat, wenn bei einem Paar einer den Geruch des anderen nicht mehr mag. Und laut einer Umfrage der Online-Partnervermittlung neu.de hat sich jeder dritte Single – trotz gegenseitiger Sympathie – nach einem Flirt nicht mehr gemeldet, da ihm der Geruch des Gegenübers nicht zugesagt hatte. In Phönix in den USA wurde 2012 die erste Blind-Date-Party veranstaltet, bei der der passende Partner mit der Nase gesucht wurde. Solche Singlepartys gibt es inzwischen auch bei uns. Ähnlich wie auch in dem Schweizer Experiment sucht man dort seinen Zukünftigen nicht mit den Augen, sondern mit der Nase. Schnuppern an getragenen T-Shirts gehört dazu.

So weit müssen wir nicht gehen, aber um unsere Duftidentität zu wahren, sollten wir unsere Hautflora schützen und unterstützen. Wie das geht, erfahren Sie in Kapitel 7.

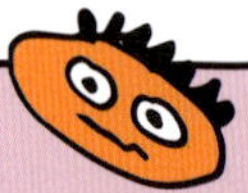

DIE KOMPONENTEN DES KÖRPERGERUCHS

Unser Körpergeruch ist so individuell wie unser Fingerabdruck. Selbst Zwillinge unterscheiden sich ein bisschen in den Geruchsmolekülen, die sie umschweben.

Komponenten, aus denen sich unser Duft zusammensetzt, sind:

* Stoffwechselprodukte unserer Hautflora und Geruchsmoleküle, die bei der bakteriellen Zersetzung von Schweiß auf der Haut entstehen.
* Eiweißverbindungen, die im Zusammenhang mit dem MHC-Komplex unseres Immunsystems stehen und Informationen über unser persönliches Abwehrsystem liefern.
* Pheromone (Signalstoffe), die unter anderem sexuelle Anziehung ausmachen können. Sie enthalten auch Abbauprodukte von Sexualhormonen wie Testosteron und Östrogen.

DIE HAUTFLORA MACHT UNS ATTRAKTIV FÜR MÜCKEN UND MITMENSCHEN

Der Sommer hat nicht nur seine schönen Seiten. Zu den Tücken der warmen Jahreszeit zählen die Moskitos – zumindest für einige Zeitgenossen. Denn auch Mücken haben offensichtlich Lieblingsmenschen und solche, um die sie einen großen Bogen fliegen. Mücken wittern unseren Körpergeruch aus über 50 Metern Entfernung und werden von manchen Ausdünstungen geradezu magisch angezogen. Jeder Mensch hat seine ganz persönliche Duftnote. Diese wird von seiner Ernährungsweise und seinem Lebensstil, aber auch von der Menge der produzierten Hormone und den Keimen auf seiner Haut bestimmt. Vor allem Östrogene und Testosteron mischen in der „Gerücheküche" eifrig mit. Abbauprodukte dieser Botenstoffe werden mit dem Schweiß auf die Haut abgegeben.

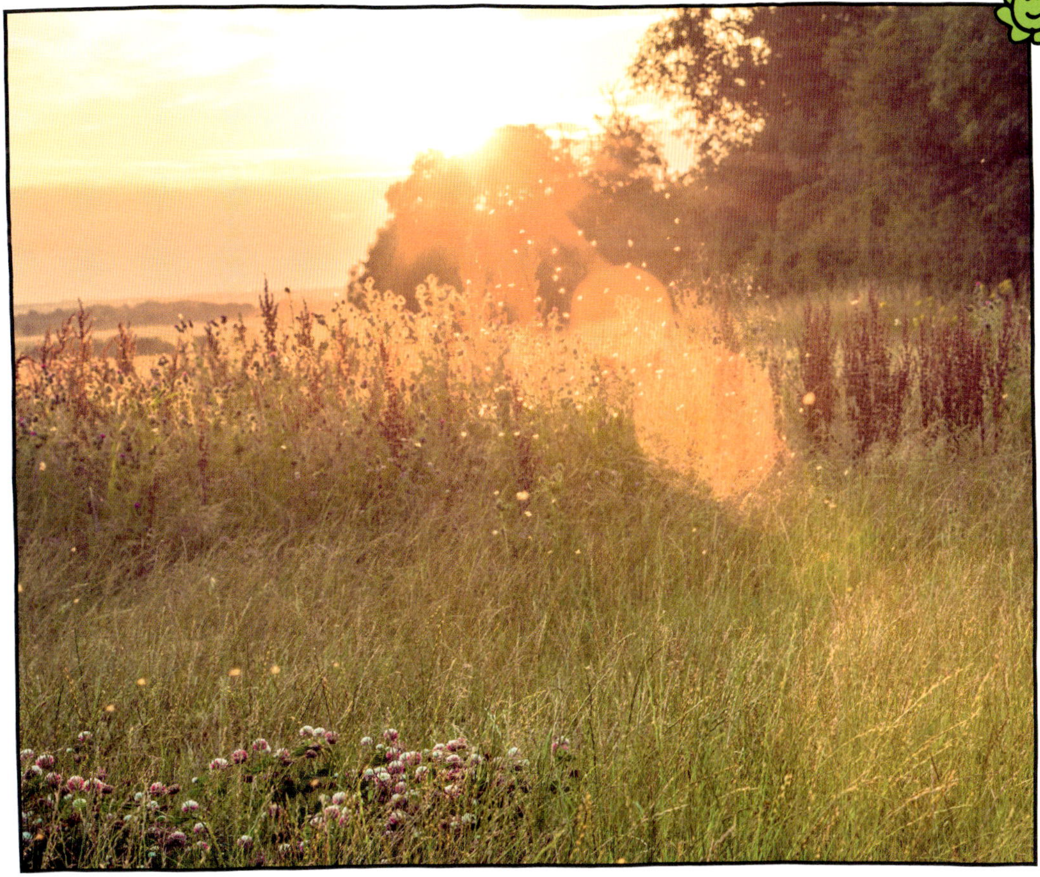

Mangelt es der Haut an Keimvielfalt, ist die Wahrscheinlichkeit, von Mücken gestochen zu werden, ungleich größer.

Wirkung	Geeignete Keime
Schutz vor freien Radikalen	B. bifidum, B. animalis, B. infantis, B. longum, L. gasseri, L. acidophilus, Streptococcus thermophilus
Glänzende, dichte Haare	L. reuteri (bei Mäusen)
Besserung empfindlicher, sensibler Haut	L. paracasei, L. plantarum, B. longum
Kopfschuppen	L. paracasei
Verbesserung der Wundheilung	L. plantarum, L. sporogenes, L. acidophilus, L. casei, L. brevis, L. delbruckii, L. lactis
Steigerung der Ceramidproduktion, Stabilisierung der Hautbarriere	L. casei, L. gasseri, B. animalis subsp. lactis, B. longum, Streptococcus thermophilus (getestet sowohl als Creme wie auch als Nahrungsergänzung)
Milchsäureproduktion anregen (verbessert pH-Wert und *Glow*)	Alle Milchsäure produzierenden Bakterien. Getestet wurde v. a. L. acidophilus.
Hyaluronsäureproduktion anregen	L. rhamnosus, L. gasseri (in Zellkulturen)
Schutz vor UV-Strahlen und UV-bedingter Hautalterung	L. plantarum, L. johnsonii, L. rhamnosus, B. breve
Reduktion von Entzündungen in der Haut, Verbesserung der Feuchtigkeitsversorgung bzw. -speicherung der Haut	L. casei, L. plantarum, L. rhamnosus, L. paracasei, L. fermentum, B. infantis, B. bifidum, B. longum (äußerliche Anwendung eines Zelllysates), Streptococcus thermophilus
Gewichtsreduktion	L. casei, L. plantarum, L. rhamnosus, L. gasseri, B. breve, B. lactis

Tabellenerklärung

Bestimmte Bakterien können unsere Haut schöner und gesünder machen. Wichtig ist jedoch, die richtigen Keime anzuwenden, denn nur damit lässt sich die gewünschte Wirkung erzielen.

L. = *Lactobacillus* = Milchsäurebakterium

B. = *Bifidobakterium*

Wen die Mücke mag, das hängt vor allem von der Art und Anzahl der Hautkeime ab. Niederländische Wissenschaftler fanden heraus, dass Malariamücken vor allem Menschen stechen, deren Hautoberfläche die Keimvielfalt fehlt. Die Betreffenden trugen zwar eine große Anzahl von Bakterien, aber nur wenige unterschiedliche Stämme. Eine große Anzahl von Staphylokokken auf der Haut erhöhte ebenfalls die Attraktivität für Moskitos. Menschen mit einer üppigen, abwechslungsreichen Bakterienflora wurden hingegen sehr viel seltener Opfer der Blutsauger. Zukünftig wird es uns vielleicht möglich sein, unsere Bakterienflora auf der Haut so zu optimieren, dass Mücken das Weite suchen, wenn sie uns riechen.

Durch die Körperpflege ist es uns möglich, die Vielfalt unserer Hautkeime zu erhöhen.

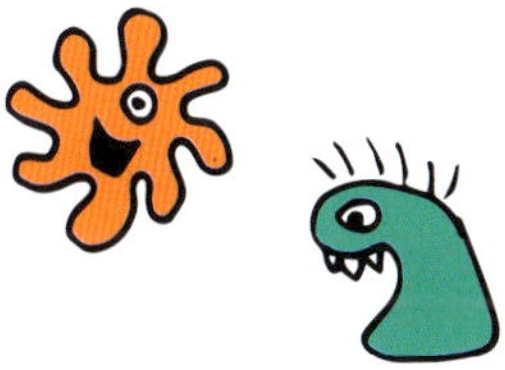

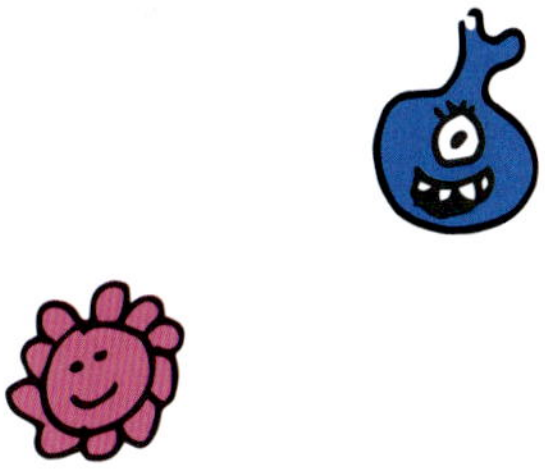

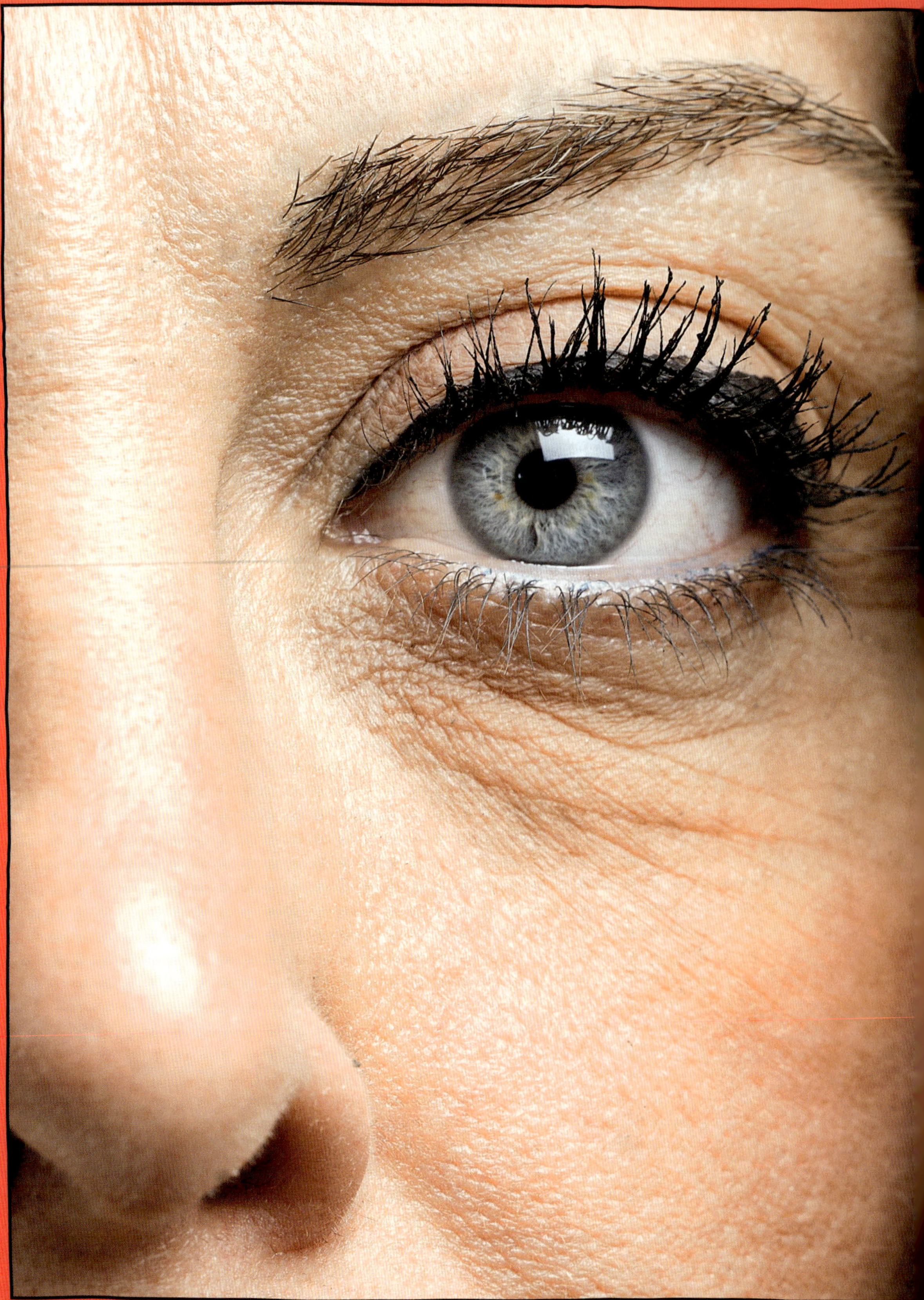

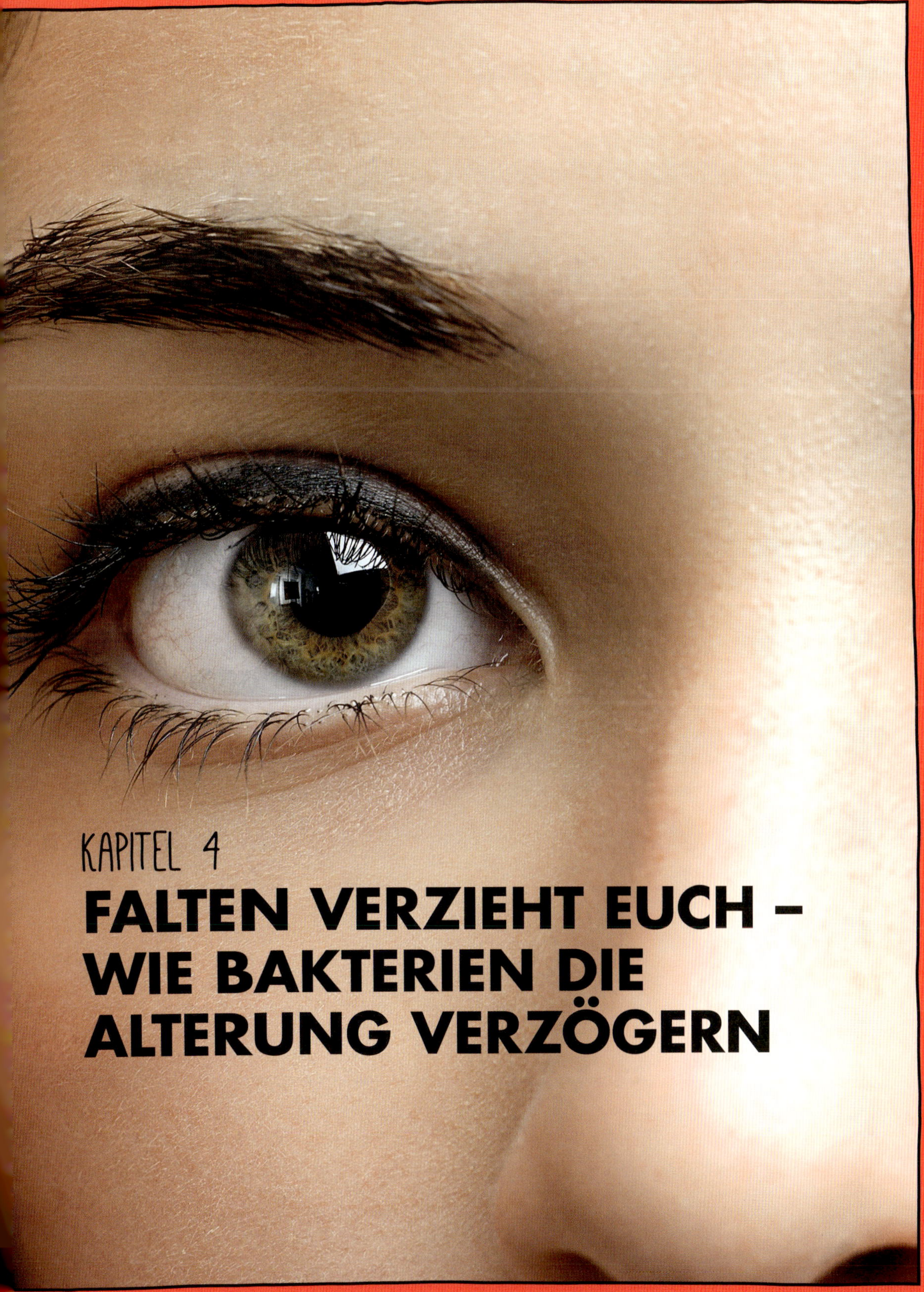

KAPITEL 4

FALTEN VERZIEHT EUCH – WIE BAKTERIEN DIE ALTERUNG VERZÖGERN

WARUM ALTERT UNSERE HAUT?

Kennen Sie das Bild „Dürers Mutter"? Werfen Sie noch einmal einen Blick darauf und schätzen Sie ihr Alter. Wir sehen eine vom harten und entbehrungsreichen Leben im 15./16. Jahrhundert gezeichnete Frau mit tiefen Falten und hängenden Gesichtspartien. Vergleichen wir sie mit älteren Menschen unserer Zeit, dann würden wir sie auf gut 80 Jahre schätzen. Doch Dürer hat das Alter seiner Mutter in die rechte obere Ecke geschrieben. Sie war, als das Bild entstand, erst 63 Jahre alt. Das zeigt: Nicht alle Menschen altern gleich schnell. Die Haut ist im Lauf des Lebens zahlreichen Einflüssen ausgesetzt, die zu Falten, Altersflecken und schlaffem Bindegewebe führen. Je nach Lebensweise, Erbanlagen und Belastungen kann das biologische Alter der Haut von unserem realen Lebensalter um gut zehn Jahre oder auch mehr nach oben oder nach unten abweichen. Die Alterung – und auch speziell die Hautalterung – ist ein allmählicher Prozess, der mit individuell unterschiedlicher Geschwindigkeit voranschreitet. Die Ernährung spielt bei der Hautalterung eine ganz zentrale Rolle. Doch auch Haut- und Darmflora haben dabei ein gewichtiges Wörtchen mitzusprechen. Diese Tatsache eröffnet ganz neue Möglichkeiten für den Anti-Aging-Bereich.

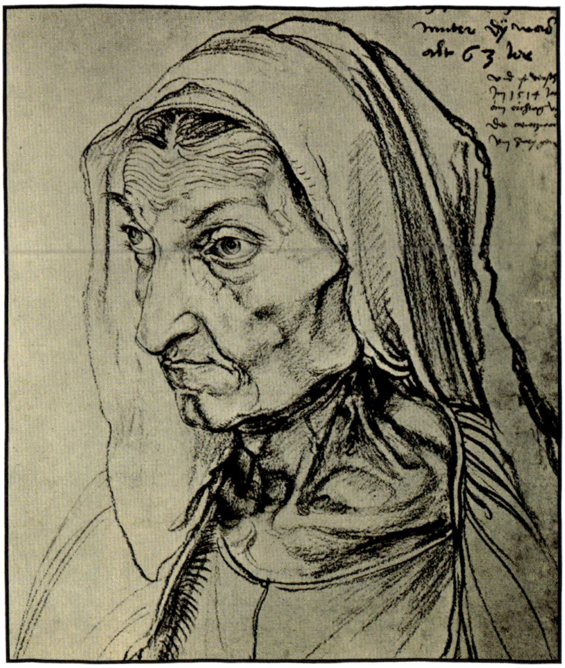

Albrecht Dürers Porträt seiner Mutter Barbara (Kohlezeichnung, 1514)

Zwei völlig unterschiedliche, voneinander unabhängige Prozesse verursachen die Hautalterung. Auf der einen Seite wird die Haut von innen heraus traktiert. Diese Form der Alterung wird als „intrinsische Hautalterung" bezeichnet. Sie beschreibt die chronologische, physiologische („endogene") Hautalterung. Verantwortlich dafür sind unsere Erbanlagen, hormonelle Einflüsse und die Kumulation von Vervielfältigungsfehlern bei der Zellteilung. Denn das Alter hinterlässt – selbst bei bester Pflege – seine Spuren. Da muss man sich nichts vormachen. Von außen setzen unserer Hülle vor allem Sonnenlicht, Rauchen, Stress, eine falsche Ernährung und die Umweltverschmutzung zu. Diese Form der Alterung bezeichnet man als „extrinsisch".

Doch bevor die Haut schlaff und runzelig wird, laufen verschiedene Vorgänge ab, die unsere Alterung beschleunigen oder bremsen können. So tragen Entzündungen, freie Radikale oder auch ein zu hoher pH-Wert der Haut zu einer schnelleren Hautalterung bei. Diese Vorgänge spielen sich auf der Ebene der Zellen und Moleküle ab, sind also mit bloßem Auge nicht sichtbar. Viele dieser Veränderungen lassen sich aber messen.

Vor allem Mikroentzündungen sind Alterungsbeschleuniger. Spüren kann man diese Mikroentzündungen nicht – anders als zum Beispiel eine Entzündung durch einen Wespenstich. Man kann sie nur mit sehr sensiblen Methoden im Blut oder im Gewebe nachweisen. Bei jedem Menschen gibt es Faktoren im Körper, die Entzündungen fördern oder Entzündungen bremsen können. Heute weiß man, dass Entzündungen durch unseren modernen Lebensstil begünstigt werden und häufig mit Veränderungen des Mikrobioms verbunden sind. Wichtig ist, dass Entzündungsförderer im Blut (freie Radikale, Entzündungsbotenstoffe), im Darm und auf der Haut nicht die Oberhand gewinnen. Durch einen gesunden Lebensstil und eine vitalstoffreiche Ernährung lassen sich Entzündungen quasi „löschen“ oder zumindest „eindämmen“. (Mehr Informationen dazu finden Sie auch in meinem Buch *Skin Food*). Zahlreiche probiotische Bakterien haben ihre entzündungshemmenden Fähigkeiten ebenfalls bereits unter Beweis gestellt und können gezielt eingesetzt werden.

Der andere Feind unserer glatten Haut sind freie Radikale. Diese aggressiven Moleküle entstehen Tag für Tag in unserem Stoffwechsel, das wird aber auch durch den Lebensstil gefördert. Wie oft brutzeln wir in der Sonne? Wie häufig ziehen wir die Currywurst der Banane vor? Wie vielen Zigaretten können wir nicht widerstehen? Steter Tropfen höhlt ja bekanntlich den Stein. Steter Beschuss mit freien Radikalen macht irgendwann auch den schönsten Teint mürbe, und die Ansammlung von Zellschäden und die Zerstörung von kollagenen und elastischen Fasern lässt mit den Jahren auch die widerstandsfähigste Haut „alt aussehen“. Falten, Altersflecken und ein fahler Teint sind die Folge. Zudem nimmt im Lauf des Lebens die Fähigkeit des Körpers, freie Radikale unschädlich zu machen und Entzündungen einzudämmen, deutlich ab. Die Konzentration antioxidativer Schutzstoffe in der Haut wird geringer. Gleichzeitig lässt sich eine erhöhte Aktivität jener Enzyme feststellen, die kollagene und elastische Fasern schädigen und abbauen. Und genau diese Veränderungen scheinen unsere Hautalterung enorm zu forcieren. Wer sich in jedem Alter ein strahlendes Aussehen bewahren möchte, sollte deshalb dafür sorgen, dass seinem Körper genug schützende Radikalfänger und antientzündliche Botenstoffe zur Verfügung stehen.

RADIKALE? NEIN DANKE!

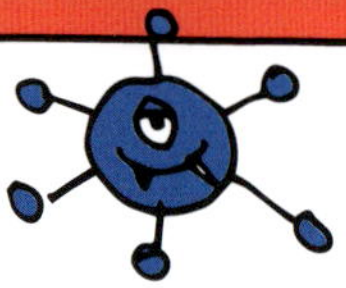

Unser Organismus gebietet über ein eigenes Verteidigungssystem, mit dem er den freien Radikalen Paroli bieten kann. Bestimmte Blutbestandteile besitzen die Fähigkeit, freie Radikale (das sind Molekülteile mit einem ungepaarten Elektron und daher besonders reaktionsfreudig) zu neutralisieren, körpereigene Enzyme können die aggressiven Teilchen abfangen und bioaktive Moleküle dem sogenannten oxidativen Stress den Garaus machen. Insbesondere unsere Epidermis, die obere Hautschicht, die den oft widrigen Umweltbedingungen direkt ausgesetzt ist, verfügt über extrem wirkungsvolle Abwehrstrategien wie Enzyme und eingelagerte vitaminähnliche Substanzen.

Es gibt aber noch weitere Möglichkeiten, freie Radikale unschädlich zu machen, bevor sie größere Schäden an Haut und Organen anrichten. So nehmen wir – wenn wir uns denn ausgewogen ernähren – täglich größere Mengen Radikalfänger (Antioxidantien), meist in Form sogenannter Polyphenole mit der Nahrung auf. Diese Polyphenole werden – wie Sie bereits aus Kapitel 3 wissen – von der Darmflora erst zur Wirksamkeit gebracht. Gleichzeitig fördern diese sekundären Pflanzenstoffe auch die Entwicklung gesunder Keime im Darm und auf der Haut.

Obst und Gemüse sind wichtige Lieferanten dieser Pflanzenstoffe. Besonders hoch konzentriert finden wir sie in dunklen Beeren wie Brombeeren, Johannisbeeren und Himbeeren, Kräutern und Gewürzen. Aber auch Rotwein, grüner und schwarzer Tee, dunkle Schokolade und Espresso liefern uns Polyphenole. Und diese wertvollen Inhaltsstoffe schützen nachweislich vor der Hautalterung: Mediziner an der Berliner Charité stellten kürzlich fest, dass Frauen, die viele Antioxidantien im Blut haben, für ihr Alter deutlich jünger aussehen und auch messbar weniger Falten aufweisen.

Ob Sie genug von diesen wertvollen Schutzstoffen aufnehmen, können Sie selber testen. Denn man kann messen, wie gut die einzelnen Obst- und Gemüsesorten oder die daraus zubereiteten Säfte freien Radikalen die Stirn bieten und wie hoch der Polyphenol-Gehalt der einzelnen Nahrungsmittel ist. Die Schutzwirkung wird mit dem ORAC-Wert *(Oxygen Radical Absorption Capacity)* angegeben. Je höher der ORAC, desto höher die antioxidative Kapazität des betreffenden Nahrungsmittels, uns gegen Schäden durch Radikalen-Attacken zu verteidigen. Man schätzt, dass unser täglicher Bedarf bei 3500–5000 ORAC-Einheiten liegt. Auf diese Menge kommt man durchaus, wenn man die empfohlenen fünf Portionen

Obst und Gemüse zu sich nimmt. Jedoch hängt das Schutzpotenzial auch davon ab, zu welchen Obst- und Gemüsesorten wir greifen (siehe Tabelle) und wie eifrig unsere Freunde im Darm die Polyphenole bearbeiten und damit erst für uns verwertbar machen.

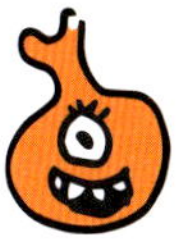

Bei uns in Mitteleuropa ist auf jeden Fall noch eine Menge Luft nach oben, was unsere Aufnahme von Grünzeug angeht. Rund 80 Prozent der Erwachsenen verzehren täglich nur drei oder weniger Portionen Obst und Gemüse. Mit den bei uns beliebten Obst- und Gemüseklassikern Äpfel, Bananen, Gurken und Tomaten liegt man am Ende des Tages höchstens bei 1000 ORAC-Einheiten – viel zu wenig, um Haut und Organe wirkungsvoll vor Schäden zu schützen.

Nehmen Sie sich einen Moment Zeit und überlegen Sie mal, was Sie heute so an Obst und Gemüse gegessen bzw. getrunken haben und schauen Sie dann mal in der Tabelle nach, wie viele Schutzstoffe Sie damit etwa „erwischt" haben. Je weiter oben auf der Liste ein Nahrungsmittel steht, desto besser hilft es. „Bekehren" Sie sich dazu, demnächst täglich mindestens eine Portion der Spitzenreiter zu verzehren.

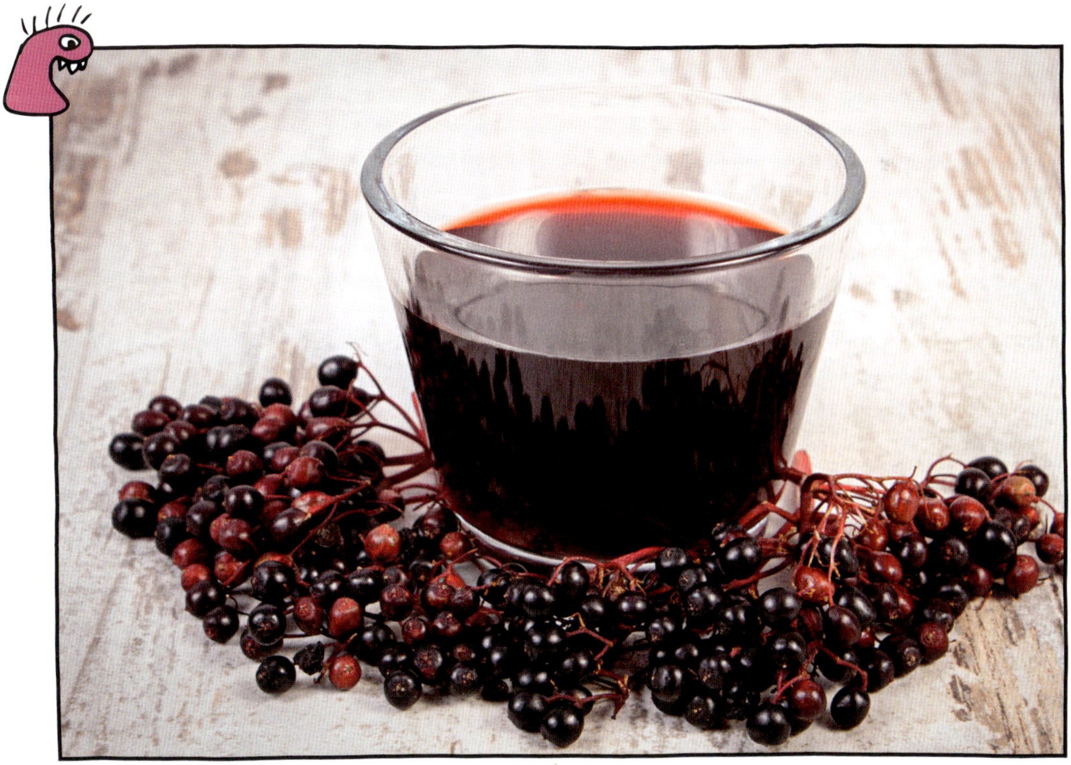

Holundersaft versorgt Sie mit einer Extraportion Antioxidantien.

ORAC-WERTE PRO 100 G VON AUSGEWÄHLTEN LEBENSMITTELN

Besonders reich an Antioxidantien sind die grün markierten Nahrungsmittel. Die orange markierten Lebensmittel sind natürlich auch nicht schlecht, liefern aber deutlich weniger Schutzstoffe. (Quelle: *Skin Food*)

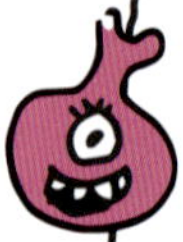

OBST UND GEMÜSE

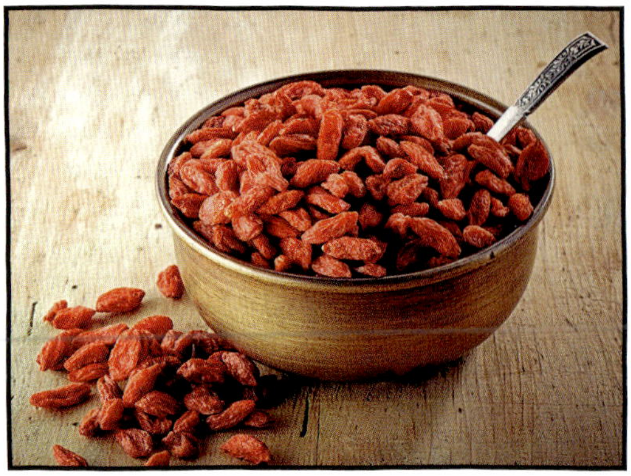

Gojibeeren sind besonders antioxidantienreich.

Nahrungsmittel	ORAC
Gojibeeren	> 10.000
Dunkle Schokolade	10.000
Acaibeeren	6000
Pflaumen	5000
Granatäpfel	2000 – 3000
Trockenobst (Pflaumen, Rosinen)	2000 – 5000
Beerenfrüchte (rote und blaue)	2000
Grünkohl	1700
Erdbeeren	1500
Kidneybohnen	900
Spinat	800 – 1000
Paprika, rot	800

Nahrungsmittel	ORAC
Linsen	700
Peperoni	750
Kartoffeln (blau, lila)	650 – 1000
Weintrauben, blau	700
Kirschen	500
Pink Grapefruit	450
Orangen	450
Kürbis	300
Kartoffeln (rot, blau marmoriert)	300 – 500
Erbsen	300 – 400
Radicchio	300
Blumenkohl	300
Äpfel	250
Bananen	200
Wirsingkohl	200
Chicorée	200
Möhren	200
Tomaten	190
Kopfsalat	200
Kartoffel (weiß)	200
Zucchini	170
Pfirsiche	150
Birnen	100
Eisbergsalat	100
Gurken	60

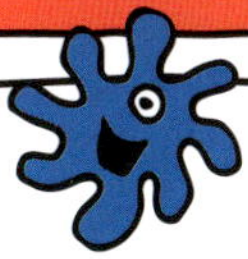

GEWÜRZE

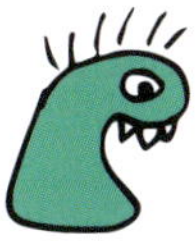

Nahrungsmittel	ORAC
Gewürznelken	> 30.000
Oregano	> 30.000
Kurkuma	> 20.000
Basilikum	> 20.000
Salbei	14.000
Ingwer	10.000
Knoblauch	1600
Zwiebeln	500

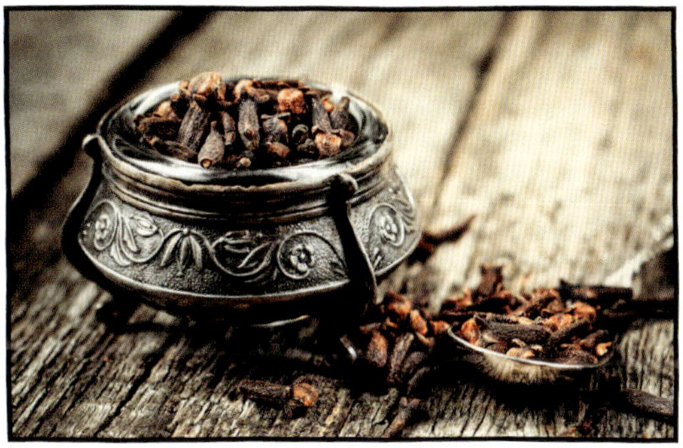

Gewürze geben Gerichten nicht nur ein besonderes Aroma, sie versorgen uns auch mit zahlreichen Schutzstoffen.

GETRÄNKE

Nahrungsmittel	ORAC	Nahrungsmittel	ORAC
Holundersaft	5500	Schw. Johannisbeernektar	900
Espresso	5000	Roter Johannisbeersaft	900
Granatapfelsaft	3000	Sauerkirschnektar	800
Schw. Johannisbeersaft	3200	Rote-Bete-Saft	800
Heidelbeersaft	2400	Apfelwein	400
Cranberrysaft	2400	Roter Traubensaft	400
Cystustee	2400	Multivitaminsaft	300
Sauerkirschsaft	2320	Orangensaft	260
Rotwein (Rioja, Bordeaux)	1500	Pfirsichsaft	200
Erdbeersaft	1400	Weißwein	150
Nonisaft	1200	Tomatensaft	100
Brombeersaft	1200	Karottensaft	100
Moosbeerensaft	1100	Apfelsaft	100
Schwarzer Tee	900	Weißer Traubensaft	50
Grüner Tee	900		

Anmerkung: Die ORAC-Werte können sich in verschiedenen Tabellen etwas unterscheiden. Früchte und Beeren, die erst spät und reif geerntet werden, weisen deutlich höhere Schutzwerte auf als Obst und Gemüse, das unreif gepflückt wird und dann beim Transport nachreift. Wählen Sie deshalb möglichst Früchte aus biologischem Anbau, die in Ihrer Region und in der jeweiligen Jahreszeit wachsen. Diese Unterschiede belegen auch Studien, die zeigen, dass die meisten Menschen im Sommer und Herbst mehr Antioxidantien im Blut haben als im Winter, obwohl sich die Menge des verzehrten Obsts und Gemüses nicht geändert hat.

DIE SCHUTZSTOFFFABRIK IM DARM

Möglicherweise haben Sie inzwischen festgestellt, dass bei Ihnen im Bereich antioxidantienreiche Ernährung noch Optimierungsbedarf besteht. Wie gut ist es da, dass wir mit unseren Darmkeimen auch eine körpereigene Antioxidantienfabrik betreiben. Denn nach aktuellen Erkenntnissen ist auch die Darmflora in der Lage, bestimmte Metabolite zu produzieren, die uns mit einer Extraportion Schutzstoffe versorgen, unseren Organismus vor den Angriffen freier Radikale schützen, Schäden durch UV-Licht vorbeugen und Alterungsprozesse verzögern können. Das funktioniert sowohl mit probiotischen Nahrungsergänzungsmitteln als auch mit ganz „normalen" Nahrungsmitteln, denen die entsprechenden Darmkeime zugesetzt wurden. Denn was Obst, Gemüse und Gewürze können, dazu sind die Kerle im Darm schon lange in der Lage – und vielleicht sogar noch effektiver als die dunkelrotesten Kirschen und die blausten Heidelbeeren.

Forschern gelang bereits vor einigen Jahren der Nachweis, dass ein Keim mit Namen *Bacillus coagulans RK-02* bestimmte Moleküle produziert, die antioxidativ wirken und freie Radikale abfangen. Doch was im Reagenzglas geht, funktioniert auch in ganz normalen Lebensmitteln und sogar in unserem Darm. Wird Sojamilch, wie in einer taiwanesischen Untersuchung gezeigt, mit bestimmten Bakterien zu Joghurt fermentiert *(Lactobacillus acidophilus, Streptococcus thermophilus, Bifidobacterium infantis, Bifidobacterium longum)*, dann enthält das Endprodukt deutlich mehr antioxidative Schutzstoffe als die unverarbeitete Sojamilch. Die besten Ergebnisse erzielten die Wissenschaftler, wenn sie der Milch sowohl Lactobazillen als auch Bifidobakterien zusetzten, wobei die Schutzwirkung stieg, je länger der Gärungsprozess andauerte.

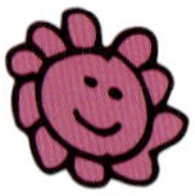

Die estnische Wissenschaftlerin Tiiu Kullisaar von der Universität Tartu verabreichte im Rahmen einer Studie zwei Testgruppen Ziegenmilch, einmal fermentiert mit dem Milchsäurestamm *Lactobacillus fermentum*, einmal unfermentiert – das Ergebnis: Genossen die Probanden drei Wochen lang die mithilfe von Bakterien angesäuerte Milch, konnte ihr Körper freie Radikale besser abwehren. Es zeigte sich sogar ein deutlicher Anstieg der antioxidativen Kapazität ihres Bluts, das heißt, auch dessen Fähigkeit, die gefährlichen Radikale unschädlich zu machen, hatte sich erhöht.

Noch einfacher geht es mit Nahrungsergänzungsmitteln. Verschiedene Untersuchungen sowohl mit gesunden Freiwilligen als auch mit Allergikern und Personen, die sich gerade von einem Schlaganfall oder anderen schweren Erkrankungen erholten, ergaben, dass die Einnahme von *Lactobacillus fermentum* oder *Lactobacillus gasseri* die antioxidative Fähigkeit von Blut und Haut verbessert und den Betreffenden hilft, sich erfolgreich gegen freie Radikale zu behaupten.

Wer häufig Nahrungsmittel auf den Tisch bringt, die reichlich Probiotika enthalten oder auch probiotische Nahrungsergänzungsmittel einnimmt, erhöht dadurch nachweislich seinen Schutz vor freien Radikalen. Der Vorteil einer solchen gut aufgestellten Darmflora besteht im Aufbau einer körpereigenen Schutzstoff-Fabrik im Darm, die auch dann freie Radikale niederknüppelt, wenn wir hin und wieder keine Zeit haben, ausreichend Obst und Gemüse zu futtern. Ein Joghurt zum Frühstück oder ein Glas Buttermilch als Zwischenmahlzeit ist da schon mal ein guter Schritt in die richtige Richtung.

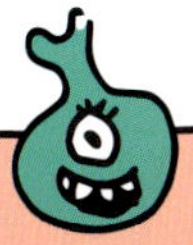

SO SCHÜTZEN BAKTERIEN VOR FREIEN RADIKALEN

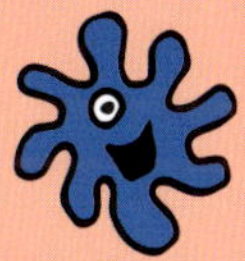

Milchsäure- und Bifidobakterien

* können Schutzenzyme produzieren, die freie Radikale abfangen.
* können selber Antioxidantien (ähnlich denen aus Obst und Gemüse) produzieren.
* reduzieren Entzündungen und vermindern dadurch die Neubildung freier Radikale.

EINE JUNGE DARMFLORA VERLÄNGERT DAS LEBEN

Freie Radikale sind Alterungsbeschleuniger, die nicht nur Falten hervorrufen, sondern auch unsere Organe beschädigen und vorzeitig alt werden lassen. Möglicherweise verkürzt deshalb eine ständige Belastung mit diesen aggressiven Molekülen auch die Lebenserwartung. Wäre es möglich, dass nützliche Bakterien oder die Keime junger Menschen eine verjüngende und vitalisierende Wirkung auf Senioren haben? Zumindest auf Fische trifft das zu. Forscher des Kölner Max-Planck-Instituts töteten zunächst mit einem Antibiotikum die Darmflora von Killifischen mittleren Alters und setzten sie dann in ein Aquarium mit den Exkrementen jüngerer Artgenossen. Beim Umherschwimmen nahmen die älteren Fische automatisch die Darmbakterien der jüngeren auf – und das blieb nicht ohne Folgen. Verglichen mit den Fischen, die nur Kontakt zu gleichaltrigen „Kollegen" hatten, wurde nicht nur die Lebensdauer der Killifische mit der jungen Darmflora um 40 Prozent länger, sondern sie waren auch im hohen Alter noch so agil wie ihre jungen Artgenossen. Wie unsere Freunde im Darm das genau machen, können die Experten vom Max-Planck-Institut noch nicht sicher sagen. Wenn man jedoch bedenkt, in wie viele Stoffwechselprozesse die Darmflora eingreift, dann erscheinen diese Zusammenhänge durchaus logisch.

Interessanterweise wurde zur selben Zeit wie der Fachartikel über die Fische auch ein Bericht in der Zeitschrift *Psychologie heute* veröffentlicht, der belegte, dass Großeltern, die ihre Enkel betreuen, länger leben, als solche, die wenig Kontakt zu jungen Menschen haben. Sehen Sie da Parallelen? Ja, ich auch. Sie wissen ja, wie schnell sich auch bei uns Menschen das Mikrobiom durch engen Körperkontakt angleicht. Und möglicherweise nehmen die Senioren, wenn sie mit den Enkeln schmusen, ihnen die Windeln wechseln und Gute-Nacht-Küsschen verteilen, auch den einen oder anderen jungen Darmkeim auf. Die offizielle Erklärung des Phänomens ist zwar sehr viel konservativer, es heißt, die Großeltern würden durch die Kleinen ordentlich auf Trab gehalten – aber wer weiß, ob die Kleinkinderkeime im Verborgenen nicht doch auch eine Rolle spielen.

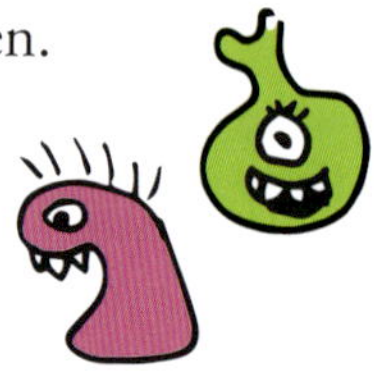

BAKTERIELLER SONNENSCHIRM

Sonnenlicht lässt unsere Haut im Sieben-Meilen-Stiefel-Tempo altern. Falten und Pigmentflecken sind langfristig die typischen Erscheinungen ehemals sonnenverwöhnter Haut, denn UV-Strahlen – und nach aktuellen Erkenntnissen auch Infrarotstrahlen – schädigen das Bindegewebe und lassen Entzündungen aufflackern. Eine der wichtigsten Maßnahmen, um Schäden vorzubeugen, ist deshalb Sonnenschutz – sowohl von außen als auch von innen. Deshalb sollte man von März bis Oktober täglich ein gutes Lichtschutzprodukt, das vor UVA- und UVB-Strahlen schützt, anwenden.

Den „Sonnenschutz von innen" kann man über die Ernährung aufbauen. Grüner Tee, Tomaten und Tomatenprodukte (Tomatenmark, Tomatensaft), Möhren und Möhrensaft, Wassermelone, Pink Grapefruit sowie andere Obst- und Gemüsesorten liefern die notwendigen Schutzstoffe. Sogar dunkle Schokolade kann bei regelmäßigem Verzehr die Haut widerstandsfähiger gegen UV-Strahlen machen. Nach drei Monaten täglichem Genuss von 20 Gramm dunkler Schokolade mit einem hohen Polyphenol-Gehalt hatte sich in einer Untersuchung die Widerstandskraft der Haut der Probanden gegen Sonnenbrand verdoppelt. Allerdings benötigt die Haut einige Wochen, um einen wirkungsvollen Schutz aufzubauen. Aber allein durch die Nahrung lässt sich ein Lichtschutzfaktor von etwa 4 erzielen. Damit werden immerhin 75 Prozent der UVB-Strahlen absorbiert. Und auch wenn ein Lichtschutzfaktor von 4 zunächst nicht besonders hoch erscheint, hat der „Sonnenschutz von innen" doch einige unbestrittene Vorteile, denn dieser Schutz wirkt nahtlos von Kopf bis Fuß, und er ist absolut wasserfest. Er wirkt auch dann, wenn wir beim Stadtbummel oder in der Mittagspause vergessen haben, ein Lichtschutzprodukt aufzutragen, und die „Sonnenschutzernährung" macht gegen Sonnenallergien weniger empfindlich.

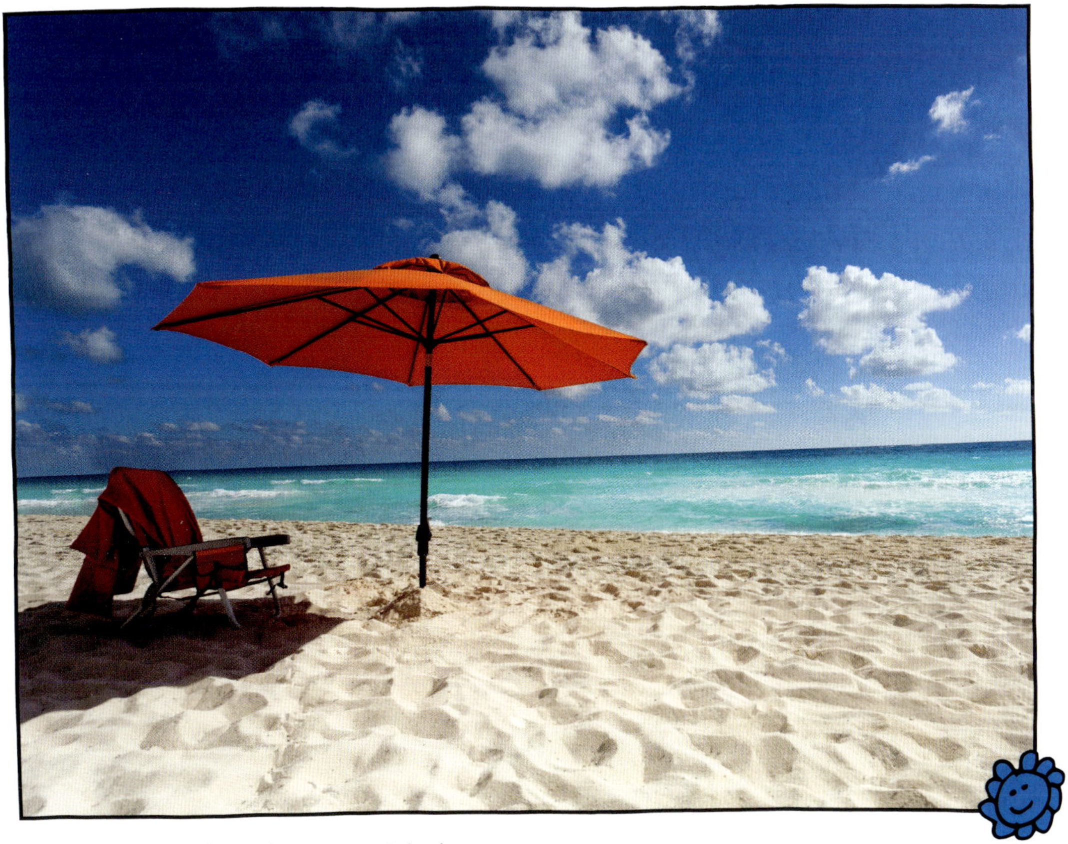

Ein Sonnenschirm schützt die Haut vor Schäden.

Eine dritte Lichtschutzkomponente, die wir nutzen sollten, kommt aus dem Darm. Inzwischen hat man mehrere Stämme probiotischer Bakterien untersucht, um herauszufinden, ob sie in der Lage sind, Sonnenschäden an der Haut zu verhindern oder wenigstens abzumildern. Wenn man in Tierversuchen die schädigende Wirkung von Sonnenstrahlen überprüfen will, setzt man sehr gerne Mäuse ein, die aufgrund eines Gendefekts haarlos sind. Diese Tiere erhielten neun Tage lang entweder den Keim *Bifidobacterium breve* oder ein „Scheinmedikament", ein Placebo. Vom sechsten bis zum neunten Tag wurden die Tiere dann in einer Art „Mäusesolarium" einer Dosis Sonnenlicht ausgesetzt. Das Ergebnis war erstaunlich: Die Haut von Mäusen, die ein paar Tage zuvor mit der Einnahme des Keims begonnen hatten, war besser mit Feuchtigkeit versorgt und trocknete durch die Sonneneinstrahlung weniger aus. Bei den Placebo-Mäusen verursachte das UV-Licht die starke Bildung freier Radikale und deutliche Schäden an Hautproteinen, während die Tiere mit dem Keimschutz das Licht ohne größere negative Auswirkungen vertrugen. Auch mit anderen Keimstämmen, etwa *Lactobacillus johnsonii* oder *Lactobacillus plantarum* ließen sich bei den Nacktmäusen die gleichen Sonnenschutzeffekte erzielen. *Lactobacillus plantarum* war sogar in der Lage, bestimmte Enzyme zu hemmen, die durch UV-Strahlen aus ihrem Dornröschenschlaf geweckt werden und dann anfangen, Kollagenfasern zu zerstören. Und noch etwas Tolles kam dabei heraus: Mäuse, die regelmäßig unter dem Solarium „brutzeln" mussten, aber gleichzeitig *L. plantarum* erhielten, entwickelten weniger Falten. Die Mäuse erhielten die Keimdosis eine Stunde bevor sie der Sonne ausgesetzt wurden.

Diese Untersuchung weist deutlich darauf hin, dass die Gabe von Probiotika Schäden, die durch UV-Strahlen verursacht werden, zumindest teilweise verhindern kann. Doch nicht nur Mäusen, auch uns Menschen hilft die Darmflora, mit heiler Haut davonzukommen. Im Rahmen einer Studie erhielten gesunde Frauen zehn Wochen lang das Probiotikum *Lactobacillus johnsonii* sowie niedrig dosiertes Betakarotin. Beim anschließenden UV-Licht-Test war wiederum die „Keim-plus-Vitamin-Gruppe" besser geschützt. Im Unterschied zum Placebo konnten die Milchsäurebakterien negative Veränderungen im hauteigenen Immunsystem (Abnahme der Langerhanszellen) verringern und die Wiederherstellung der alten Stärke der Abwehrkräfte beschleunigen. Auch die Lichtempfindlichkeit (MED, „Minimale Erythem-Dosis", die Minimaldosis an Sonnenstrahlung für einen Menschen, bis er eine Hautrötung bekommt) sank um 20 Prozent in der Gruppe, deren Mitglieder die Bakterien erhielten.

Eine kleine Kritik an dieser Studie gibt es jedoch: Auch von Betakarotin wissen wir, dass es die Lichtempfindlichkeit der Haut senken kann. Deshalb lässt sich durch die gleichzeitige Gabe von Bakterien und Vitaminen in ein- und derselben Untersuchung nicht sicher differenzieren, welche Effekte dem Milchsäurebakterium und welche dem Betakarotin zugeschrieben werden können.

Und jetzt kommt noch eine tolle Geschichte, die Sie bestimmt interessieren wird: In einer Studie, die wirklich allen Anforderungen an ein gutes Studiendesign entsprach und deshalb als besonders aussagekräftig gelten kann, verabreichte man 110 Testpersonen im Alter zwischen 41 und 59 Jahren insgesamt drei Monate lang *Lactobacillus plantarum* oder ein Placebo. Die Feuchtigkeitsversorgung der Haut wurde alle vier Wochen gemessen, ebenso die Hautelastizität, die Strahlkraft der Haut sowie Tiefe und Ausprägung der Falten. Das Ergebnis erfreut alle Menschen jenseits des 40. Geburtstags, mich eingeschlossen! Die Feuchtigkeitsversorgung der Haut verbesserte sich deutlich, die Hautelastizität stieg bereits nach vier Wochen um 13 Prozent und nach zwölf Wochen um 22 Prozent an, und – jetzt kommt das Beste: Nach zwölf Wochen hatten die Teilnehmer messbar weniger Falten, während die Mitglieder der Placebo-Gruppe weiter vor sich hin runzelten.

Diese Ergebnisse deuten alle darauf hin, dass man allein durch die Einnahme bestimmter Probotika die negativen Effekte des Sonnenlichts auf die Haut abschwächen kann und sich die Hautalterung nicht nur verzögern, sondern in Teilen sogar rückgängig machen lässt. Auch wer unter einer sogenannten Sonnenallergie leidet, sollte ausprobieren, ob nicht die regelmäßige Einnahme eines Probiotikums (mindestens vier Wochen vor Urlaubsbeginn) mit den hier aufgeführten Bakterienstämmen Linderung bringt.

Natürlich ersetzt dieser „Lichtschutz von innen“ nicht die Sonnencreme, aber er bildet eine sehr gute Ergänzung dazu.

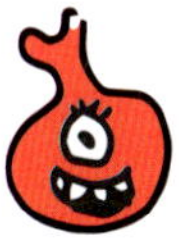

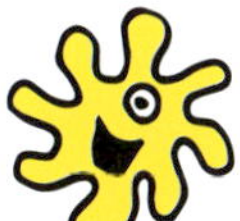

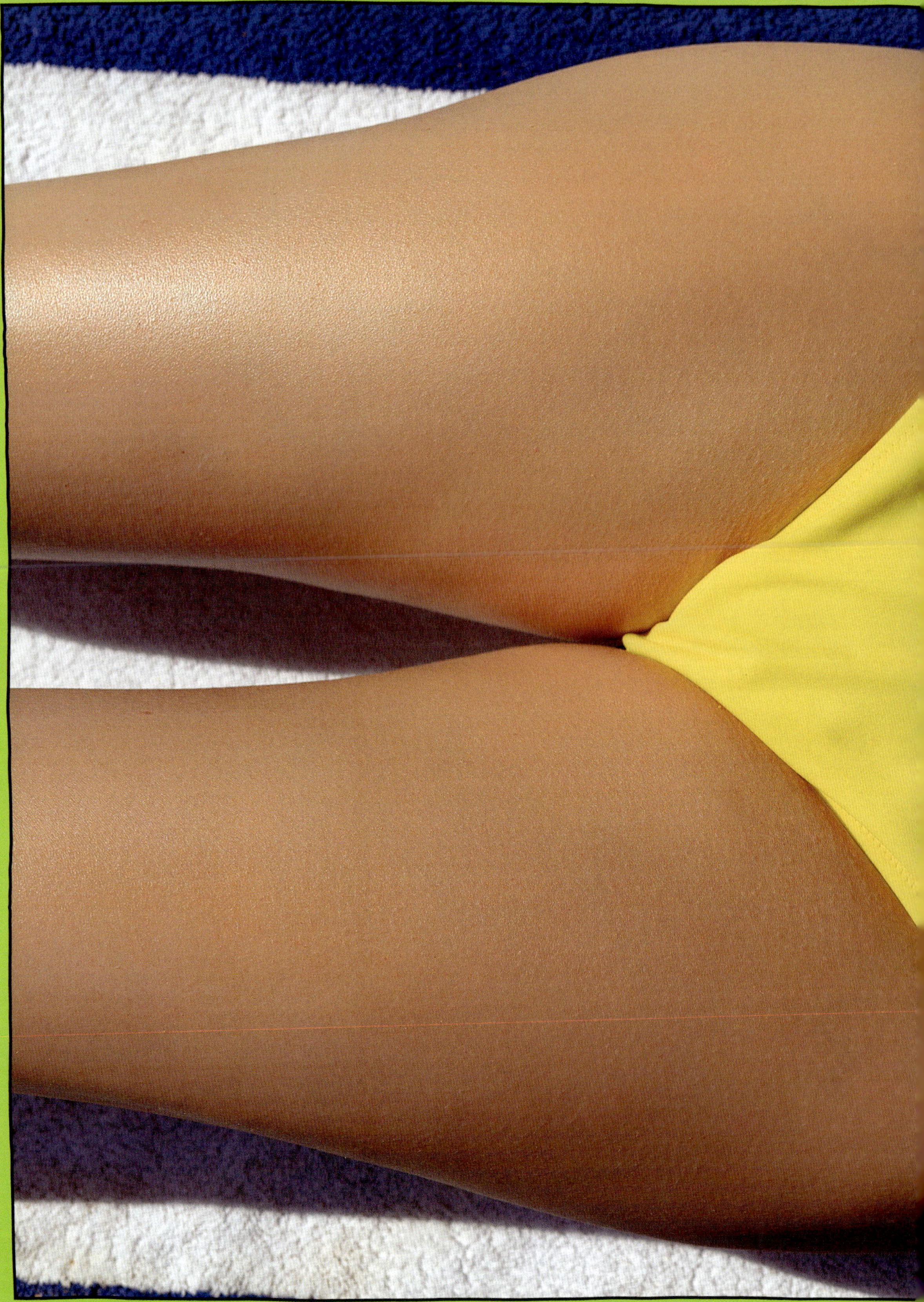

KAPITEL 5

DR. DARM – WIE BAKTERIEN HAUT-KRANKHEITEN HEILEN

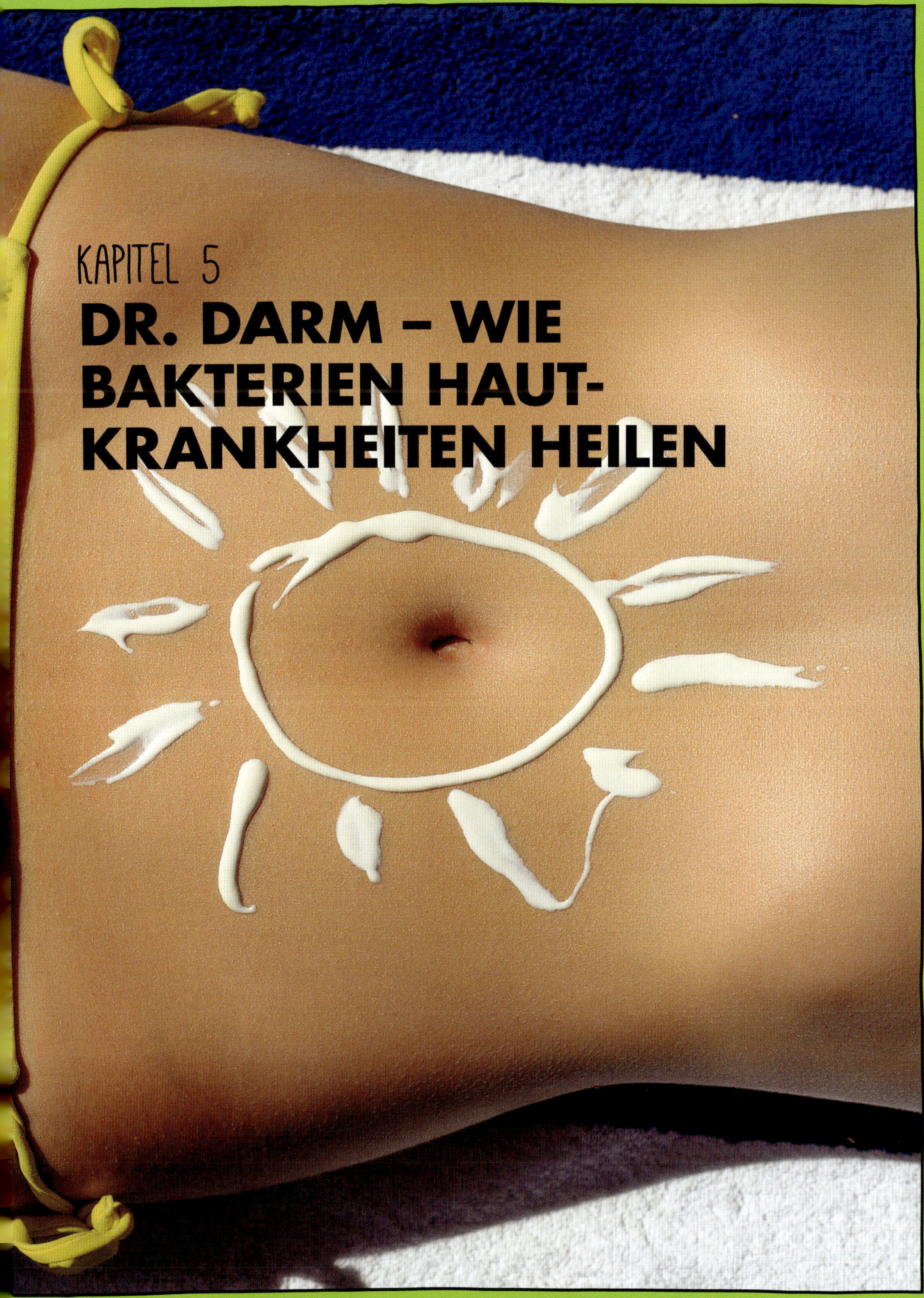

SO SCHÜTZT UNS DER DARM VOR HAUTERKRANKUNGEN

Schon seit Jahrzehnten bringt man Hauterkrankungen mit Störungen der Darmflora, einer sogenannten Dysbiose, in Verbindung. Viele Jahre galt zum Beispiel eine Besiedelung mit Hefepilzen als eine Teil-Ursache der Neurodermitis. Ich selber habe während meiner Ausbildung zur Hautfachärztin vor mehr als 20 Jahren eine solche Studie mit Neurodermitis- und Schuppenflechtenpatienten durchgeführt. Wir wollten wissen, ob sich die Haut schneller bessert oder die Patienten länger hautgesund bleiben, wenn man parallel zur Hauttherapie die Darmpilze behandelt.

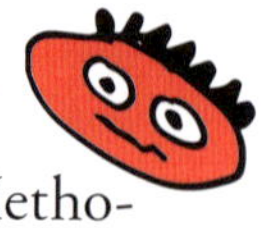

Damals gab es noch nicht die Möglichkeit, mithilfe molekularbiologischer Methoden die Gesamtheit der Darmflora zu erfassen. Ich musste mich deshalb auf die Untersuchung dessen beschränken, was auf den handelsüblichen Nährböden auch unter dem Einfluss von Sauerstoff wächst. Das Problem: Bei Menschen mittleren Alters tummeln sich im Dickdarm fast ausschließlich sogenannte Obligate Anaerobier. Diese Keime sterben aber bei Sauerstoffkontakt ab und lassen sich deshalb auf konventionellen Nährböden gar nicht anzüchten. Wir waren also nur in der Lage, eine ganz kleine Gruppe von Bakterien und Hefepilzen nachzuweisen. Das Ergebnis war demnach auch ernüchternd: Trotz mehrwöchiger „Darmsanierung“ mit einem Anti-Pilzmittel heilte die Haut der Patienten nicht schneller ab, und sie blieben nach der zusätzlichen Salben- und Lichttherapie auch nicht länger erscheinungsfrei als die Personen, die nur ein Placebo erhielten.

Heute lassen sich die Ergebnisse gut erklären, aber früher fischte man ohne eine genaue Kenntnis des Mikrobioms bei der Behandlung im Trüben. Auch wenn noch immer viele Fragen offen sind, weiß man heute doch schon ungleich mehr darüber, welche Mikroorganismen gestresster Haut guttun und welche Darmbakterien Ekzeme, Juckreiz, Schuppung und Pickel lindern. Allein die Beseitigung von Hefepilzen reicht bei Weitem nicht aus. Natürlich spielen auch andere Faktoren eine Rolle, wenn die Haut juckt, blüht und schuppt: Erbanlagen sowie hormonelle Umstellungen in der Pubertät oder den Wechseljahren dürften hier beteiligt sein. Mangelernährung, Medikamente oder Pflegefehler können ebenfalls den Hautzustand verschlechtern. Doch jetzt kommt die Darmflora als neuer und manchmal auch entscheidender Faktor hinzu. Eine Störung der Darmflora ist wahrscheinlich oft der bekannte Tropfen, der das Fass zum Überlaufen bringt. In diesem Kapitel finden Sie deshalb alles, was man inzwischen über die Zusammenhänge zwischen Hauterkrankungen und der Darmflora herausgefunden hat.

AKNE – PICKEL AUSSER RAND UND BAND

Die Akne zählt in der Jugend und im jungen Erwachsenenalter zu den häufigsten Hauterkrankungen. Viele Faktoren – von Ernährung bis Hormone – spielen hier eine Rolle. Neu ist die Erkenntnis, dass auch eine Störung der Darmflora schuld sein könnte, wenn die Pickel einfach nicht abheilen wollen.

EIN INDIANER KENNT KEINE PICKEL

Pickel, Pusteln, Mitesser – fast jeder kann bei diesem Thema mitreden, denn zumindest in der Pubertät waren wir alle mehr oder weniger stark davon betroffen. Akne ist hierzulande eine der häufigsten Hautkrankheiten. Zwischen 80 und 95 Prozent der Jugendlichen leiden darunter. Doch selbst wenn wir schon lange dem Teenageralter entwachsen sind, vielleicht sogar schon die ersten Falten sichtbar werden, müssen sich viele von uns noch weiterhin über eine unreine Haut ärgern. Rund 12 Prozent der Frauen und 3 Prozent der Männer bleiben ihre Pickel auch über das 30. Lebensjahr hinaus erhalten.

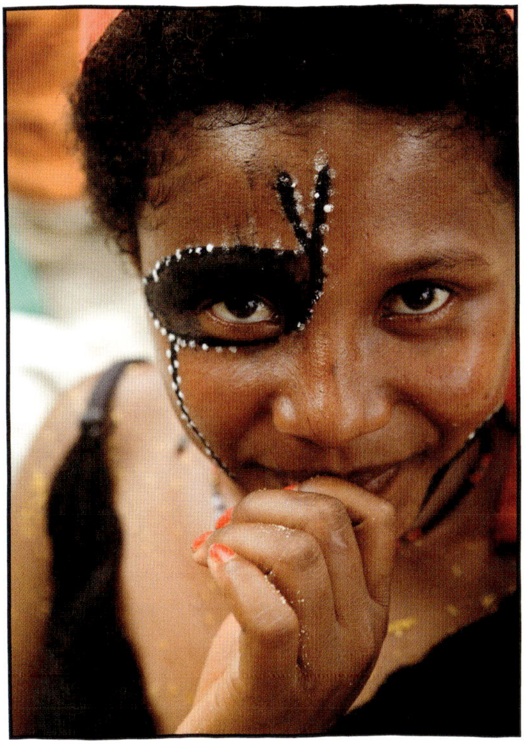

Selbst in der Pubertät leiden Amazonas-Indianer nicht unter Akne.

Akne gehört bei uns zum Erwachsenwerden dazu wie Tanzstunde und Führerschein. Doch das ist nicht überall auf der Welt so: In Papua-Neuguinea lebt der Stamm der Kitavan. US-Wissenschaftler konnten bei 300 untersuchten Jugendlichen und jungen Erwachsenen zwischen 15 und 25 Jahren keinen einzigen Akne-Fall nachweisen. Ebenso benötigen die Jäger und Sammler der Ache in Paraguay keine Anti-Pickel-Maske, denn auch ihre Haut ist selbst im Jugendalter glatt wie ein Babypopo. Natürlich unterscheidet sich der Alltag dieser ursprünglich lebenden Stämme ganz grundlegend von unserem. Besonders deutlich wird das bei der Ernährung: Supermärkte und Burgerbratereien gibt es dort nicht, und die Menschen ernähren sich vor allem von Gemüse, Fisch, Früchten, Nüssen, Wurzeln und Kokosnüssen. Zucker und helles Mehl sind unbekannt,

Fleisch steht nur selten auf dem Speiseplan. Pickel treten bei diesen Urvölkern erst auf, wenn sie beginnen, sich so zu ernähren wie wir. Und noch etwas unterscheidet uns von den Indianerstämmen in abgelegenen Regionen der Welt: die Zusammensetzung der Darmflora. Während wir „zivilisierten" Menschen lediglich ungefähr 150 bis 200 verschiedene Bakterienstämme in unseren Därmen beherbergen, findet man bei den Ureinwohnern des Amazonasdschungels mehr als doppelt so viele gesunde Bakterienstämme.

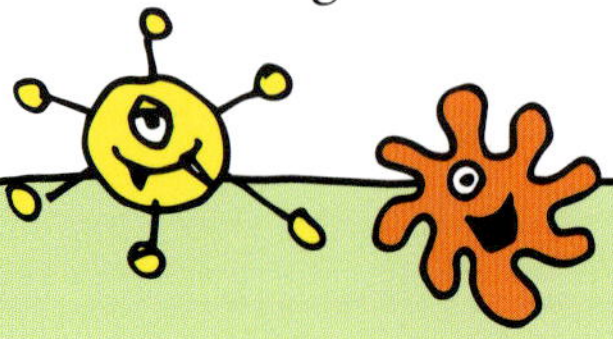

WIE ENTSTEHT AKNE?

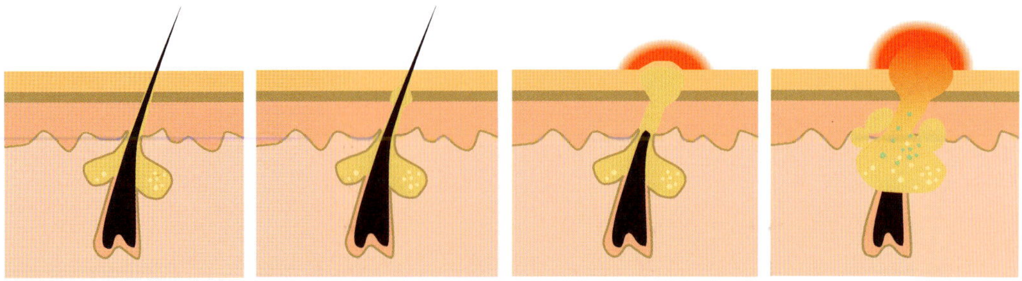

Ein Talgdrüsenfollikel (Bild 1) wird durch abgestoßene Hornzellen blockiert (Bild 2). Dadurch staut sich Hauttalg auf (Bild 3), und ein eitriger Pickel entsteht (Bild 4).

Akne ist eine Erkrankung der Talgdrüsen, die mit eitrigen Pusteln und Mitessern einhergeht. Die Hauterkrankung wird durch mehrere Faktoren ausgelöst und unterhalten. Während der Pubertät kommt es bei Mädchen wie Jungen zu einem Anstieg der Geschlechtshormone (Androgene) im Blut. Diese bewirken eine vermehrte Talgproduktion, die sich in fettigen Haaren und fettiger Haut zeigt. Gleichzeitig werden die Gänge, durch die das Hautfett nach außen geleitet wird (Talgdrüsenfollikel), durch abgestoßene Hornzellen blockiert, und der in der Pubertät vermehrt produzierte Talg staut sich auf. Es entsteht zunächst ein Mitesser. Keime der normalen Hautflora – vor allem das sogenannte *Propionibacterium acnes* – beginnen, sich rasant zu vermehren und können dann zu einer Entzündung der Follikel führen. Ein Aknepickel ist entstanden, der sich auch zu einer festen Papel oder einem Knoten weiterentwickeln kann. Noch etwas fällt auf: Bei Akne zirkulieren im Blut und in der Haut deutlich mehr freie Radikale. Diese führen zu Veränderungen an Zellmembranen und lassen das Hautfett „ranzig" werden. Nicht selten geben diese veränderten Fette dann offenbar den „Startschuss" für die Entstehung von Pickeln und gießen auf Dauer Öl ins Feuer der Entzündungen.

VORSICHT, SÜSS UND FETTIG!

„Ernährung und Akne" – dieses Thema sorgte jahrzehntelang für heftige Diskussionen. Obwohl sich in Studien die Zusammenhänge nur selten nachweisen ließen, behaupteten Betroffene immer wieder, dass fetthaltige Nahrungsmittel wie Chips, Schokolade und leckeres Fast Food Pickel sprießen lassen. In einer Untersuchung gaben 42 Prozent der befragten Schüler an, dass sich ihre Haut verschlechtere, wenn sie bestimmte Nahrungsmittel verzehrten. Schokolade und fette Speisen standen ganz oben auf dieser Liste. Auch Nahrungsmittel mit einem hohen glykämischen Index zählen zu den Verdächtigen, hat eine amerikanische Studie herausgefunden. Der glykämische Index gibt an, wie schnell der Zucker (die Kohlenhydrate) eines Lebensmittels ins Blut gelangt und wie rasch der Blutzuckerspiegel nach dem Verzehr ansteigt. Vor allem Weißbrot, Süßigkeiten, Kuchen und Kekse haben einen sehr hohen glykämischen Index. Diese Nahrungsmittel beeinflussen die Hormonumstellung in der Pubertät und regen die Talgdrüsen dazu an, mehr Hautfett zu bilden. Und ein hoher Blutzuckerspiegel verursacht auch Entzündungen.

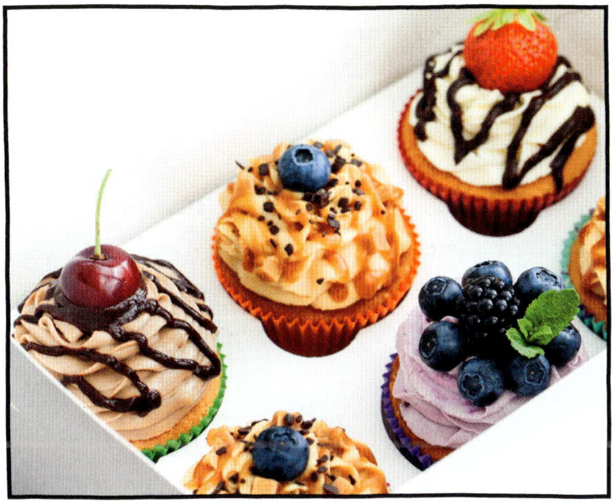

Sieht lecker aus, kann aber Pickel verursachen.

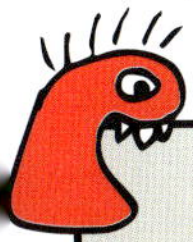

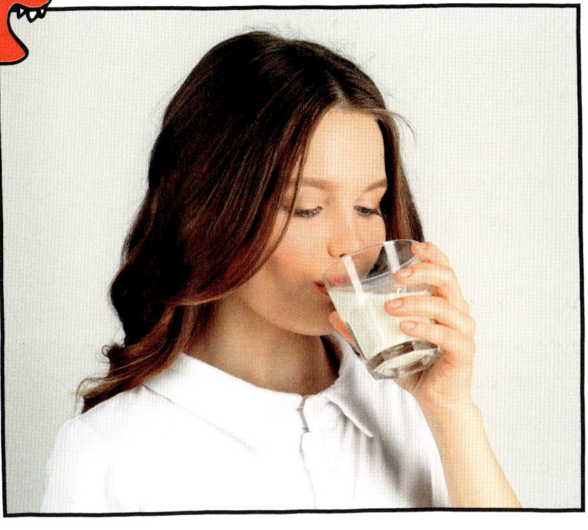

Milch ist eigentlich ein gesundes Lebensmittel. Bei Akne sollte sie aber mit Vorsicht genossen werden.

PICKELIGER DURCH MILCH?

Macht Milch nicht nur die Knochen stark, sondern auch die Haut pickeliger? Gleich mehrere aktuelle Untersuchungen belegen, was viele Aknepatienten schon vermutet haben, nämlich, dass der Verzehr von Milch oder Milchprodukten mit dem Aufblühen von Pickeln in Verbindung stehen könnte. Um diese Zusammenhänge näher zu untersuchen, befragten Wissenschaftler der renommierten Harvard Universität in Boston mehr als 47.000 Krankenschwestern, die an der „National Nurse Health Study II" teilnahmen, nach ihren Ernährungsgewohnheiten. Das Ergebnis: Teenager, die mehr als dreimal täglich fettarme Milch tranken, hatten ein 22 Prozent höheres Aknerisiko als Altersgenossen, die nur einmal täglich oder seltener Milch konsumierten.

Zum gleichen Ergebnis kam 2015 auch eine Befragung von mehr als 10.000 Teenagern. Studienteilnehmer, die mindestens zweimal täglich Milch tranken, litten signifikant häufiger unter Akne, als die, die nicht jede Woche eine Milchmahlzeit zu sich nahmen. Vor allem fettarme Milch ließ auch hier Pickel und Mitesser sprießen. Interessanterweise scheinen fermentierte Milchprodukte wie Joghurt oder Kefir für die Teenagerhaut weniger problematisch zu sein.

Ein bestimmter Botenstoff, der sich IGF-1 *(Insulin-like Growth Factor 1)* nennt, könnte das verbindende Element zwischen Milchkonsum und der Entstehung von Akne sein. IGF-1 wird im Körper gebildet und steuert das Zellwachstum. Mehrere Studien konnten jetzt belegen, dass Personen, die öfter ein Glas (fettarme) Milch trinken, nachweislich einen höheren IGF-1-Spiegel haben. Und das bekommt der jungen Haut nicht gut. Denn IGF-1 lässt den Spiegel der männlichen Hormone steigen und kann über spezielle Rezeptoren direkt die Produktion von Hautfett in den Talgdrüsen anregen. Beides kann zu einer Verschlechterung einer bestehenden Akne führen. Doch Studien konnten auch zeigen, dass bestimmte Probiotika, vor allem Milchsäurebakterien, in der Lage sind, die IGF-1 Spiegel wirkungsvoll zu senken. Bei Akne kann es deshalb sinnvoll sein, zweigleisig zu fahren: Milchverzehr einschränken und den Darm mit guten Milchsäurebakterien versorgen.

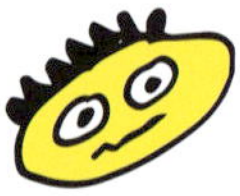

GESTRESSTE HAUT

Aus leidvoller Erfahrung wissen viele Betroffene, dass nicht nur die Ernährung, sondern auch psychische Belastungen, Hetze und Zeitdruck Pickel sprießen lassen. Insbesondere Frauen in stressigen Berufen mit permanenter Anspannung leiden selbst weit jenseits der Pubertät noch unter Pickeln und Hautunreinheiten.

Heutzutage stressen uns der Stau auf der Autobahn, der cholerische Chef, dem man nichts recht machen kann oder die Klassenarbeit, für die man nicht gelernt hat. Die Situationen sind unangenehm, aber nicht lebensgefährlich. Unsere Vorfahren hingegen wurden von Raubtieren, feindlichen Stämmen und Hungersnöten gestresst – und das war sicher eine ganz andere Dimension von Bedrohung. Damals musste der Organismus blitzschnell reagieren, um das Überleben zu sichern. Stresshormone wie Adrenalin, Noradrenalin und Cortisol wurden ausgeschüttet, um den Neandertaler innerhalb von Sekundenbruchteilen für Flucht oder Kampf fit zu machen. Adrenalin kurbelt den Kreislauf an, Puls und Blutdruck steigen, um maximale Leistungen zu ermöglichen. Gleichzeitig verengt Adrenalin die Gefäße, weshalb uns bei einem Schreck auch die Farbe aus dem Gesicht weicht. Im Fall einer Verletzung wurde dadurch der Blutverlust so gering wie möglich gehalten. Cortisol setzt Energie frei, der Blutzuckerspiegel steigt an und versorgt die Muskeln mit Treibstoff. Durch die körperliche Belastung werden die Hormone bald wieder abgebaut und der Blutzucker verbraucht. Die Evolution arbeitet ja bekanntlich eher langsam. Und in Bezug auf Stress hat der moderne Mensch das Bärenfell noch lange nicht abgelegt. Auch heute reagieren wir auf Stress nach demselben archaischen Muster wie vor 10.000 Jahren.

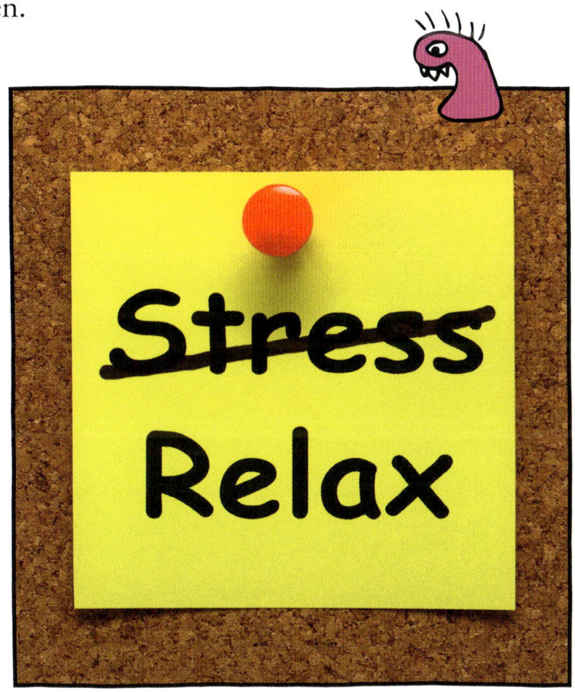

Eine entspannte Haut braucht auch eine entspannte Psyche.

Wissenschaftler vermuten, dass die verschiedenen Hormone und Botenstoffe, die bei chronischer Anspannung in unserem Körper kreisen, auch Akne provozieren können. So werden bei ständigem Stress nicht nur Stresshormone, sondern auch vermehrt männliche Hormone (Androgene) produziert, die ja als eine der Ursachen von Akne gelten. Ihre Wirkung wird in der Haut durch das Stresshormon Adrenalin noch zusätzlich verstärkt. Auch gibt es vermehrt Hinweise, dass unter Anspannung bestimmte Nervenbotenstoffe ausgeschüttet werden, die nicht nur die Bildung von Hauttalg stimulieren und dadurch die Haut fettiger werden lassen, sondern auch Entzündungen verursachen. Cortisol schwächt zudem das Immunsystem und die Hautbarriere. Körpereigene Schutzfaktoren können nicht mehr ausreichend gebildet werden, Bakterien vermehren sich stärker.

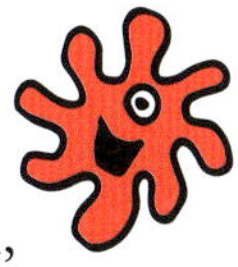

Dass die Unreinheiten tatsächlich auf die Stressbelastung zurückzuführen sind, zeigt ein Experiment, bei dem nach Zugabe eines medikamentösen Stresshormonblockers Pickel und Hautirritationen trotz weiterbestehender Stressbelastung ausblieben. Stress ist demnach für unreine Haut maßgeblich und lässt die Haut gleichzeitig dünner und anfälliger gegenüber äußeren Einflüssen werden.

LIEGT DIE LÖSUNG IM DARM?

Und jetzt kommt der Darm ins Spiel. Sie sind ja inzwischen selber Experten dafür, was unsere Darmbakterien lieben und was ihnen schadet. Noch mehr dazu erfahren Sie übrigens in Kapitel 6.

Fasst man nun noch einmal die Ergebnisse der Studien der letzten Jahre, die sich mit dem Thema „Akne und unreine Haut“ befasst haben, zusammen, dann können vor allem drei Nahrungsmittelbestandteile sowie ein psychisches Problem als Pickelverursacher dingfest gemacht werden:

* Nahrungsmittel mit schnell verwertbaren Kohlenhydraten (Zucker, Süßigkeiten, Weißmehlprodukte)
* Nahrungsmittel, die viel Fett und wenige Ballaststoffe liefern, wie das klassische Fast Food
* Milchprodukte, vor allem unfermentierte Milchprodukte wie Vollmilch oder fettarme Milch
* Chronischer Stress

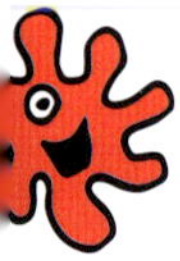

Von allen genannten Lebensmitteln ist bekannt, dass sie nicht nur auf der Haut, sondern auch im Verdauungstrakt für Chaos sorgen und die Nutzkeime dezimieren. Schon nach wenigen Tagen mit reichlich Fast Food hat die Vielfalt des Mikrobioms um ein Drittel abgenommen. Dummerweise lieben gerade die unerwünschten Bakterien, die Entzündungen in der Haut auslösen können, Zucker und Fett und sehen in deren Zufuhr eine gute Chance, sich auszubreiten.

Liegt also möglicherweise der Ursprung von Pickeln und Pusteln in einer Störung der Darmflora, die wir durch unseren Lebensstil selber fördern? Eine aktuelle niederländische Untersuchung analysierte die Lebens- und Ernährungsgewohnheiten von mehr als 1100 Personen und wies mehrere Einflussfaktoren nach, die entweder für Vielfalt oder Ödnis im Mikrobiom sorgen. Während fermentierte Milchprodukte (Joghurt, Buttermilch, Kefir) den Darmkeimen offensichtlich gut bekommen, schädigt pure Milch das Klima im Darm und führt zu einer Abnahme der Diversität. Die Studie konnte daneben auch zuckerhaltige Getränke, Softdrinks, pikante und süße Snacks (Chips, Flips, Salzstangen, Süßigkeiten, Sahnetörtchen) und fetthaltige Lebensmittel als „Darmschädiger“ identifizieren – genau jene Nahrungsmittel, die schon früher mit einem Aufblühen von Pickeln und Mitessern in Zusammenhang gebracht wurden.

Auch was im Darm bei Stress passiert, lässt sich mit wissenschaftlichen Methoden sehr gut nachweisen. So haben Studenten während der für sie besonders stressigen

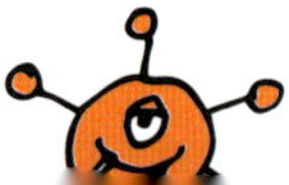

Examenszeit weniger gesunde Milchsäurebakterien im Stuhl als in der entspannteren Zeit zu Beginn des Semesters. Offensichtlich dezimiert Stress diese wichtigen Helfer im Darm. Kreisen mehr Stresshormone in unserer Blutbahn, werden mehr Botenstoffe gebildet, die Bakterien töten, um uns in dieser angespannten Zeit vor Infekten zu schützen. Doch diese Botenstoffe unterscheiden nicht zwischen Freund und Feind und dünnen dummerweise auch unsere schützende Bakterienflora aus. Das reduziert deren für unser Wohlbefinden so wichtige Vielfalt drastisch. Keime, die auf seltsame Namen hören wie Coprococcus oder Pseudovibrio machen sich breit. Und wenn diese Gesellen das Sagen haben, wird die Produktion von Entzündungsstoffen angekurbelt. Die Verbindung zwischen Stress und Darmflora ist jedoch keine Einbahnstraße. Denn man kann den Stress auch über den Darm lindern. Dass probiotische Keime offensichtlich biochemische Vorgänge im Gehirn beeinflussen können, zeigen Untersuchungen des Brain-Body Instituts an der kanadischen McMaster Universität.

Erhielten Mäuse das Milchsäurebakterium *Lactobacillus rhamnosus*, dann waren sie weniger ängstlich, ihre Stresshormonspiegel sanken, und im Gehirn wurden GABA-Rezeptoren, die für einen guten Schlaf sorgen, vermehrt ausgebildet. Das funktioniert auch bei uns Menschen. Optimierte man bei Versuchspersonen die Darmflora mithilfe probiotischer Keime, dann fühlten sie sich nicht nur subjektiv wohler, waren weniger ängstlich und gestresst, sondern es sank auch ihr Stresshormonspiegel messbar ab. In einer eigenen Versuchsreihe konnten wir den Spiegel des Stresshormons Cortisol durch Gabe des Nahrungsergänzungsmittels „Madena Darmkur“ ebenfalls deutlich senken. (Mehr dazu finden Sie auch in meinem Buch *Schlau mit Darm*.)

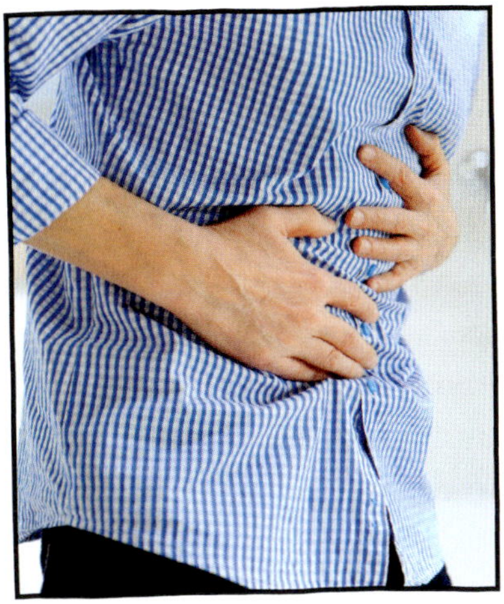

Kranker Darm – kranke Haut

KRANKER DARM – KRANKE HAUT?

Das alles lässt den Schluss zu, dass die Darmflora ein wichtiges Bindeglied zwischen Ernährung, Stressbelastung und der Entstehung von Hautunreinheiten sein könnte. Und hierzu passen weitere Puzzleteile, die darauf hindeuten, dass Akne zumindest teilweise mit einer Störung der Darmflora in Verbindung steht. Bei einer Befragung von 13.000 Aknepatienten kam heraus, dass Personen, die unter Hautunreinheiten, Pickeln und Pusteln leiden, sehr viel häufiger auch Probleme mit dem Darm haben und oft über Verstopfung, Blähungen, Mundgeruch oder Sodbrennen klagen.

Andere Studien kamen zu ähnlichen Ergebnissen. Vor allem Verstopfung (Obstipation) scheint bei Akne eher die Regel als die Ausnahme zu sein, mindestens jeder Zweite leidet darunter. Verstopfung geht meistens mit einer gestörten Darmflora einher. Ist der Stuhl zu fest, dann mangelt es fast immer an Milchsäure- und Bifidobakterien, und im Vergleich zu gesunden Menschen mit unproblematischem Stuhlgang ist bei Menschen mit Verstopfung auch die Darmbarriere stärker durchlässig. Und genau diese Veränderungen in der Mikroflora des Darms ließen sich in einer russischen Studie bei 54 Prozent der Aknepatienten nachweisen. Verabreichte man den Betroffenen probiotische Keime, reduzierte sich die Behandlungsdauer bis zum Verschwinden der Hautunreinheiten beträchtlich. Auch die Kombination von probiotischen Bakterien mit Antibiotika führte zu einer deutlich schnelleren und stärkeren Besserung der Akne als die alleinige Gabe von Antibiotika.

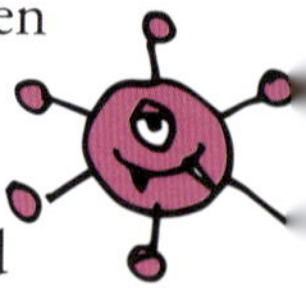

Doch wie kann der „lange Arm der Darmbakterien" bis zur Haut an Stirn und Wangen reichen? Es gibt Hinweise, dass eine löchrige Darmbarriere eine wichtige Rolle spielen könnte. Die Darmbarriere ist ein Schutzwall, der verhindert, dass Bestandteile aus dem Darm, wie Schadstoffe oder unverdaute Nahrungsbestandteile, in den Körper gelangen. Dabei gilt es, auch die Keime, die ja vor Ort eine Menge Gutes für uns tun, zurückzuhalten, denn außerhalb des Verdauungstrakts können sie schwere Infektionen und Entzündungen hervorrufen. Normalerweise stabilisiert eine gesunde Bakterienflora die Darmbarriere und sorgt dafür, dass Entzündungen nicht überhandnehmen. Fehlen jedoch die Schutzmikroben, können sich Entzündungskeime, Pilze und Viren breitmachen und die Durchlässigkeit der Darmbarriere erhöhen. Mikroskopisch kleine Zwischenräume benachbarter Zellen in der Darmwand, winzige „Zugbrücken", die sogenannten dichten Verbindungen *(tight junctions),* regulieren den Fluss von Substanzen in den Darm hinein und heraus. Dadurch können Bestandteile aus den Zellwänden bestimmter Bakterien, sogenannte Lipopolysaccharide, aus dem Darm schlüpfen und in den Blutkreislauf gelangen. Das Immunsystem schläft aber nicht, sondern stellt diese Fremdstoffe meistens recht flott und greift sie an. Die Folge sind Entzündungen, die sich nicht nur auf den Darm beschränken, sondern den ganzen Körper in Mitleidenschaft ziehen. Und offensichtlich sind diese bakteriellen Bruchstücke für Aknepatienten besonders fatal. In einer schon älteren Untersuchung reagierten zwei Drittel der Aknepatienten mit heftigen Entzündungen auf Bestandteile von *E. coli-Bakterien*, aber keine einzige Person aus der gesunden Kontrollgruppe. Was lässt sich daraus schließen? Die Tatsache, dass diese Bakterienstoffe im Blut zahlreicher Aknepatienten zirkulieren, ist ein Hinweis darauf, dass viele Betroffene unter einer geschwächten Darmbarriere leiden, denn ein gesunder Schutzwall hält die Lipopolysaccharide wirkungsvoll zurück. Gleichzeitig verstärken die heftigen Reaktionen des Immunsystems auf den im Blut zirkulierenden „Bakterienschrott" die Hautentzündungen.

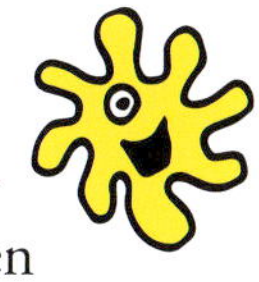

Und Akne geht ja, das wissen Sie vielleicht selber aus leidvoller Erfahrung, genauso wie andere Hauterkrankungen mit teilweise recht starken Entzündungen einher. Durch die veränderte Darmflora kurbelt das Immunsystem, das seinen Sitz direkt unter der Darmschleimhaut hat, die Produktion von Entzündungsbotenstoffen, sogenannten Zytokinen, an. Auch diese Entzündungsmarker sind bei Aknepatienten sowohl im Blut als auch in der Haut nachweislich erhöht und halten die schwelende Entzündungsreaktion am Leben. Beseitigt man die Ursachen für die Entzündungen im Darm, schließt die kleinen Zwischenräume, durch die unerwünschte Darmkeime in die Darmwand gelangen, dann bessert sich häufig auch die Haut.

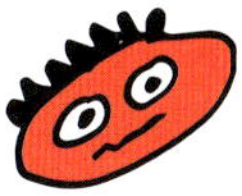

THERAPIE MIT „DOKTORKEIMEN"

Die Zusammensetzung der Darmflora variiert stark. Jeder von uns besitzt eine ganz individuelle Darmflora, so individuell wie sein Fingerabdruck. Doch Wissenschaftler haben jetzt nachgewiesen, dass alle gesunden Menschen über ein recht ähnliches „Kern-Mikrobiom" verfügen, das heißt, dass ein Teil der Darmflora bei gesunden Personen trotz unterschiedlicher Lebensweise relativ konstant ist. Störungen dieses Basis-Mikrobioms sind nicht selten der Ausgang von Erkrankungen und Problemen. Auch bei Aknepatienten scheint dieser zentrale Darmflora-Anteil gestört zu sein.

Wenn Sie unter Akne und gleichzeitig auch unter Verdauungsproblemen leiden, dann sollten Sie neben der Behandlung Ihrer Haut auch an eine Behandlung Ihres Darms denken. Optimal wäre es natürlich, wenn Sie zunächst mal von einem Labor einen Darmflorastatus erheben ließen. Dazu können Sie über Ihren Haus- oder auch Hautarzt eine Stuhlprobe an ein mikrobiologisches Labor schicken lassen (Adressen finden Sie im Anhang). Allerdings werden die Kosten für diese Untersuchung in der Regel von den gesetzlichen Krankenkassen nicht übernommen.

Aber auch ohne den Test können Sie Ihren Darm in den Kampf gegen die Pickel einbeziehen. Vor allem probiotische Keime und präbiotisches Bakterienfutter scheinen neue therapeutische Möglichkeiten zur Behandlung der Akne aufzuzeigen. Aktuelle Studien belegen sehr gut, dass sowohl Prä- als auch Probiotika Entzündungsmarker und oxidativen Stress im Blut und in der Haut reduzieren können.

Da gerade bei Akne der oxidative Stress infolge der übermäßigen Bildung freier Radikale von Bedeutung ist, kann die Fähigkeit hilfreicher Bakterien, die freien Radikale abzufangen und die Produktion von Entzündungsbotenstoffen in der Haut zu regulieren, neue therapeutische Möglichkeiten eröffnen. Daneben ist auch eine antioxidantienreiche Ernährung wichtig und unterstützend. Listen mit Nahrungsmitteln, die besonders gut vor oxidativem Stress schützen, finden Sie auf den Seiten 68 und 69. Auch bei der Zusammenstellung unserer Rezepte (ab Seite 151) wurden antioxidantienreiche Obst- und Gemüsesorten besonders berücksichtigt.

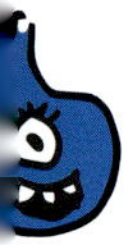

In Studien konnten verschiedene probiotische Keime, vor allem die Milchsäurebakterien *Lactobacillus casei, Lactobacillus reuteri* und *Lactobacillus plantarum,* zeigen, was sie so draufhaben. Offensichtlich regulieren sie die Bildung von Entzündungsstoffen im Körper und beruhigen so auch die Haut. Zudem sind sie in der Lage, sowohl die Haut- als auch die Darmbarriere zu reparieren. In einer anderen Untersuchung bildeten sich Pickel und Pusteln der Teilnehmer rasch zurück, wenn diese regelmäßig *Lactobacillus plantarum* einnahmen. Und *Lactobacillus reuteri* ließ Wunden doppelt so schnell heilen, und die zurückbleibenden Narben waren – verglichen mit der unbehandelten Gruppe – nur minimal.

Nahrungsergänzungsmittel mit probiotischen Keimen sind aber hauptsächlich dann wirklich effektiv, wenn auch das Ernährungsumfeld stimmt. So ließ sich in Tierversuchen eine schlankmachende Darmflora nur etablieren, wenn die Mäuse auch ausgewogenes, nicht zu zucker- und fettreiches Futter erhielten. Bei der Behandlung von Hauterkrankungen sollte man deshalb zweigleisig fahren und die Einnahme probiotischer Keime immer durch eine gesunde, darmfreundliche Ernährung unterstützen. Rezepte finden Sie ab Seite 151.

Speziell bei Akne ist es sinnvoll, Milchprodukte, vor allem Vollmilch und fettreduzierte Milch, zu beschränken bzw. mal eine Zeit lang ganz wegzulassen, denn Milch scheint die Durchlässigkeit der Darmbarriere zu erhöhen und sich negativ auf die Vielfalt der Darmbakterien auszuwirken. Fermentierte Milchprodukte wie Joghurt, Kefir oder Buttermilch scheinen hingegen weniger problematisch zu sein. Als gute Alternativen zu Tiermilch kommen aber immer auch pflanzliche Sorten wie Nuss-, Reis-, Hafer-, Soja- oder Kokosmilch infrage.

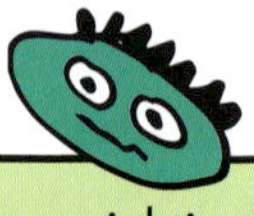

Darmprobleme sind nicht der einzige Grund für Pickel, aber sie sind ein ganz wichtiges Puzzleteil, um zukünftig Akne besser zu verstehen und eventuell auch zu heilen.

EKZEME UND ALLERGIEN – IMMUNREAKTION AUF ABWEGEN

Allergien und Ekzeme beeinträchtigen die Lebensqualität und die Leistungsfähigkeit der Betroffenen nachhaltig. Seit Jahrzehnten steigt die Zahl der Allergiker kontinuierlich an. Experten sehen die Ursache in unserer modernen keimarmen Umwelt und vor allem im Mangel an Keimkontakten.

DIE SCHMUTZIMPFUNG

Die Augen tränen, die Nase läuft, und das Gesicht ist verquollen – für diese Symptome gibt es zwei Erklärungen: Entweder man hat schlimmen Liebeskummer oder schlimmen Heuschnupfen. Vor allem im Frühjahr ist die Diagnose „Heuschnupfen" wahrscheinlicher, denn inzwischen leidet jeder 5. Bundesbürger darunter. Tendenz steigend. In Mitteleuropa erkrankt jeder Dritte im Lauf seines Lebens an Neurodermitis, Heuschnupfen, Asthma oder einer anderen allergischen Erkrankung. In Australien und den USA sind sogar 40 Prozent der Bevölkerung betroffen, während in Osteuropa, Afrika oder China tränende Augen, juckende Haut und laufende Nasen fast unbekannt sind. Ein Wohlstands-Gefälle in der Allergiehäufigkeit und ein Zusammenhang mit unserem Lebensstil sind nicht von der Hand zu weisen. Begonnen hat das Dilemma vor rund 50 Jahren.

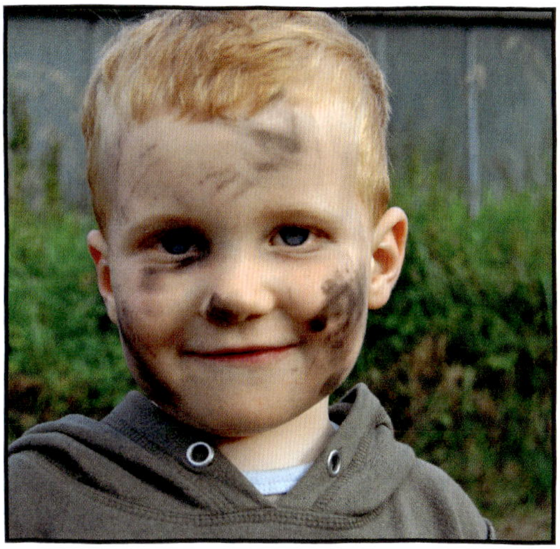

Ein bisschen Schmutz schadet kleinen Kindern nicht.

In den 60er-, 70er- und frühen 80er-Jahren des vergangenen Jahrhunderts warb Klementine im TV damit, dass ein bestimmtes Waschmittel „nicht nur sauber, sondern rein" wasche. Was genau der Unterschied zwischen „sauber" und „rein" war, erschloss sich dem Zuschauer nicht ohne Weiteres. Doch offensichtlich wurden hier neue Standards gesetzt: „Sauber" reichte bei Weitem nicht mehr aus! Das Heim einer „guten Hausfrau" sollte steriler, keimärmer und glänzender sein als das der Nachbarn. Doch mit der schneeweißen Wäsche, dem quietschsauberen Geschirr und den Bodenfliesen, in denen man sich spiegeln konnte, hielten auch Heuschnupfen und Asthma Einzug in die Wirtschaftswunder-Wohnungen. Seit den 60er-Jahren verdoppelt sich die Zahl der Allergiker alle zehn Jahre. Welche Mitschuld Klementine oder Meister Propper & Co. daran tragen, lässt sich im Nachhinein nicht mehr sicher sagen. Aber Desinfektionsmittel in Haushaltsreinigern, antibakterielle Seifen und keimtötende Spülmittel machen unsere Umgebung seit Jahrzehnten zunehmend steriler – und das schadet unserer Gesundheit.

Inzwischen lechzt unser moderner Organismus geradezu nach Keimkontakten. Seit Millionen Jahren gehören Bakterien zum Alltag, wir haben uns daran gewöhnt und leben – mit den meisten davon – in einer Symbiose. Doch jetzt sollen alle Mikroorganismen plötzlich „bäh" sein? Unser Körper benötigt die regelmäßige Auseinandersetzung mit Keimen. Die meisten hilfreichen Bakterien stärken den Abwehrzellen den Rücken, wodurch sich der Verlauf allergischer Erkrankungen positiv beeinflussen lässt und Symptome gebessert werden. Schuld an der Zunahme allergischer Erkrankungen sind übereifrige, unterbeschäftigte und fehlgeleitete Abwehrkräfte. Das Immunsystem geht dann gegen eigentlich harmlose Umweltstoffe vor und reagiert fast schon hysterisch auf Blütenstaub oder Nahrungsmittel. Ähnlich wie manche Menschen beim Anblick einer Maus oder Spinne überreagieren, springen die Abwehrkräfte von Allergikern – bildlich gesprochen – beim Anblick von Katzenhaaren oder Birkenpollen auch schreiend auf einen Stuhl und fuchteln wild mit den Armen. Selbst harmlose Umweltstoffe sind dann in der Lage, diesen Fehlalarm auszulösen.

Eine US-amerikanische Studie konnte jetzt nachweisen, dass Kinder, die per Kaiserschnitt auf die Welt kommen, ein bis zu fünffach höheres Risiko haben, mit zwei Jahren eine Allergie zu entwickeln, als Kinder, die auf natürlichem Weg das Licht der Welt erblicken. Studienleiterin Christine Cole Johnson vom Henry Ford Hospital in Detroit glaubt, dass bereits „der Kontakt mit Bakterien im Geburtskanal wesentlichen Einfluss auf das Immunsystem der Kinder hat". Bei einer Kaiserschnittgeburt werden Kinder nicht mit den wichtigen schützenden Keimen aus dem Geburtskanal der Mutter „geimpft". Die ersten Keime, die sich bei Kaiserschnittkindern ansiedeln, sind Bakterien, die sich auf der Haut von Eltern und Pflegern oder auf Instrumenten befinden, und diese sind für den Darm und die Abwehrkräfte eines Babys problematisch. Dadurch produzieren Kaiserschnittkinder von Anfang an größere Mengen des Allergieauslösers Immunglobulin E.

Später nehmen kleine Kinder beim Krabbeln durch die Wohnung oder den Garten täglich eine kleine Portion Schmutz und Bakterien zu sich. Mal lecken sie die Stuhlbeine ab, mal geben sie dem Hund ein Küsschen auf die kalte Schnauze oder probieren, wie der Kuchen schmeckt, den sie gerade im Sandkasten „gebacken" haben. Laut der amerikanischen Umweltschutzbehörde ist es normal, dass Kinder unter drei Jahren täglich etwa 500 Milligramm Erde zu sich nehmen. Jedes fünfte futtert sogar regelmäßig einen Teelöffel davon. Dieses Verhalten ist für Kinder nicht ungewöhnlich, und in den meisten Fällen sind Schmutz und Staub völlig harmlos. Experten betrachten dieses Phänomen als eine Art „Schluckimpfung", die die Abwehrkräfte stärkt. Natürlich muss man aufpassen, dass Kinder keine gefährlichen oder giftigen Substanzen aufschnappen, doch übertriebene Vorsicht ist hier fehl am Platz. Auch unsere Darmbakterien freuen sich über ein bisschen Schmutz, und der eine oder andere Keim, der durch eine nicht allzu hygienische Lebensweise in uns landet, siedelt sich dann dauerhaft im Darm an und unterstützt die Keime vor Ort bei ihrer Arbeit.

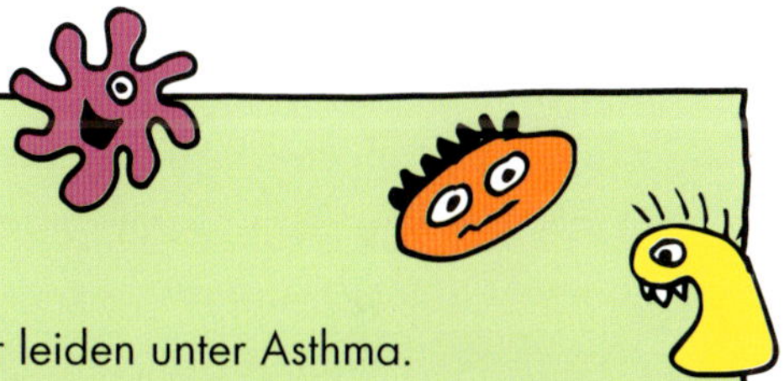

ALLERGIEN WERDEN IMMER HÄUFIGER

* 5 Prozent der Erwachsenen und 10 Prozent der Kinder leiden unter Asthma.
* Neurodermitis ist für 1,5–3 Prozent der Erwachsenen und 10–15 Prozent der Kinder ein Problem.
* Heuschnupfen macht rund 15–20 Prozent der Kinder und Erwachsenen das Leben schwer.

DIE DRECKIGE WAHRHEIT

Wenn es um die richtige Dosis Schmutz geht, haben sogar kleine Details eine große Wirkung. Eine aktuelle schwedische Studie hat gezeigt, dass beim Geschirrspülen von Hand mehr Keime auf Gläsern und Tellern zurückbleiben als bei der Benutzung einer Geschirrspülmaschine. Allein dieser kleine Unterschied bewirkt, dass in Familien, bei denen der Abwasch noch Handarbeit ist, das Allergierisiko der Kinder deutlich niedriger liegt als in Haushalten, die Spülmaschinen benutzen. Lungenfachärzte der Salzburger Kinderklinik stellten zudem fest, dass nur 3 Prozent der Kinder, die auf einem Bauernhof leben, unter Heuschnupfen leiden. Bei Stadtkindern waren hingegen fast 10 Prozent betroffen. Unter Asthma litten sie sogar viermal häufiger. Auch eine US-Studie kam zu dem Ergebnis, dass eine zu saubere Umgebung der Gesundheit von Babys und Kleinkindern nicht zuträglich ist. Ein früher Kontakt mit Keimen und eine üppige, vielfältige Besiedelung des Darms sind offensichtlich wichtig für uns. Lebt ein Hund im Haus, steigert das die Vielfalt der Bakterien in der Luft und auf Oberflächen enorm. „Igitt" sagen jetzt die Hygienefanatiker. „Juhuu" jubeln hingegen die Allergologen. Denn schon länger ist bekannt, dass Tiere im Haushalt das Risiko der Hausbewohner für Allergien deutlich senken. Für unser Immunsystem sind auch die harmlosen Tierkeime willkommene Sparringspartner.

Etwas weniger Desinfektionsmittel, etwas mehr Lockerheit im Umgang mit Staub und Schmutz und die Muße, banale Infekte auszukurieren, anstatt sie vorschnell mit Antibiotika „niederzuknüppeln", wären sicher sinnvolle Verhaltensweisen, um das Allergierisiko zu senken. Auch ein häufiger Aufenthalt im Freien und regelmäßiges Lüften sorgen für einen gesunden Keimkontakt. Und das Ganze ist zudem dosisabhängig, das heißt, je mehr Schmutz und Mikroben kleine Kinder ausgesetzt sind, desto geringer ist ihr Risiko, später Allergien auszubilden. Demnach scheinen ein Hund im Haus oder ein Pferd im Stall mehr Schutz zu bieten als ein Kanarienvogel oder ein Goldfisch. Am wirkungsvollsten sind nachweislich Stallkeime, aber natürlich kann sich nicht jeder eine Kuh oder ein Pferd in die Garage stellen. Der regelmäßige Besuch eines Bauernhofs lässt sich aber vielleicht einrichten, und der gibt Stadtkindern mehr mit auf ihren Lebensweg als nur neue Eindrücke.

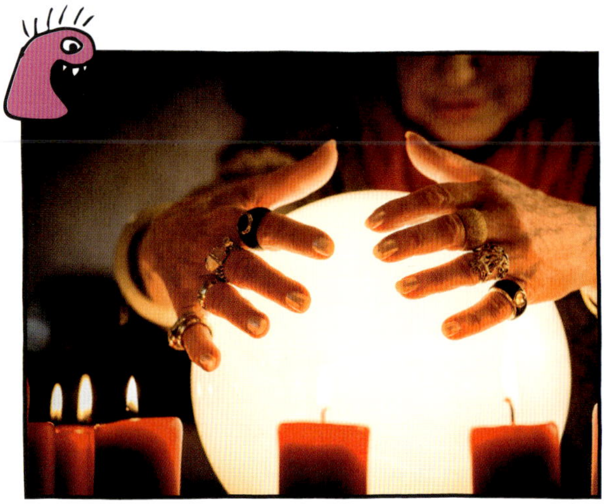

Anhand von Stuhlproben lässt sich die zukünftige Keimbesiedelung voraussagen.

STUHLPROBE ALS GLASKUGEL – WAS WISSEN DIE KEIME ÜBER UNSERE ALLERGIE-ZUKUNFT?

Wie problematisch sich die falschen Keime auswirken können, zeigen Untersuchungen an Kindern in Schweden, einem Land mit vielen Allergikern, und in Estland, einem Land, in dem Asthma, Heuschnupfen und Hautekzeme (noch) selten sind. Offensichtlich bestehen zwischen der Darmbesiedelung von Kindern mit und ohne Allergien tatsächlich deutliche Unterschiede. Die Wissenschaftler untersuchten die Stuhlproben von 44 Kindern direkt nach der Geburt und dann in regelmäßigen Abständen alle paar Monate. Zu diesem Zeitpunkt war nicht klar, welche Kinder später einmal überempfindlich reagieren würden. Mit zwei Jahren litten insgesamt 18 Kinder unter Neurodermitis oder Allergien. Das Spannende: Bevor überhaupt irgendein Anzeichen einer Überempfindlichkeit feststellbar war, ließ sich bereits anhand der Stuhlprobe voraussagen, welche Kinder Allergien entwickeln würden und welche nicht. Den späteren „Allergiekindern" mangelte es schon in den ersten Lebensmonaten an günstigen und schützenden Bakterien wie *Lactobazillen* (Milchsäurebakterien), *Bifidobakterien, Enterokokken*, Keimen aus der Gruppe der *Bacteroidetes* und Bakterien mit so seltsamen Namen wie *Faecalibacterium prausnitzii* und *Akkermansia muciniphila*. Auch andere Studien belegen: Eine geringe Vielfalt der

Darmkeime lässt das Risiko für Allergien aller Art deutlich ansteigen. Dafür gewannen andere Keime wie *Staphylokokken* und *Clostridien* schon früh die Oberhand im Darm. Zu einem ähnlichen Ergebnis kamen auch niederländische Forscher: Sie untersuchten die Darmflora von 957 Säuglingen im Alter von einem Monat und beobachteten die Entwicklung allergischer Erkrankungen in den folgenden zwei Jahren. Auch hier ließ sich vorhersagen, welche Kinder später unter sogenannten atopischen Erkrankungen leiden würden. Kinder, die viele *E. coli* Bakterien im Darm hatten, trugen ein größeres Risiko, später Ekzeme zu entwickeln – je höher die Keimzahl, desto wahrscheinlicher. Auch die Kinder mit vielen *Clostridien* in der Darmflora bekamen später häufiger Neurodermitis, Asthma und andere Allergien. Offenbar verändert eine Stimulation des noch nicht ausgereiften Immunsystems durch die falschen Keime das Verhältnis bestimmter Abwehrzellen in Richtung Allergie.

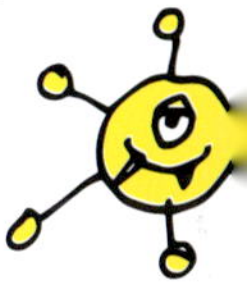

Vor allem bei Kindern mit einem hohen Risiko für eine spätere Allergie sollte deshalb schon frühzeitig die Entwicklung einer gesunden Darmflora gefördert werden. Möglich ist diese Einflussnahme auf das Erkrankungsrisiko, da bei Allergien nicht nur erbliche Komponenten eine Rolle spielen, sondern Umweltfaktoren ebenfalls vor allergischen Krankheiten schützen oder auch das Risiko erhöhen können. Immerhin leiden ja auch 5–15 Prozent der Kinder an Allergien, in deren Familien solche Erkrankungen bisher noch nicht vorkamen. Anhand der folgenden Tabelle lässt sich das Allergierisiko des Nachwuchses abschätzen.

WIE HOCH IST DAS RISIKO, EINE ALLERGIE ZU ENTWICKELN?

Kein Elternteil allergisch	5–15%
Ein Elternteil allergisch	20–40%
Ein Bruder oder eine Schwester allergisch	25–35%
Beide Eltern allergisch	40–60%
Beide Eltern leiden unter derselben allergischen Erkrankung (beide Heuschnupfen, beide Neurodermitis)	60–80%

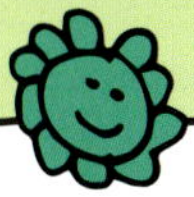

Fast alle Studien an Kindern, Jugendlichen und Erwachsenen mit allergischen Erkrankungen und Ekzemen konnten ein Überwiegen entzündungsfördernder Keime im Darm und einen Mangel an schützenden Bakterien feststellen.

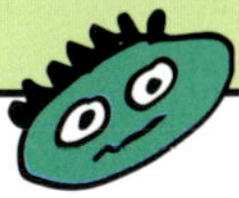

ALLERGIEN DURCH ANTIBIOTIKA?

Kaum etwas bringt die Darmflora so stark durcheinander wie Antibiotika. Deshalb ist es auch nicht verwunderlich, dass Behandlungen mit Antibiotika das Risiko für Allergien deutlich erhöhen können, vor allem, wenn diese schon in jungen Jahren verabreicht wurden. Die Keimkiller unterscheiden nicht zwischen Freund und Feind und dezimieren die krankmachenden Keime genauso wie unsere lebensnotwendigen Helfer im Darm und auf der Haut. Frühere Untersuchungen haben bereits eindeutig belegen können, dass häufige Antibiotikagaben das Risiko für Übergewicht sowohl bei Kindern als auch bei Erwachsenen stark erhöhen. Antibiotikagaben in den ersten Lebensjahren scheinen besonders problematisch zu sein, denn sie beeinflussen die Zusammensetzung der kindlichen Darmflora nachhaltig.

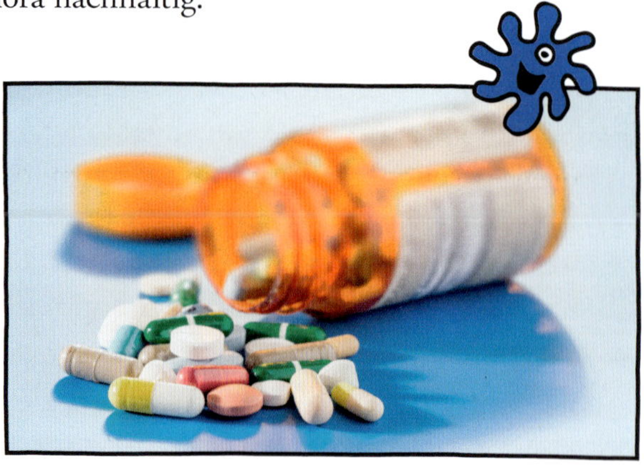
Antibiotika scheinen das Risiko für Allergien zu erhöhen.

Bis zu ihrem zweiten Geburtstag haben Kinder hierzulande durchschnittlich zwei bis drei Antibiotikatherapien hinter sich. Was das bedeutet, hat die niederländische Wissenschaftlerin Fariba Ahmadizar von der Universität Utrecht näher untersucht. Sie und ihr Team werteten zahlreiche Studien mit den Daten von insgesamt 400.000 Personen aus. Das Ergebnis ist erschreckend: Kinder, die in den ersten beiden Lebensjahren mindestens einmal Antibiotika erhielten, erkrankten später deutlich häufiger an Allergien. Das Heuschnupfenrisiko stieg um rund 50 Prozent, die Wahrscheinlichkeit, Neurodermitis und Ekzeme zu bekommen, lag um rund 40 Prozent höher. Und auch Asthma wurde öfter diagnostiziert, wenn früh Antibiotika verabreicht wurden – je häufiger, desto wahrscheinlicher. Die Forscher sehen einen Hauptgrund in der Veränderung der Darmflora durch diese Medikamente. Die Darmflora von Kleinkindern braucht Monate, manchmal Jahre, um sich zu regenerieren. Erfolgen jedoch bei Kindern in jungen Jahren gleich mehrere Antibiotikatherapien, fehlt ihrem Mikrobiom die Zeit, um sich zu erholen. So ist auch zwei Jahre nach der Antibiotikagabe der ursprüngliche Zustand der Keimzusammensetzung noch nicht vollständig wiederhergestellt.

KEIN ANTI OHNE PRO

Wie stark die Gemeinschaft der Darmbakterien durcheinandergewirbelt wird, hängt aber auch von der Art des Antibiotikums ab, denn manche reißen offensichtlich größere Lücken in die Darmflora als andere. Vor allem sogenannte Makrolid-Antibiotika, wozu das bei Kindern häufig eingesetzte Erythromycin, aber auch Roxithromycin, Clarithromycin und Azithromycin gehören, verändern die Zusammensetzung der Mikroorganismen im Darm nachteilig und nachhaltig. Die nützlichen und auch für die gesunde Entwicklung von Kindern notwendigen Keime aus der Gruppe der *Actinobakterien*, zu denen auch Bifidobakterien gehören, werden deutlich reduziert und sind nach einer Therapie manchmal kaum noch nachweisbar. Bedenklich: Ein Keim mit Namen *Rothia*, von dem bekannt ist, dass er vor Asthma schützt, wird ebenfalls häufig durch die Antibiotikagaben ausgemerzt. Andere, unerwünschte Keime nutzen die Lücken in der Darmflora, um sich ungehindert auszubreiten. Zukünftig sollten Eltern gemeinsam mit dem Kinderarzt genau überlegen, ob eine Antibiotikabehandlung notwendig ist und ob man Makrolide einsetzen sollte, oder ob sich auch mit einem Antibiotikum von geringerer Wirkungsbreite gute Effekte erzielen lassen. In der Studie zeigte zum Beispiel Penicillin keine so langfristig negativen Auswirkungen auf die Darmflora. Allerdings muss man auch bedenken, dass Penicillin nicht bei allen bakteriellen Erkrankungen das Mittel der Wahl ist und manchmal auch ein wirksamerer Keimkiller benötigt wird. Wenn eine Antibiose unumgänglich ist, sollte es zukünftig heißen: kein Anti ohne Pro. Eine mindestens vierwöchige Gabe von Probiotika, am besten kombiniert mit Präbiotika und einer darmgesunden Ernährung, kann beim Wiederaufbau der Darmflora helfen.

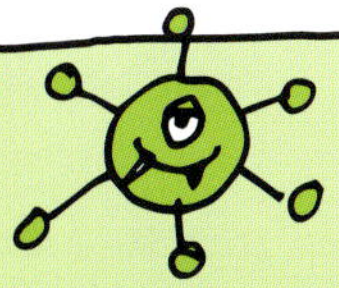

FAST FOOD FÖRDERT ALLERGIEN

Eine der weltweit größten Studien, die die Daten von mehr als 181.000 Kindern im Alter von sechs und sieben Jahren (aus 31 Ländern) sowie von mehr als 319.000 Teenagern zwischen 13 und 14 Jahren (aus 51 Ländern) auswertete, erbrachte, dass diejenigen, die mindestens drei Mal wöchentlich Fast Food futtern, deutlich häufiger unter Heuschnupfen, aber auch unter Asthma und Neurodermitis leiden – je häufiger Pommes, Big Mäc und Currywurst auf den Teller kamen, desto stärker waren die Beschwerden. Wer hingegen regelmäßig in den Obstkorb greift und auch ab und zu Gemüse auf dem Speiseplan hat, baut dadurch laut der Studie einen guten Schutz auf. Mindestens drei Obstmahlzeiten pro Woche sollten es aber schon sein. Auch Fisch, Hülsenfrüchte und pflanzliche Öle, die reichlich Omega-3-Fettsäuren enthalten – wie Raps-, Lein- oder Hanföl –, scheinen Allergikern gut zu bekommen. Die Verbindung zwischen Allergien und Darm ist offensichtlich, denn frühere Studien konnten sehr gut belegen, dass eine fett- und kohlenhydratreiche Ernährung die Darmflora ungünstig beeinflusst und damit die Entzündungen und auch alle Arten von Allergien fördert.

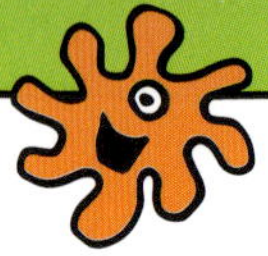

DAS WURMT DIE ALLERGIE

Alan Brown, ein allergiegeplagter Wissenschaftler der Universität in Nottingham, erlebte vor einigen Jahren eine „Spontanheilung" seiner Beschwerden. Auf einer Expedition nach Neu-Guinea infizierte sich der Wissenschaftler mit Hakenwürmern. Von seiner Infektion mit den Darmparasiten bemerkte Brown zunächst nichts, aber ihm fiel etwas anderes auf: Die schweren Allergien und der Heuschnupfen, worunter er seit seiner Kindheit gelitten hatte, waren plötzlich verschwunden. Sein Interesse an diesen Zusammenhängen war schlagartig geweckt. Inzwischen fragen sich zahlreiche Experten, ob man diese „heilenden Mikroorganismen" nicht auch gezielt einsetzen könnte, um Allergiegeplagten Linderung zu verschaffen.

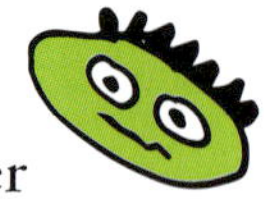

Denn die Reaktionen des Immunsystems, die Allergikern das Leben schwer machen, waren ursprünglich dazu gedacht, Parasiten abzuwehren. Ist der Darm mit Würmern oder anderen Mikroorganismen besiedelt, ist das Immunsystem beschäftigt. Unnötig heftige Reaktionen werden herunterreguliert, und Allergien klingen ab. Auf diese effektiven Abwehrmechanismen muss das Immunsystem in unseren Breiten aber nur noch selten zurückgreifen. In Regionen, in denen Darmparasiten fehlen und der Kontakt zu harmlosen Bakterien auf ein Minimum reduziert ist, sind allergische Reaktionen deshalb häufiger. Einer der führenden „Wurmforscher" ist David Pritchard von der Universität Nottingham. Er konnte bei Untersuchungen in zahlreichen Ländern feststellen, dass Wurmerkrankungen und Asthma fast nie gleichzeitig auftreten. Allergien und Autoimmunerkrankungen sind deshalb in Entwicklungsländern, wo sehr viele Menschen mit Würmern infiziert sind und insgesamt deutlich häufiger mit Keimen in Berührung kommen, weitgehend unbekannt, dafür treten sie in wohlhabenden Gesellschaften gehäuft in Erscheinung.

Auch wenn es inzwischen schon die Möglichkeit gibt, sich bei sehr starken Allergien, gegen die nichts anderes mehr hilft, einer „Helminthen-Therapie" mit Wurmgaben zu unterziehen, so funktioniert in vielen Fällen die Beruhigung der Abwehr auch mit viel angenehmeren Behandlungen, nämlich mit den richtigen Umwelt- und Darmkeimen. Aber auch daran mangelt es uns.

ZELLBALANCE IN SCHIEFLAGE

Ausgewogenheit ist für unseren Körper immer etwas Gutes. Geraten Körperfunktionen oder das fein abgestimmte Verhältnis verschiedener Zellen in eine Schieflage, macht sich das meistens unangenehm bemerkbar. Zu welchen Problemen eine

Dysbalance der Darmbakterien führen kann, wissen Sie bereits. Extrem wichtig für unsere Gesundheit ist aber auch ein ausgewogenes Verhältnis der Zellen unseres Immunsystems. Hier gibt es solche, die Immunreaktionen anregen und andere, die diese wieder bremsen.

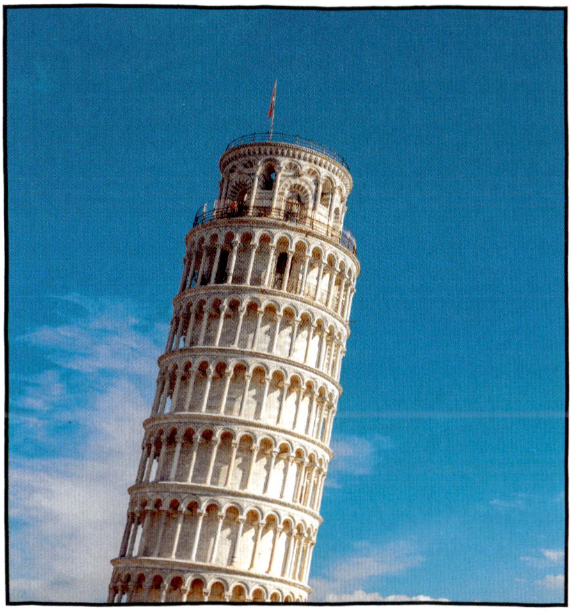

Ausgewogenheit wäre nicht nur beim Schiefen Turm von Pisa von Vorteil, sondern auch für unsere Darmbakterien.

Eine Gruppe von Immunzellen, die als „T-Helferzellen" bezeichnet werden, spielen bei Allergien und auch bei Autoimmunreaktionen eine wichtige Rolle. Ebenso wie Kinder im Lauf ihres Lebens unterschiedliche Fähigkeiten ausbilden können, so sind auch die T-Helferzellen in der Lage, sich in unterschiedliche Richtungen zu entwickeln. Sie können entweder zu TH1- oder zu TH2-Zellen werden. Beide sind imstande, Botenstoffe zu produzieren und die Bildung von Abwehrkörpern, sogenannten Immunglobulinen, anzuregen. Die Ergebnisse der Arbeit der beiden Zellklassen sind dabei aber unterschiedlich, weshalb es uns nur dann gut geht, wenn beide aktiv, aber nicht überaktiv sind.

TH1-Zellen setzt unser Körper zur Abwehr von Viren und bestimmten Bakterien ein. Ein leichtes Überwiegen der TH1-Zellen scheint den Körper toleranter gegenüber Birkenpollen oder Hausstaubmilbenkot zu machen. Werden sie jedoch zu stark aktiviert, dann kann es zu chronischen Entzündungen und Müdigkeit, aber auch zu Hauterkrankungen wie einer Rosacea kommen.

TH2-Zellen hat die Natur zur Abwehr von Parasiten, Würmern und Pilzen vorgesehen. Gewinnen die TH2-Zellen aber die Oberhand, dann werden ungefährliche Umweltstoffe plötzlich zu Feinden. Wie Don Quichote gegen harmlose Windmühlen kämpfte, so geht ein TH2-Zellen-lastiges Immunsystem selbst gegen harmlose Katzenhaare oder leckere Erdnüsse gnadenlos an. Die allergischen Symptome sind im Prinzip Ausdruck des Schlachtgetümmels einer sinnlosen Auseinandersetzung. Ein Gleichgewicht zwischen den beiden Zellbrüdern ist notwendig, damit das Abwehrsystem reibungslos funktioniert.

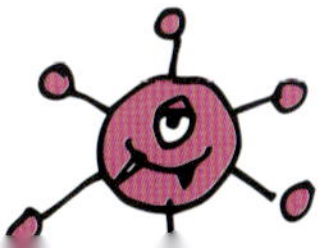

Bestimmte probiotische Keime können den Zeiger der Waage entweder in Richtung TH1-Antwort oder in Richtung TH2-Antwort ausschlagen lassen, weshalb es so wichtig ist, nicht irgendein Produkt aus dem Supermarkt, Internet oder der Apotheke zu verwenden, sondern wirklich gezielt den richtigen Keim oder die richtige Keimkombination anzuwenden, die dann auch gegen die entsprechenden Beschwerden hilft.

Und dann gibt es da noch die sogenannten regulatorischen T-Zellen (T_{Reg}), eine spezielle Untereinheit der T-Zellen. Sie sind sozusagen die „Streitschlichter“ und beruhigen eine aufgeheizte, „entzündliche“ Stimmung im Körper, indem sie eine unnötige Aktivierung des Abwehrsystems verhindern. Dadurch unterstützen sie die Fähigkeit des Immunsystems, körpereigene Zellen zu erkennen, zu tolerieren und deshalb nicht zu attackieren. Auf diese Weise verhindern sie auch die Entstehung von Autoimmunerkrankungen. Erstaunlicherweise gehen fast alle Autoimmunerkrankungen, deren Zahl in der westlichen Welt derzeit dramatisch ansteigt, mit einem Mangel an regulatorischen T-Zellen einher. Auch bei Asthma, Psoriasis, Rheuma oder bestimmten Formen von Diabetes besteht ein Mangel an diesen regulatorischen Zellen. Bemerkenswert ist, dass keimfreie Versuchstiere viel zu wenige dieser speziellen T_{Reg}-Zellen aufweisen und deren Funktion auch noch deutlich eingeschränkt ist. Eine gesunde Darm- und Hautflora sind notwendig, um die regulatorischen T-Zellen auf Trab zu bringen und uns vor sinnlosen Entzündungen zu schützen. Und die T_{Reg}-Zellen können noch mehr: Sie verhindern Abstoßungsreaktionen des Körpers gegen ein Spenderorgan und die mögliche Abstoßung eines Fötus durch den mütterlichen Körper.

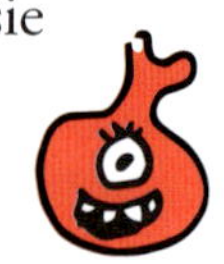

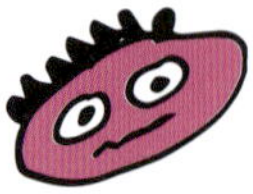

EKZEME UND ALLERGIEN ÜBER DEN DARM LINDERN

Da die Darmflora von Allergikern anders zusammengesetzt ist als die von nicht betroffenen Personen, erscheint es logisch, auch die Behandlung von Heuschnupfen und Co. über den Darm anzugehen. Was liegt also näher, als unseren Verdauungstrakt mit wunderbaren Mikroorganismen und leckerem Bakterienfutter zu verwöhnen, um Ekzemen, Juckreiz und einer verstopften Nase die Stirn zu bieten? Und das funktioniert tatsächlich. Vorbeugen ist aber bekanntlich besser (und in diesem Fall einfacher) als heilen. Wird bereits beim Säugling der Aufbau einer gesunden Darmflora mithilfe der richtigen Keime und durch nicht übertriebene Hygiene gefördert, dann stehen seine Chancen gut, mit heiler Haut durchs Leben zu gehen. Aber auch im späteren Leben lassen sich noch gute Erfolge erzielen. Probiotische Darmkeime sind dabei eine vielversprechende Ergänzung der üblichen Allergiemedikamente. Zahlreiche Untersuchungen konnten Verbesserungen vor allem bei Heuschnupfen und Neurodermitis feststellen.

Das Risiko, eine Allergie zu entwickeln, steigt mit der Anzahl der bereits betroffenen Familienmitglieder, denn die Anlage für diese Erkrankungen wird vererbt. Sind nur Vater oder Mutter betroffen, liegt das Risiko bei 20–40 Prozent. Wenn aber beide Elternteile erkrankt sind oder sogar unter derselben Erkrankung aus dem allergischen Formenkreis leiden – wenn zum Beispiel beide Eltern allergisches Asthma oder beide Ekzeme haben –, steigt das Risiko für den Nachwuchs auf 40–80 Prozent an. Vor allem für „Risikofamilien" ist es sinnvoll, wenn die werdende Mutter bereits während der Schwangerschaft entsprechende Vorsorge betreibt, um für ihre Sprösslinge die Wahrscheinlichkeit von Allergien im Kindesalter zu senken bzw. die Intensität und Dauer derartiger Erkrankungen zu mildern.

Dass das funktioniert, zeigen Untersuchungen des finnischen Mediziners Marko Kalliomäki von der Universität Turku. Dabei erhielten Schwangere spätestens vier Wochen vor dem errechneten Entbindungstermin das probiotische Milchsäurebakterium *Lactobacillus rhamnosus*. Nach der Entbindung bekam der Nachwuchs für mindestens weitere sechs Wochen die Bakterien. Stillten die Mütter, dann nahmen sie selber das Präparat ein, fütterten sie ihre Kinder mit Flaschennahrung, wurde das Pulver einfach in altersgerechter Dosierung ins Fläschchen getan. Allein mithilfe dieser Keime ließ sich das Neurodermitis-Risiko des allergiegefährdeten Nachwuchses halbieren. Und inzwischen weiß man, dass der Schutz mindestens bis zur Einschulung anhält. Da aber eine Neurodermitis nur selten nach dem fünften, sechsten Lebensjahr neu auftritt, kann man davon ausgehen, dass die Kinder auf Dauer vor Juckreiz und trockener Haut sicher sind. Und noch etwas konnte die Bakteriengabe bewirken: Während 13 Jahre später bei 17 Prozent der Kinder (6 von 35), deren Mütter in der Schwangerschaft ein Placebo bekommen hatten, Hyperaktivität (ADHS) festgestellt wurde, ergab sich diese Diagnose bei keinem der Kinder, die *L. rhamnosus* erhalten hatten – aber das ist eine andere Baustelle.

Leider lässt sich das Rad des Lebens nicht mehr zurückdrehen. Wenn uns unsere Eltern nicht schon in den ersten Lebenstagen mit Milchsäurebakterien gefüttert haben, wir als Kinder aber mehrmals Antibiotika bekamen und nicht mit einer Horde Geschwister und fünf Hunden auf einem Bauernhof aufgewachsen sind, können wir das im Nachhinein nicht ändern. Meist macht man sich erst Gedanken darüber, wie man Allergien wieder loswird, wenn man schon ein paar Jahre unter den leidigen Symptomen, die einem die schönsten Monate des Jahres vermiesen, gelitten hat.

Doch Kopf hoch, noch ist nicht alles verloren! Verschiedene Keime haben sich auch für diese Fälle bewährt, auch wenn nicht alle Studien zu einer probiotischen

Therapie bei älteren Kindern und Erwachsenen gleich große Erfolge verbuchen konnten. Doch einen Versuch ist es wert. Probiotika sind Mikroorganismen, die eine gesunde Darmflora und das darmassoziierte Immunsystem fördern und die man als Nahrungsergänzung einnehmen kann. Offensichtlich sind diese smarten Mikroben in der Lage, das Immunsystem so zu beeinflussen, dass bisher bekämpfte Nahrungsmittel, Blütenstaub und Tierhaare plötzlich toleriert werden.

Ein wesentlicher Marker für eine Neigung zu Allergien ist das Immunglobulin E. Je höher dessen Wert ist, desto stärker sind häufig auch die Beschwerden. Dieser Allergiestoff ließ sich durch probiotische Bakterien (u. a. *Lactobacillus casei, Lactobacillus acidophilus, Bifidobacterium bifidum*) innerhalb von acht Wochen deutlich reduzieren, während sein Wert in der Placebo-Gruppe weiter anstieg. Auch bei Kindern, Jugendlichen und Erwachsenen mit Ekzemen waren die Therapien mit verschiedenen Milchsäurestämmen (*Lactobacillus rhamnosus, Lactobacillus plantarum*) oder Bifidobakterien (*Bifidobacterium lactis*) erfolgreich. Bei Nahrungsmittelallergien oder Heuschnupfen können andere Bakterien hilfreich sein. Welche Keime sich gemäß der aktuellen Studienlage bei welcher Erkrankung eignen und welche nicht, können Sie der Tabelle auf Seite 102 entnehmen.

In den Studien wurden die Probiotika mindestens drei Monate lang verabreicht. Dadurch ließ sich nicht nur eine Besserung des Juckreizes, der Ausdehnung der Hautentzündung, der allergischen Beschwerden und der Hauttrockenheit bewirken, sondern man konnte auch einen Rückgang von Entzündungsbotenstoffen und allergietypischen Abwehrstoffen im Blut feststellen.

Um günstige Effekte bei Allergien zu erzielen, ist es wichtig, die richtigen Bakterien einzusetzen, denn jeder Keim kann andere Botenstoffe produzieren oder das Verhältnis der Abwehrzellen zueinander in unterschiedliche Richtungen lenken. Manche Probiotika bremsen Allergien und Entzündungen, andere fördern sie. Nimmt man deshalb irgendein beliebiges Produkt ein, kann es sein, dass es bei einer Person zu einer Besserung der Beschwerden führt, bei einer anderen aber gar nichts bewirkt oder sie sich sogar eher schlechter fühlt. Gerade bei Allergien sollte man Bakterien, die die Bildung des Allergieauslösers Histamin oder die Produktion von Entzündungsstoffen fördern, meiden. Aus diesem Grund erwähne ich bei der Vorstellung von Studienergebnissen immer mal wieder die meist schwer auszusprechenden Bezeichnungen der Bakterienstämme. Das mag hier und da den Lesefluss etwas stören, aber nur so finden Sie auch wirklich die Keime, die zu Ihren Beschwerden passen, und können einen gezielten Behandlungsversuch machen.

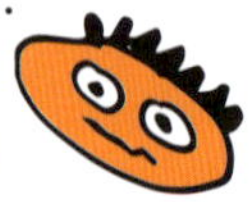

Auch präbiotische Ballaststoffe, die für ein gutes Klima im Darm sorgen und den nützlichen Keimen als Futter dienen, scheinen zu helfen. Bei Kindern mit Neurodermitis, die insgesamt zwölf Wochen lang täglich 1–2 Gramm Bakterienfutter erhielten, zeigte sich schon nach sechs Wochen eine deutliche Verbesserung ihres Hautzustands. Bei den Kindern, die nur ein wirkungsloses Scheinmedikament („Placebo“) bekamen, blieb eine Linderung von Juckreiz und Ekzemen aus. In den folgenden sechs Wochen ließ sich sogar noch eine weitere Verbesserung durch die Präbiotika feststellen, während es bei der Placebo-Gruppe zu einer leichten Verschlechterung der Hautzustände kam.

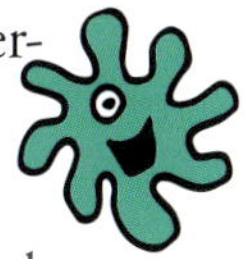

Die besten Effekte lassen sich jedoch erzielen, wenn man nicht nur einen einzelnen Bakterienstamm oder ein isoliertes Präbiotikum einnimmt, sondern im Idealfall eine Kombination aus mehreren Keimstämmen mit präbiotischen Ballaststoffen ergänzt – das kann man aus der Zusammenfassung der Ergebnisse von 25 Studien mit mehr als 1500 Allergikern schließen. Wichtige Erkenntnis: Die Behandlung sollte mindestens drei Monate dauern (länger ist besser), mehrere unterschiedliche Bakterienstämme eingesetzt und probiotische Keime mit präbiotischen Ballaststoffen gemischt werden. Man bezeichnet eine solche Kombination als „Synbiotikum“, weil die probiotischen Darmkeime und die präbiotischen Nahrungsstoffe einander gegenseitig fördern („Synergie“): Während die probiotischen Mikroorganismen eine gestörte Darmflora wieder ins Lot bringen, liefern die präbiotischen Ballaststoffe den Keimen Nährstoffe und damit Energie. Bisher gibt es allerdings nur wenige Studien zur Behandlung von Allergien und Ekzemen mit einem solchen Synbiotikum. In einer eigenen kleinen Anwendungsbeobachtung bei uns haben sechs Patienten insgesamt acht Wochen vor Beginn der Pollensaison (Birken- und Gräserpollenallergie) jeweils morgens und abends einen Messlöffel eines Synbiotikums eingenommen. Die Allergien dieser Patienten bestanden bereits zwischen 7 und 30 Jahre. Früher hatten sie alle während der Pollensaison täglich Medikamente (Kortison, Spray, Tabletten, Antihistaminika etc.) einnehmen müssen. Bei jedem der Betroffenen konnte man dank des Synbiotikums eine deutliche Besserung seiner Beschwerden und eine Abnahme des Medikamentenverbrauchs feststellen. Vier Patienten hatten erstmals seit Jahren keinerlei allergische Symptome in der Pollensaison. Weitere Studien dazu sind aber notwendig.

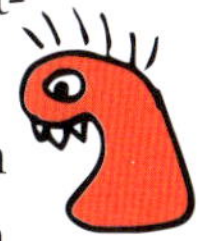

Das „Schön-mit-Darm“-Programm verbessert im Verein mit den entsprechenden probiotischen Keimen die Zusammensetzung der Darmflora, stärkt die Darm- und Hautbarriere, verbessert den Hautzustand, reduziert Entzündungen und erhöht die Toleranz gegenüber Allergenen.

HAUTBESCHWERDEN UND IHRE BAKTERIELLEN URSACHEN

Beschwerden/Erkrankung/ Effekte	**Bakterienstämme**
Psoriasis	B. infantis L. sporogenes + 10 mg Biotin (nur wenige Studien zu Psoriasis)
Rosacea	L. casei, L. paracasei B. breve + L. salivarius + 40 mg Doxycyclin
Akne	L. acidophilus, L. paracasei, B. bifidum, B. lactis, L. casei, L. reuteri, L. plantarum, Lactococcus lactis, Streptococcus salivarius
Neurodermitis	B. lactis, B. breve, L. rhamnosus, L. plantarum, L. paracasei, L. acidophilus
Heuschnupfen	L. casei, L. rhamnosus, L. gasseri, B. longum, L. paracasei
Asthma	L. rhamnosum, L. plantarum, Lactococcus lactis
Nahrungsmittelallergien	B. lactis, B. bifidum, L. acidophilus, L. casei, L. rhamnosus
Laktoseintoleranz	L. casei, L. acidophilus, L. bulgaricus, B. breve, B. longum, Streptococcus thermophilus
Regulation einer gestörten TH1-/TH2-Balance (zugunsten TH1 – gut für Allergiker)	B. lactis, B. bifidum, B. longum, B. infantis, L. acidophilus, L. rhamnosus, Lactococcus lactis
Senkung des allergiespezifischen Immunglobulin E (IgE)	B. longum, B. lactis Bb-12, B. bifidum, L. rhamnosus, L. paracasei, L. casei, L. acidophilus
Fördern den Histaminabbau	L. curvatus, L. sakei, B. infantis, B. longum
Diese Keime sollten Sie bei Allergien meiden, da sie Ihre Symptome verschlechtern können!	
Fördern allergische Reaktionen, evtl. auch eine Immunantwort auf Nahrungsmittel	L. reuteri, L. brevis, L. fermentum
Histaminproduzenten	Escherichia coli (E. coli), E. intermedia, L. brevis, L. fermentum, L. delbrueckii subsp. bulgaricus, L. reuteri

HILFE BEI LAKTOSEINTOLERANZ

„Ist da Milch drin?", mehr als 12 Millionen Deutsche, die unter einer Laktoseintoleranz (Milchzuckerunverträglichkeit) leiden, müssen diese Frage immer wieder stellen, wenn sie eingeladen sind oder essen gehen. Die Laktoseintoleranz ist keine Allergie, aber genauso lästig, und auch ihre Symptome sind ähnlich. Den Betroffenen fehlt das Enzym Laktase, weshalb sie den in der Milch enthaltenen Milchzucker, die Laktose, nicht verarbeiten können. Der Zucker gelangt daher unverdaut in den Dickdarm und wird dort von den Darmbakterien vergoren. Laktoseintolerante bezahlen den Genuss von Milch deshalb häufig mit Blähungen und Durchfall.

Eine Krankheit ist diese Unfähigkeit, Milchzucker aufzuspalten, eigentlich nicht. Im Gegenteil, die Fähigkeit, Laktose zu verdauen, haben erwachsene Menschen vermutlich erst in den letzten 8000 Jahren erworben, seit Milch mit dem Beginn der Viehhaltung in einigen Teilen der Welt zu einem beständig verfügbaren Nahrungsmittel wurde. Nur einer genetischen Variante ist es zu verdanken, dass die meisten Europäer Milch auch im Erwachsenenalter noch unbeschwert genießen können.

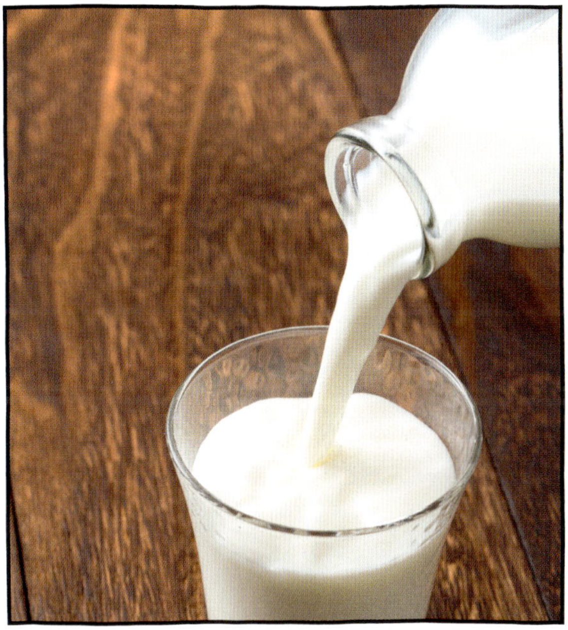

10–15 Prozent der Menschen in Mitteleuropa vertragen keine Milch.

Zwar bilden alle Menschen nach ihrer Geburt das Enzym Laktase, um als Säuglinge den Milchzucker in der Muttermilch abbauen zu können, doch nach dem Ende der Stillzeit stand den Menschen in der längsten Zeit unserer Entwicklungsgeschichte Milch nicht mehr als Nahrungsmittel zur Verfügung. Da die Laktase im Erwachsenenalter nicht weiter benötigt wurde, stellte der Körper die Produktion mit den Jahren ein. Während in Europa nur eine Minderheit von etwa 15 Prozent der Erwachsenen Milchzucker nicht verdauen kann, ist die Laktoseintoleranz bei etwa 75 Prozent der erwachsenen Weltbevölkerung der Normalfall.

Doch die Tatsache, dass sie mit ihrer Milchzuckerunverträglichkeit nicht alleine sind, nutzt Betroffenen wenig. Die richtigen Darmbakterien bringen da vielleicht mehr! Manche Leidgeplagte merken, dass Milch problematisch ist, sie aber zum Beispiel Joghurt gut vertragen, denn die Milchsäurebakterien in den fermentierten, gesäuerten Milchprodukten haben schon ganze Arbeit geleistet und den Milchzucker zum größten Teil abgebaut. Je näher übrigens das Haltbarkeitsende rückt, desto besser kommen auch Laktoseintolerante mit den vergorenen Milchprodukten klar, denn dann ist noch weniger Milchzucker enthalten als im frischen Produkt. Ob Sie Joghurt vertragen oder er Ihnen, wie vielen anderen Betroffenen, ebenfalls Probleme bereitet, müssen Sie einfach mal ausprobieren. Untersuchungen haben gezeigt, dass bestimmte Joghurt-Keime auch die Darmbeschwerden nach Milchgenuss lindern können. Erhielten Personen mit nachgewiesener Milchzuckerunverträglichkeit vier Wochen lang die Keimstämme *Lactobacillus casei* und *Bifidobacterium breve*, dann besserten sich ihre Symptome. Bei einer erneuten Laktosegabe hatten sie deutlich weniger Blähungen, Durchfälle und Bauchschmerzen, und die Werte des Atemtests, mit dem man die Unverträglichkeit nachweisen kann, lagen viel niedriger. Ein erneuter Test nach drei Monaten zeigte, dass die Wirkung anhielt, obwohl die Betreffenden keine weiteren Probiotika eingenommen hatten. Weitere hilfreiche Keime finden Sie in der Tabelle auf Seite 102.

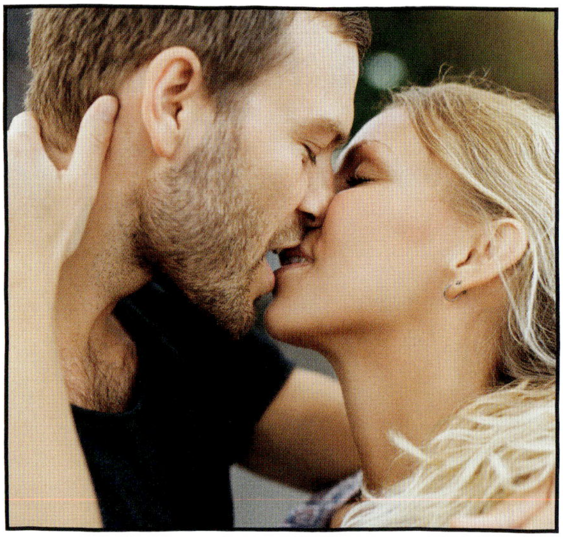

Küssen schützt vor Allergien.

KÜSSEN GEGEN EKZEME UND HEUSCHNUPFEN

Forschung kann manchmal durchaus alltagstaugliche und erfreuliche Tatsachen zutage fördern. Zum Beispiel über die gesundheitsfördernde Wirkung des Küssens. Rein medizinisch-anatomisch betrachtet ist Küssen nicht wirklich spektakulär, sondern eher gewöhnungsbedürftig. Im Prinzip berührt man mit seinen Lippen nur das obere Ende des Verdauungstrakts eines anderen Menschen. Biochemisch betrachtet löst ein Kuss ein Feuerwerk von Glückshormonen aus – die Serotonin-, Dopamin- und Oxytocin-Raketen werden in Sekundenbruchteilen gezündet. Aus mikrobiologischer Sicht ist Knutschen eine effektive Methode, mal auf die Schnelle sehr viele Bakterien auszutauschen. Schon nach zehn Sekunden haben rund 80 Millionen Keime den Besitzer gewechselt.

Auf jeden Fall gibt es sicher Unangenehmeres, als sich im Namen der Wissenschaft leidenschaftlich zu küssen – wobei 30-minütige Zuneigungsbekundungen den Partnern schon sehr viel Durchhaltevermögen abverlangen. Doch offensichtlich nutzt ein Dauerkuss vor allem Allergikern. So sollten 24 Studienteilnehmer mit Ekzemen und Neurodermitis und 24 Probanden, die unter Heuschnupfen litten, ihre Partner eine halbe Stunde lang küssen. Vor- und nachher entnahmen ihnen die Forscher Blutproben und konnten so feststellen, dass sich nach dem Kussmarathon weniger Allergie-Antikörper und weniger vom allergieauslösenden Botenstoff Histamin in ihrem Blut befanden. Offensichtlich reicht schon ein leidenschaftlicher Kuss aus, um Allergikern das Leben zu erleichtern. Bei einem weiteren Experiment durften die Teilnehmer nur schmusen, sich aber nicht küssen – und siehe da: Ohne Zungenkuss und Lippenkontakt besserten sich Ekzeme und Heuschnupfen nicht. Sie ahnen sicher schon, warum Küssen wirkungsvoller ist als Kuscheln. Es geht wieder um die Keime … Schon nach einem kurzen Lippenliebesbekenntnis steigt die Zahl der Bakterien im Mund des Partners sprunghaft an: Die Forscher konnten anschließend dreimal so viele Mikroben nachweisen. Häufiges Küssen scheint also durchaus eine angenehme und wirkungsvolle Maßnahme zu sein, um das eigene Mikrobiom mit neuen spannenden Keimen aufzuforsten und allergische Reaktionen zu unterdrücken. Je häufiger Paare sich küssen, desto ähnlicher wird auch ihre Mundflora, und wahrscheinlich hat häufiges Busseln auch Effekte auf die Darmflora.

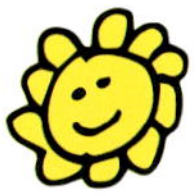

PSORIASIS – WENN SCHUPPEN NICHT SCHNUPPE SIND

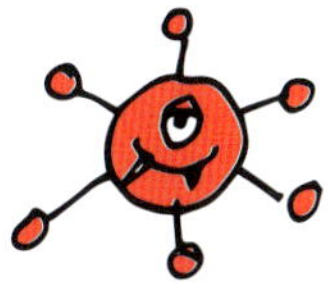

Die Schuppenflechte ist eine chronische Erkrankung, die sich nicht nur an der Haut mit Schuppung und Rötung zeigt, sondern auch zu Gelenkentzündungen führen kann. Ob diese vererbte Krankheit zum Ausbruch kommt, hängt von vielen Faktoren ab. Einer könnte eine Störung der Darmflora sein.

FRIENDLY FIRE

„Friendly Fire“ ist ein beschönigender Ausdruck für den versehentlichen Beschuss der eigenen Leute im Kampfgetümmel. Zu solchen „freundlichen Angriffen“ kommt es auch im Körper. Hier werden sie „Autoimmunerkrankungen“ genannt. Dabei erkennt das Immunsystem körpereigene Zellen nicht und attackiert, beschädigt oder vernichtet sie. Die Schilddrüsenentzündung Hashimoto Thyreoiditis, der kreisrunde Haarausfall *Alopecia areata* oder die Weißfleckenerkrankung Vitiligo sind nur einige Beispiele für *„Friendly Fire“* in unserem Körper.

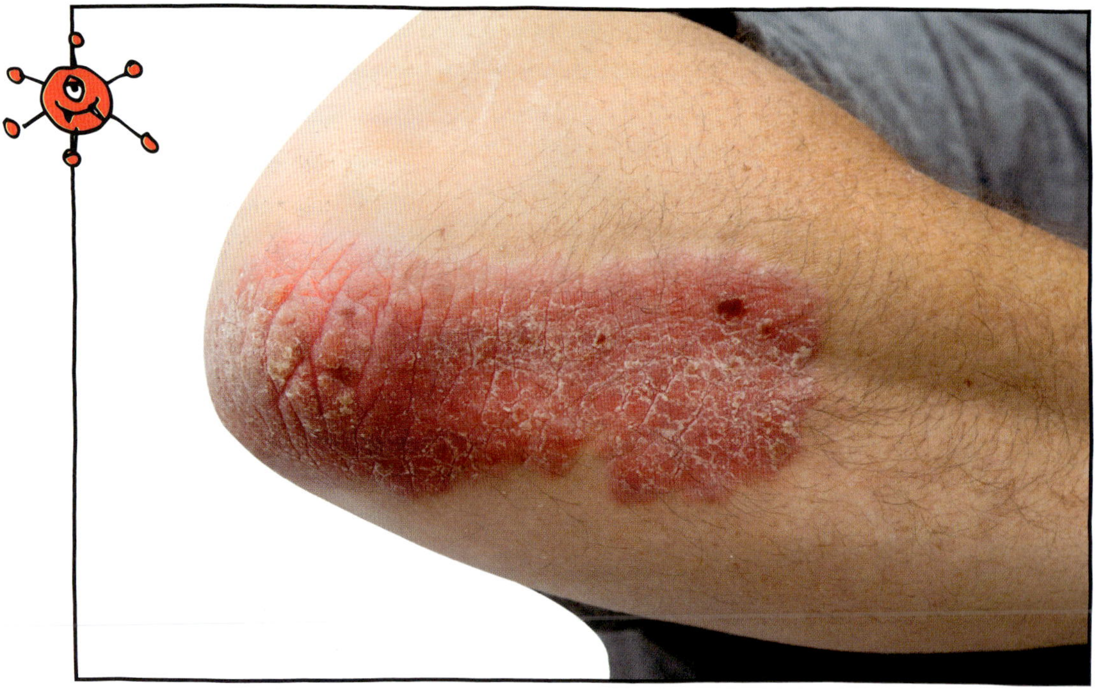

Schuppenflechte ist eine häufige Hauterkrankung – die richtigen Bakterien können manchmal Linderung bringen.

Zahlreiche Studienergebnisse weisen inzwischen darauf hin, dass es sich auch bei der Schuppenflechte *(Psoriasis vulgaris)* um eine Autoimmunerkrankung handelt. Wer über die entsprechenden Erbanlagen für diese Hauterkrankung verfügt, bei dem reichen kleine Auslöser wie Infekte, Stress oder Medikamente – und schon bereitet das Immunsystem eine Entzündungsattacke gegen die eigenen Hautzellen vor. Hauteigene Abwehrzellen halten dann harmlose Hornzellen plötzlich für Oberschurken und setzen alle Hebel in Bewegung, um sie zu beseitigen. Weitere Immunzellen werden an den Ort des Geschehens gelockt, um den vermeintlichen Angreifern mit einer ordentlichen Entzündung Paroli zu bieten. Gleichzeitig werden auch bestimmte Botenstoffe (Zytokine) freigesetzt, die bei Verletzungen dafür sorgen, dass sich Hautzellen schneller teilen, um Wunden zu verschließen. Dummerweise gibt es bei der Psoriasis aber gar keine offenen Hautstellen, die mit neuen Hautzellen bedeckt werden müssten. Dadurch sammeln sich immer mehr Hornzellen an. Bei Patienten mit Psoriasis ist der Vorgang der Hauterneuerung um das Zehnfache beschleunigt, der Lebenszyklus der Hornzellen ist teilweise auf vier Tage verkürzt. Gesunde Hornzellen benötigen für diese Entwicklung hingegen einen Monat. Während gesunde Haut täglich etwa 1 Gramm Hornschuppen verliert, stößt die Haut eines Psoriasis-Patienten mitunter jeden Tag mehr als 10 Gramm Hautzellen ab – das ist fast eine Handvoll. Weil der Körper aber nicht in der Lage ist, die Hautzellen schnell genug loszuwerden, türmen sich am Ende dieser Kettenreaktion die im Übermaß produzierten Hornzellen auf der Hautoberfläche und werden als weiß-silbrige Schuppen an Ellenbogen, Knien, Po und Kopf wahrgenommen. Lässt sich das *„Friendly Fire"* nicht stoppen, folgt für die Betroffenen ein oft jahrelanger Leidensweg, denn die einmal alarmierten Abwehrzellen und Botenstoffe sorgen dafür, dass Rötungen, Juckreiz und Schuppung beständig in Gang bleiben.

DARMFLORA IN AUFRUHR

Rettung naht möglicherweise von der Bakterienfront. Mikroben können in unserem Körper einige Schalter umlegen und dadurch wichtige Abläufe beeinflussen. Bei Autoimmunerkrankungen kann die Darmflora sowohl als Kriegstreiber wie auch als Friedensstifter in Erscheinung treten.

Aktuelle wissenschaftliche Erkenntnisse sprechen dafür, dass die Schuppenflechte, aber auch die Psoriasis Arthritis – eine Gelenkentzündung, die bei etwa jedem fünften Betroffenen die Hautsymptome begleitet – durch eine Störung der Darmflora mitverursacht werden könnte.

Eine ganz wichtige Voraussetzung für eine gesunde Haut scheint die Vielfalt der Mikroorganismen in unserer Darmflora zu sein. Geht diese zurück, tanzen uns Entzündungskeime und andere schädliche Bakterien auf der Nase – Entschuldigung! – ich meine natürlich, im Darm herum. Aktuelle Untersuchungen zeigen, dass es der Bakteriengemeinschaft von Patienten mit Schuppenflechte auf der Haut und auch mit psoriasisbedingten Gelenkbeschwerden vor allem an Abwechslungsreichtum mangelt und verschiedene nützliche Bakterienstämme wie *Akkermansia muciniphila* oder *Coprococcus*-Keime fehlen. Aufgrund dieser Dysbalance wird es für das Immunsystem schwer, Entzündungen in Schach zu halten und das Autoimmungeschehen zu stoppen. Zudem ließen sich anhand von Darmbiopsien bei allen untersuchten Patienten mit Schuppenflechte Entzündungsprozesse im Darm nachweisen.

Was liegt also näher, als mit einem Heer guter Darmkeime zu kontern? Das dachte sich auch eine 47-jährige Inderin, die seit mehr als 15 Jahren unter einer speziellen Form der Schuppenflechte litt, bei der nicht nur Schuppungen und Rötungen das Krankheitsbild bestimmten, sondern die Haut zusätzlich noch mit eitrigen Pusteln bedeckt war. Nach einem so langen Leidensweg hatte sie alle verfügbaren Salben,

Tabletten und Badezusätze ausprobiert, ohne jemals eine deutliche Besserung zu erfahren. Ihr behandelnder Arzt hatte vor Jahren einen Bericht gelesen, dass in einem ähnlichen Fall die Gabe probiotischer Bakterien Besserung gebracht hatte. Also beschloss er, seiner Patientin ein Probiotikum, das das Milchsäurebakterium *Lactobacillus sporogenes* sowie 10 mg Biotin enthielt, zu verabreichen. Warum diesen Bakterienstamm? Die Antwort ist erstaunlich einfach: Im örtlichen Supermarkt war nur dieser erhältlich, und da Probiotika prinzipiell gut verträglich sind, bekam die kranke Frau einfach die Keime, die gerade zur Hand waren. Ergebnis: Innerhalb weniger Tage sanken die Entzündungswerte, die Pusteln und Rötungen gingen zurück, und es traten keine neuen mehr auf.

Obwohl der Fall beeindruckend erscheint, sind Einzelfallberichte in der Wissenschaft eher als Anekdoten denn als Fakten zu betrachten. Doch auch umfangreichere Untersuchungen zeigen, dass es sinnvoll sein kann, auf bakterielle Unterstützung zu setzen. Erhielten Schuppenflechte-Patienten den Keim *Bifidobacterium infantis* sanken bereits nach sechs bis acht Wochen die Blutspiegel verschiedener Biomarker für Entzündungen (CRP, TNF alpha) um teilweise mehr als 30 Prozent. In der Placebo-Gruppe gab es keinerlei positive Veränderungen.

Auch wenn bezüglich der Verbindung zwischen Schuppenflechte und Darmflora noch viele Fragen offen sind und die derzeitige Studienlage eher mager erscheint, so ist es doch den Versuch wert, sich mal den Darm anzuschauen, eventuell eine Stuhluntersuchung durchführen zu lassen, sich darmfreundlicher zu ernähren und ein Präparat mit verschiedenen Darmkeimen einzunehmen. Was Sie alles machen können, um Ihrem Darm auf die Sprünge zu helfen, lesen Sie im nächsten Kapitel. So kann auch die Einnahme eines guten Synbiotikums sinnvoll sein – die Kriterien dafür finden Sie auf den Seiten 126 bis 128.

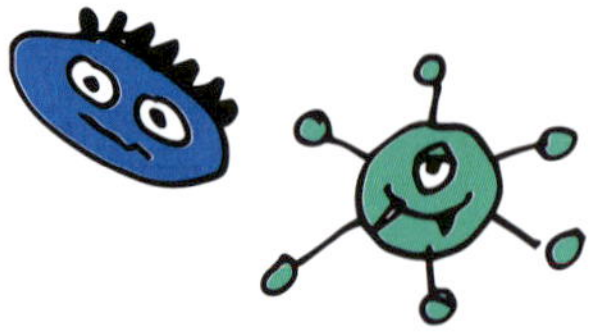

ROSACEA – DIE HAUT „BLÜHT" ROSIG

Die Rosacea ist eine der häufigsten Hauterkrankungen bei Erwachsenen. Meist tritt diese chronische Hautentzündung zwischen dem 30. und 50. Lebensjahr zum ersten Mal auf.

DER FLUCH DER KELTEN

Ein „niedliches" Erröten vor Aufregung, frische rote Wangen, wenn man aus der Kälte in geheizte Räume kommt – die Rosacea fängt meistens harmlos an. Doch irgendwann geht die gesunde Gesichtsfarbe gar nicht mehr weg, sondern dehnt sich aus. Erweiterte Äderchen treten in Erscheinung, und schließlich kommen Pusteln dazu, die eine gewisse Ähnlichkeit mit Aknepickeln haben. Wie die Akne zählt auch die Rosacea zu den Erkrankungen der Talgdrüsen. Schätzungen zufolge leiden zwischen 2 und 5 Prozent darunter, und damit ist die auch „Rosenfinne" genannte Hauterkrankung sogar häufiger als die viel bekanntere Schuppenflechte.

Der Volksmund bezeichnet die Rosacea als „Fluch der Kelten", denn sie betrifft besonders häufig hellhäutige, lichtempfindliche Menschen. Wichtig ist es, die eigenen sogenannten Provokations- oder Triggerfaktoren zu kennen, denn diese lösen einen Schub aus oder führen zu einer Verschlechterung der Hauterkrankung. Bei einer Befragung wurden Stress und Sonnenlicht am häufigsten genannt. Aber auch Alkohol, Wärme bzw. der Wechsel zwischen kalt und warm, heiße Getränke oder scharfe Speisen bringen die Haut zum Erblühen. Betroffene sollten deshalb alles meiden, was das Gesicht stark erhitzt, reizt oder die Durchblutung anregt. Vorsicht ist deshalb auch beim Saunagang geboten.

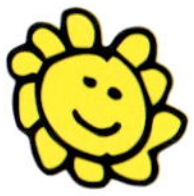

SIBO IM DARM, PUSTELN AUF DER HAUT

Obwohl die Rosacea zu den häufigsten Hauterkrankungen zählt, sind ihre Ursachen bis zum heutigen Tag nicht völlig geklärt. Einige Untersuchungen deuten auf eine Regulationsstörung im Gefäß-, Lymph- und Nervensystem hin, die zu einer stärkeren Durchblutung und Temperaturerhöhung im Gesichtsbereich führt. Andere Wissenschaftler stellen auch hormonelle oder genetische Faktoren zur Diskussion. Für all diese Vermutungen wurden bislang aber keine eindeutigen Beweise gefunden.

Doch auch das, was auf der Haut und im Darm kreucht und fleucht, ist nicht ohne Auswirkung. Im Gesicht von Rosacea-Patienten tummeln sich viel mehr Demodex-Milben als bei Hautgesunden. Diese Haarbalgmilben provozieren eine heftige Antwort des Immunsystems, die die Entzündungen anheizt.

Auch im Darm von Rosacea-Patienten ist einiges los. Unser Dünndarm ist – anders als der Dickdarm – normalerweise ein eher spärlich mit Bakterien besiedelter Bereich. Machen sich hier zu viele Keime breit, kann das zu vielfältigen Symptomen führen – von Reizdarm über Nährstoffmangel und Depressionen bis hin zu Hauterkrankungen wie der Rosacea. Untersuchungen konnten zeigen, dass Rosacea-Patienten zehnmal häufiger unter einer bakteriellen Überwucherung ihres Dünndarms (auch SIBO = *Small Intestinal Bowel Overgrowth*) leiden als Gesunde.

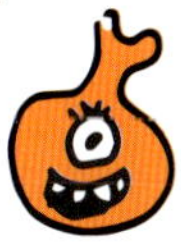

Betroffene gaben häufig Alkohol als Triggerfaktor an, wobei schon mäßiger Konsum zu einer Verschlechterung der Haut führt. US-amerikanische Wissenschaftler fanden nun heraus, dass bereits ein moderater Alkoholgenuss die Dünndarmüberwucherung begünstigen kann.

VON RÖTUNG BIS KNOLLENNASE

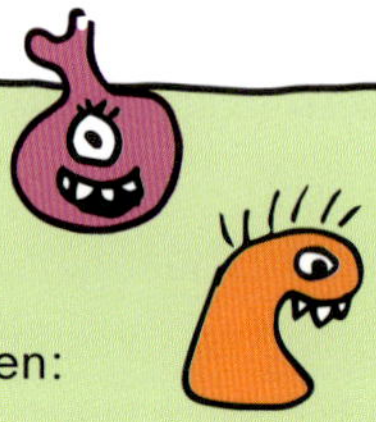

Unbehandelt verläuft die Rosacea in mehreren Stadien:

Im **ersten Stadium** kommt es zu „flush-artigen", also sehr plötzlich auftretenden Gesichtsrötungen und Hitzegefühl, die durch viele äußere Faktoren ausgelöst werden können. Zu Beginn der Erkrankung klingen diese *„Flushs"* nach kurzer Dauer wieder ab.

Mit der Zeit bleiben die Rötungen im Nasen- und Wangenbereich aber immer länger, teilweise Stunden oder sogar Tage bestehen. In dieser Phase entwickeln sich oft auch erweiterte Äderchen, sogenannte Teleangiektasien, vor allem an den Wangen und in den Regionen um Mund und Nase. Diese Erscheinung bezeichnet man auch als „Couperose".

Im **zweiten Stadium** treten rötliche Knötchen und Pusteln auf, die an Aknepickel erinnern. Mit der Zeit kommt es immer häufiger zu diesen „Pustelschüben", die Haut verdickt sich allmählich. Im Gegensatz zur Akne entstehen aber keine Mitesser.

Das **dritte Stadium** ist durch eine Vermehrung des Bindegewebes, eine Verdickung der Haut und die Ausbildung großflächiger entzündlicher Knoten gekennzeichnet.

Bei jedem zehnten Betroffenen tritt auch noch ein **viertes Stadium** auf. Das Bindegewebe der Nase vermehrt sich dann so stark, dass man von einer „Knollen-" oder „Pfundsnase" spricht. Vor allem Männer entwickeln diese „Rhinophyme".

Gefürchtet ist eine Mitleidenschaft der Augen, bei der es zu Entzündungen des Lidrandes, der Bindehaut, Hornhaut oder Regenbogenhaut (Iris) und im schlimmsten Fall sogar zu einer dauerhaften Beeinträchtigung der Sehkraft kommen kann. Da bei mindestens jedem dritten Rosacea-Patienten eine – wenn auch meist milde – Augenbeteiligung besteht, sollte sich jeder Betroffene vom Augenarzt durchchecken lassen.

Auch wenn ich normalerweise zum Wohl der Keime im Darm vor Antibiotika warne, sollte man sich als Rosacea-Patient bzw. als behandelnder Arzt doch mit diesem Thema beschäftigen. Zunächst kann man aber überprüfen lassen, ob wirklich ein SIBO-Syndrom vorliegt. In diesem Fall lässt sich mit einer sehr niedrigen Dosierung des Antibiotikums Doxycyclin häufig eine Besserung erreichen. Dabei wurden nur 40 mg täglich gegeben, statt der normalen Dosierung, die in der Regel 200 mg beträgt. Allerdings flammt die Erkrankung nach dem Absetzen meistens wieder auf. Dauerhafte Besserungen ließen sich hingegen mit Rifaximin erzielen. Dieses Antibiotikum wirkt nur im Darm, gelangt aber nicht in den Körper, da es nicht resorbiert, das heißt, ins Zellinnere aufgenommen werden kann. Nach der Antibiotika-Kur sollte die Darmflora wieder aufgebaut werden. Der Keim *Lactobacillus casei* sollte auf jeden Fall in der Mixtur enthalten sein, denn von ihm weiß man, dass er die Besiedelung des Dünndarms mit den falschen Keimen wirkungsvoll verhindern kann. Probiotische Keime können auch mit den Antibiotika oder mit einer äußerlichen Behandlung der Haut kombiniert werden. In einer in Italien durchgeführten Studie besserte sich die Haut der Patienten deutlich schneller, wenn sie ihre Medikamente mit Probiotika kombinierten.

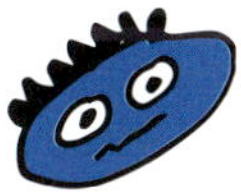

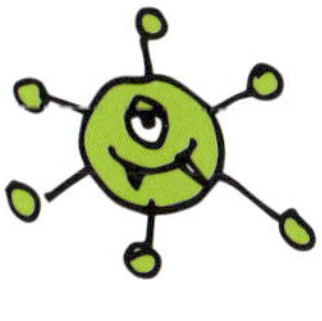

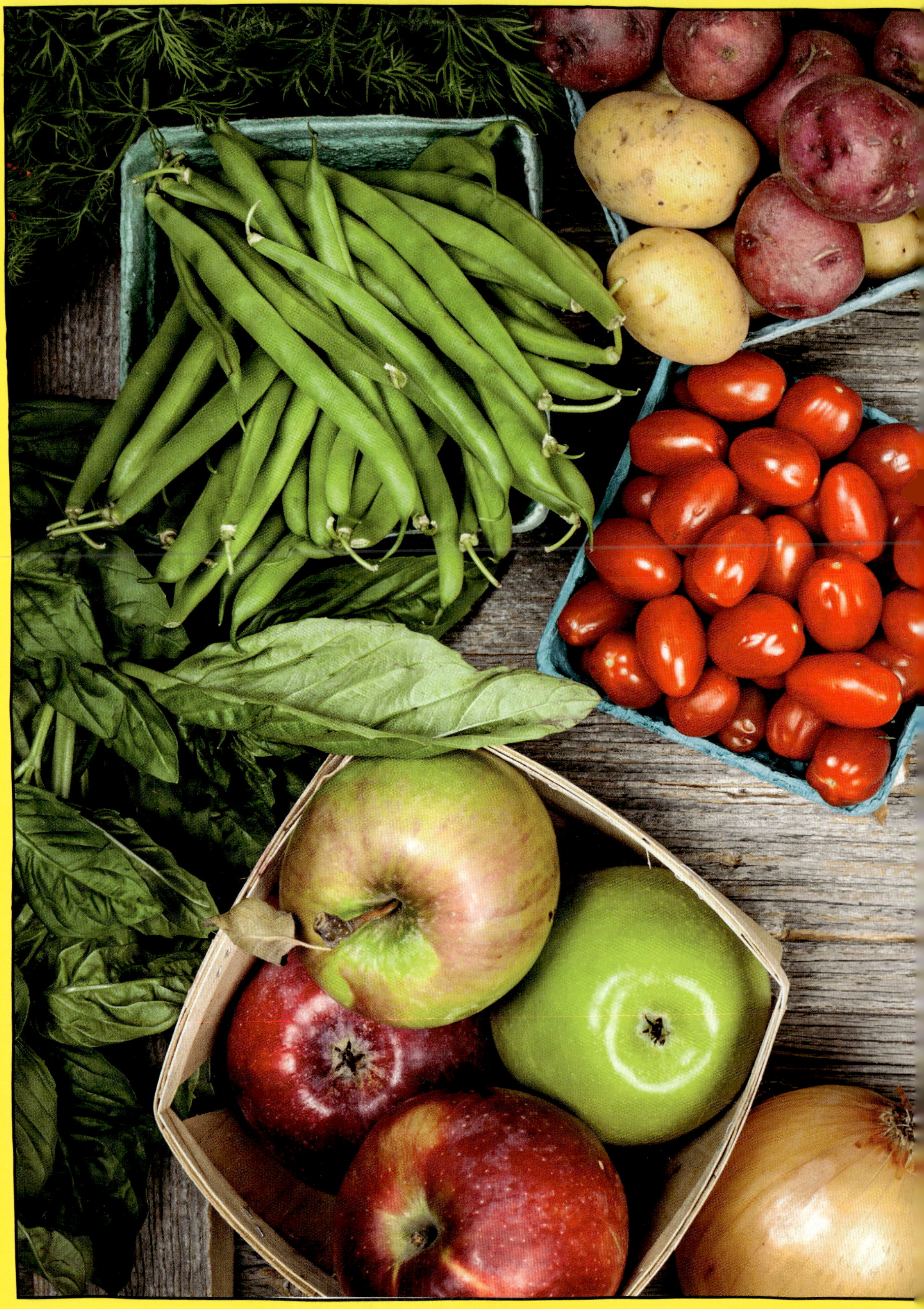

Kapitel 6

EIN GESUNDES DARMKLIMA SCHAFFEN

MULTIKULTI IM GEDÄRM

Sie haben jetzt eine Menge erfahren über gute und schlechte Darm- und Hautbakterien sowie über Keime, die sich auf unseren Teint, die Lichtempfindlichkeit der Haut und den Glanz unserer Haare ebenso auswirken wie auf Allergien, Ekzeme, Pickel und Schuppenflechte. Inzwischen zweifelt kein seriöser Experte mehr daran, dass es enge Verbindungen zwischen Darm und Haut gibt und dass sich diese Beziehungen zu unserem Wohl verbessern und stärken lassen. Doch eines vorweg: Das perfekte *eine* Mikrobiom gibt es nicht – vielleicht ist es aber auch nur noch nicht entdeckt worden. Die Zusammensetzung der Darmflora variiert normalerweise von Mensch zu Mensch, und sie ist so individuell wie ein Fingerabdruck. Bei der Analyse Tausender Stuhlproben konnten Forscher keine zwei Mikrobiome entdecken, die identisch gewesen wären. Das bedeutet: Wir können mit zahlreichen Darmflora-Varianten gut leben – vorausgesetzt, es sind ein paar Bedingungen erfüllt.

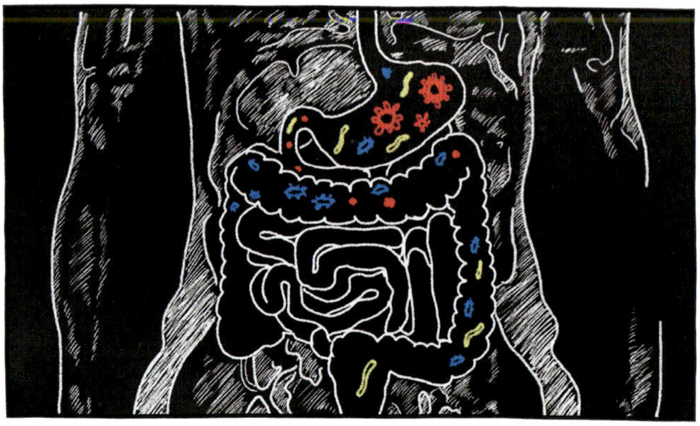

Eine vielfältige Darmflora hält uns gesund.

Das Ziel des „Schön mit Darm“-Programms ist es, Darm- und Hautflora zu optimieren, die Nährstoffversorgung des Körpers und vor allem auch der Haut zu verbessern, Entzündungen zu lindern, die Abwehrkräfte zu stärken und dadurch langfristig das Hautbild zu verfeinern. Dazu benötigt unser Körper zunächst einmal eine reichhaltige und vielfältige Darmflora, sozusagen eine „Multi-Kulti-Gesellschaft“ im Verdauungstrakt. Denn jeder Keim besitzt andere Fähigkeiten und produziert unterschiedliche Substanzen – viele dieser Stoffe nutzen uns, manche schaden und können uns krankmachen. Je höher die Diversität der Keime, desto stabiler und widerstandsfähiger ist unsere Darmflora. Doch in unseren modernen Zivilisationen hat diese Vielfalt enorm gelitten. Anders sieht es aus bei Menschen, die noch sehr ursprünglich leben. 2009 analysierten Forscher Stuhlproben von Angehörigen des Yanomami-Stammes. Diese indianischen Ureinwohner leben völlig isoliert im Amazonasgebiet, ernähren sich auf Naturbasis, und Medikamente wie Antibiotika sind ihnen völlig unbekannt. Die Wissenschaftler staunten nicht schlecht: In den Proben fanden sie die größte bakterielle Artenvielfalt, die jemals bei einem Menschen entdeckt und beschrieben wurde. Vergleiche mit dem öden Darmmikrobiom von uns „Westlern“ legen den Schluss nahe, dass unser moderner Lebensstil den winzigen Wohltätern nicht gut bekommt. Der Zustand des Darms und seiner Bewohner ist vor allem davon abhängig, was man isst. Die typische Ernährung des 21. Jahrhunderts mit viel Zucker, zu wenig Ballaststoffen und zu häufigem Konsum von Fertiggerichten und verarbeiteten Nahrungsmitteln fördert die gesunden Keime eben leider nicht. Unsere freundlichen Darmbakterien verhungern sozusagen vor vollen Tellern. Auch Antibiotika, übertriebene Hygiene, wenige Infekte und das Leben in Kleinfamilien sorgen dafür, dass sich einige Keime für immer verabschieden. „Bakterien leben nicht zufällig auf dem Menschen, sondern sie erfüllen einen Zweck“, sagt der Mediziner Martin Blaser von der New York University in Manhattan, der an der Expedition ins Amazonasgebiet teilnahm. „Doch einige dieser Bakterien verschwinden. Das verändert die Physiologie – und damit die Gesundheit des Menschen.“

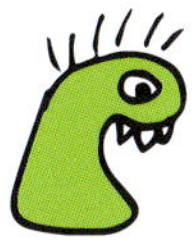

Gleichzeitig muss aber das Verhältnis der Keime untereinander stimmen. Gute, nützliche, gesundheitsförderliche Mikroorganismen müssen überwiegen, damit sich die weniger freundlichen Gesellen nicht breitmachen können. Wie es in jeder größeren Stadt Ecken und Gegenden mit dunklen Gestalten gibt, die man besser meidet, so gibt es auch in jedem Darm Typen, die nur darauf lauern, etwas anzustellen, etwa Entzündungen zu entfachen und Allergien auszulösen. Doch solange sie in der Unterzahl sind, können wir mit den paar Schurken gut leben. Wichtig ist nur, dass wir unsere Bodyguard-Bakterien nach Kräften unterstützen.

Auch Medikamente lassen unsere Freunde nicht unbeeindruckt. Der Job von Antibiotika ist es, Bakterien zu killen, und das können sie gut. Was sie nicht können: zwischen nützlichen und schädlichen Keimen differenzieren. Sie machen alles platt und löschen dadurch ganze Generationen hilfreicher Keime aus. Dann haben schädliche Mikroorganismen gute Chancen, die Herrschaft an sich zu reißen. So manches Desaster im Darm hat mit Antibiotika begonnen. Schon eine einzige zehntägige Antibiotikakur schlägt eine Bresche in das natürliche Mikrobiom im Darm, die teilweise noch nach einem Jahr besteht und das nachweisbar. Selbst Antibiotikaspuren, die wir vor allem mit Fleisch und Wurst zu uns nehmen, verändern die Darmflora. Von Antibiotikaresistenzen ganz zu schweigen. In vielen Ländern der Welt, so auch in China, sind Antibiotika rezeptfrei erhältlich und werden bei allen Beschwerden – von Kopfschmerzen bis Haarausfall – unkritisch und völlig falsch dosiert „eingeworfen“. Das bleibt nicht ohne Folgen. Jetzt haben chinesische Wissenschaftler eine mehr als besorgniserregend Entdeckung gemacht: In chinesischen Flüssen leben Milliarden antibiotikaresistenter Bakterien. In jedem

Gramm Sediment fanden sie durchschnittlich 1 Million resistenter Keime – es ist nur eine Frage der Zeit, bis diese für den Menschen gefährlich werden. Doch gerade dann kann eine stabile Darmflora nur von Nutzen sein.

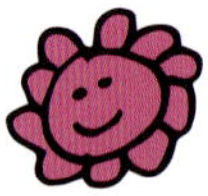

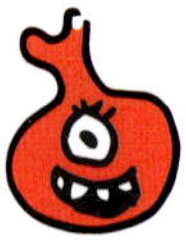

EIN HIMMELBETT FÜR GUTE FREUNDE

Jetzt liegt es an Ihnen, in Ihrem Darm ein gemütliches Klima zu schaffen, wo sich möglichst vielfältige Beautybakterien, Schlankmikroben und Attraktivitätskeime wohl fühlen und gerne ansiedeln. Doch wie bekomme ich die richtigen Keime in den Darm und wie sorge ich dafür, dass sie dort auch wachsen, gedeihen und vor allem dauerhaft bleiben? Die erste Empfehlung mag banal erscheinen, ist aber dennoch wichtig: Ernähren Sie sich möglichst abwechslungsreich. Jede Mikrobe hat andere Vorlieben. Essen wir unsere Lieblingsgerichte zu häufig, tummelt sich bei uns bald ein Heer von ähnlichen Keimen, die ebenfalls auf Currywurst, Donuts oder Schnitzel stehen. Mit einer zu einseitigen Kost wird es nichts mit der gesunden Darmflora!

Tim Spector, Wissenschaftler am King's College London, stellte vor Kurzem fest, dass die Vielfalt des Mikrobioms bereits nach zehn Tagen Fast Food um ein Drittel abgenommen hatte. Dummerweise lieben gerade die unerwünschten Bakterien Zucker und Fett und sehen darin eine gute Chance, sich auszubreiten. Andere wichtige Bakterien, die für glänzende Haare und eine strahlende Haut sorgen, verabschieden sich dann nach und nach aus dem Verdauungstrakt, wenn Sie ihre Lieblingsspeisen zu selten auf den Tisch bringen. Wie gut sich die Darmflora unseren Ernährungsgewohnheiten anpassen kann, zeigt ein Vergleich zwischen Japanern und Nordamerikanern. Während in Japan Algen und Seegras häufig auf dem Speiseplan stehen, futtern die Amerikaner leidenschaftlich gern Barbecue mit allem, was dazugehört. Deshalb verwundert es nicht, dass Forscher in allen japanischen Stuhlproben Bakterien fanden, die Algen besonders effizient verdauen können. Diese „Sushi-Keime" ließen sich jedoch bei keinem einzigen Amerikaner nachweisen.

Die unglaubliche Anpassungsfähigkeit der Darmflora an neue Ernährungsgewohnheiten sollten wir uns zunutze machen. Wenn wir mutig sind, uns bisher unbekannte Nahrungsmittel ausprobieren und öfter mal neue Gerichte auf den Tisch bringen, lassen sich innerhalb von 24 Stunden deutliche Veränderungen in der Zusammensetzung der Darmflora feststellen, denn plötzlich vermehren sich andere Bakterien. Und das kann ziemlich schnell gehen. Unter günstigen Bedingungen werden aus einem Keim innerhalb eines Tages mehr als 100 Milliarden.

Um dauerhafte Erfolge zu erzielen, muss man aber längerfristig darmfreundlich essen. Bei lieblosen und nur kurzfristigen Versuchen, die Ernährung umzustellen, „verstecken“ sich die üblen Keime an schlecht zugänglichen Orten im Darm, und sobald wir wieder zu Fertiggerichten, Süßkram und Co. zurückkehren, reißen sie erneut das Ruder an sich. Starke und gut ernährte Schutzbakterien können solche Übergriffe verhindern. Deshalb geben Sie Ihren „Verbündeten“ etwas Zeit, um sich gut aufzustellen und das Steuer zu übernehmen.

NUR DAS BESTE FUTTER FÜR MEINE BAKTERIEN

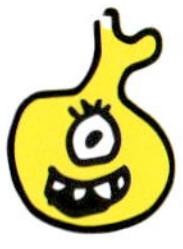

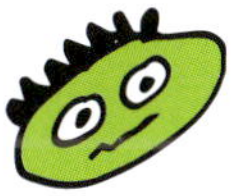

Während wir „Wirte“ leicht verdauliche Kohlenhydrate wie Gummibärchen oder Kuchen lieben, haben unsere „Gäste“ im Darm Appetit auf ganz andere Dinge. Deren Leidenschaft heißt „Präbiotika“. „Präbiotika“ bedeutet eigentlich „vor dem Leben“ (*prae* „vor“, *bios* „Leben“), aber man könnte den Begriff auch einfach mit „Bakterienfutter“ übersetzen. Sie bewirken im Prinzip das, was wir auch unseren Kindern versprechen, um sie zum Essen zu animieren: Bakterienfutter lässt die guten, nützlichen Keime „groß und stark“ werden.

Präbiotika tragen zwar Namen, die an den Chemieunterricht denken lassen, doch lassen Sie sich durch Bezeichnungen wie „Oligofructose“, „Lactulose“, „Inulin“ oder „Galactooligosaccharide“ nicht abschrecken. Die sorgen nämlich dafür, dass der Darm für Bakterien ein wunderbarer, weil saurer Ort wird. Und auch nur aus diesem Bakterienfutter können wohltätige Keime die nötige Energie gewinnen, um Botenstoffe zu produzieren, die vor Falten und Entzündungen schützen, die Haare sprießen lassen und den Teint zum Strahlen bringen. Die meisten unerwünschten Keime haben weder Lust auf diese Bakterienleckerlis, noch fühlen sie sich im sauren Darm wohl. Kein Wunder, dass ihre Anzahl dann rasch kleiner wird. Damit haben Sie als Wirt der guten Darmkeime Ihr Ziel erreicht!

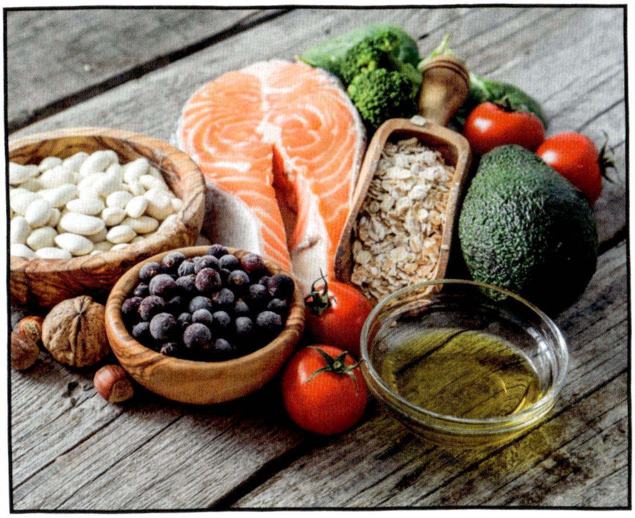

Ballaststoffe und Omega-3-Fettsäuren – das schmeckt der Darmflora.

BAKTERIENFUTTER? WO FINDE ICH DAS?

In vielen Ernährungsbüchern und Diätratgebern erfahren Sie, was Sie nicht essen sollen. Wir machen hier mal eine Ausnahme und nennen Ihnen Nahrungsmittel, von denen Sie ruhig auch größere Mengen verzehren dürfen. Ihre Bakterien werden jubeln!

Inulin:
Besonders viel Inulin enthalten: Chicorée, Artischocken, Knoblauch, Zwiebeln, Lauch (Porree), Bärlauch, Agavendicksaft, Schnittlauch, Schwarzwurzeln (Winterspargel), Spargel, Topinambur, Pastinaken, Zichorienwurzel (Wurzel der Wegwarte, enthalten in Zichorienkaffee, z. B. Caro-Kaffee), Endiviensalat, Yacon-Sirup (Süßungsmittel aus der südamerikanischen Yacon-Pflanze), Inulinpulver aus der Zichorien- oder Chicoréewurzel.

Geringere Mengen Inulin findet man auch in: Bananen, Weizenkleie, Roggenmehl.

Fructooligosaccharide/Oligofructose:
Besonders viele Fructooligosaccharide/Oligofructose sind enthalten in: Roggen, Hafer, Zwiebel, Knoblauch, Bananen, Tomaten, Spargel, Bier.

Resistente Stärke:
Besonders viel resistente Stärke enthalten: etwas unreife grüne Bananen, kernige Haferflocken, weiße, rote und grüne Bohnen, Erbsen, Linsen, Gerste, erkaltete Kartoffeln, erkalteter Reis, Vollkorn-Haferbrot, Haferbrei (aufgekocht und wieder abgekühlt), Hirse, Maniokwurzeln, Weißbrot.

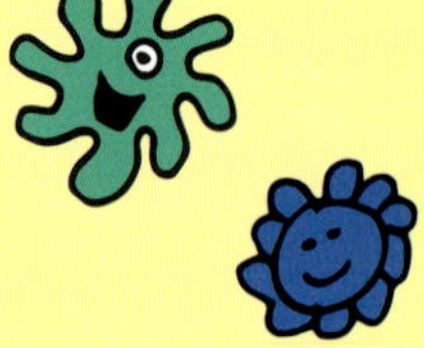

Pektin:
Besonders viel Pektin steckt in: Obst (mit Schale), Gemüse.

Lactulose:
Besonders viel Lactulose finden Sie in: erhitzter Milch und Milchprodukten.

Sonstige Nahrungsmittel mit präbiotischen Eigenschaften:
Mandeln, Chia-Samen, Leinsamen, Honig, grüner Tee, Granatapfelkerne, Granatapfelsaft, Cranberrys und Cranberrysaft, dunkle Schokolade, Kaffee, Äpfel mit Schale, Rotwein, Bier

Doch in den meisten Därmen herrschen keineswegs paradiesische Zustände. Leicht verdauliche Kohlenhydrate, die in Fast Food, Kuchen und Weißbrot stecken, spielen nämlich für die Darmflora im Dickdarm – hier sitzen die entscheidenden Keime – keine Rolle, denn diese Nahrungsbestandteile werden schon viel weiter oben im Verdauungstrakt resorbiert. Bis in den Dickdarm schaffen es deshalb nur Präbiotika. Dieses Bakterienfutter ist nur in einigen Nahrungsmitteln enthalten. Welche das sind, finden Sie in der Liste auf Seite 118. Leider gehören dazu in der Hauptsache solche Lebensmittel, die bei der mitteleuropäischen Durchschnittsfamilie nicht allzu häufig oft auf dem Tisch landen. Ich muss gestehen, auch ich hatte früher kein Rezept mit Pastinaken, Topinambur, Maniokwurzeln oder Schwarzwurzeln in meinem Repertoire. Glücklicherweise hat Frau Rautenberg tolle Rezepte mit diesem Super-Bakterienfutter entwickelt, die Sie im Rezeptteil finden und unbedingt mal ausprobieren sollten. Aber auch einige gängige Lebensmittel wie Haferflocken, Bohnen, Linsen, Zwiebeln und Endiviensalat liefern Präbiotika. Nicht zu vergessen: Leinsamen. Nach dem Verzehr von täglich 10 Gramm Leinsamen hatten sich 33 nützliche Bakterienspezies im Darm deutlich vermehrt – und das nach nur sechs Wochen. Und wer es gerne süß mag, wird ebenfalls fündig. Zum Süßen kann man zum Beispiel Honig oder Agavendicksaft verwenden. Bei beiden konnte eine präbiotische Wirkung nachgewiesen werden. Künstliche Süßstoffe wie Saccharin sollten Sie hingegen meiden, da sie sich ungünstig auf das bakterielle Gleichgewicht auswirken. Auch Mandeln sind wunderbare Bakterienleckerlis. Warum also nicht mal süßes Mandelmus statt Nuss-Nougat-Creme aufs Frühstücksbrötchen?

INULIN UND RESISTENTE STÄRKE FÜR EINE SCHÖNE HAUT

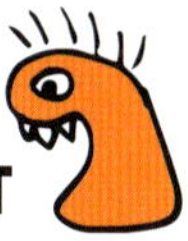

Es gibt Leckerbissen, die unsere Darmflora besonders schätzt, so kann sie bei resistenter Stärke einfach nicht widerstehen. Doch wo finden wir die? In kalten Kartoffeln, in kalten Nudeln und in kaltem Reis! Beim Erhitzen und anschließenden Abkühlen verändert sich die Stärke in einigen Nahrungsmitteln und kann dann dem Verdauungsprozess in den oberen Darmabschnitten besser standhalten. So kommen größere Mengen „resistenter Stärke" im Dickdarm an und stehen als Bakterienfutter bereit. Jetzt denken Sie vielleicht, dass wohl kaum jemand Reis, Nudeln oder Kartoffeln kalt isst. Aber zu leckerem Kartoffelsalat oder einem feinen Sushi beim Japaner können dann doch die wenigsten Nein sagen. Bei diesen Lebensmitteln ist das Abkühlenlassen wichtig für die Bildung der begehrten resistenten Stärke. Eine kleine warme Kartoffel liefert ungefähr 1,8 Gramm davon, eine gleich große abgekühlte etwa doppelt so viel. Sie bildet sich vor allem beim Erkalten von Nahrungsmitteln. Deshalb sollten

Sie nicht nur Reis, Nudeln und Kartoffeln, sondern auch Bohnen, Erbsen, Hirse etc. nach dem Kochen abkühlen lassen. Übrigens ist es kein Problem, zum Beispiel die Kartoffeln nach dem Abkühlen wieder zu erhitzen, um beispielsweise leckere Bratkartoffeln daraus zuzubereiten. Wenn sich die resistente Stärke erst einmal gebildet hat, ist sie tatsächlich recht resistent. Die meisten Menschen essen weniger als 5 Gramm resistente Stärke am Tag. Für einen gesunden Darm sollten es aber 10–15 Gramm sein. Vor allem die wichtigen Darm- und Hautschutzkeime *Faecalibacterium prausnitzii* und *Akkermansia muciniphila*, die man beide nicht in Form einer Nahrungsergänzung einnehmen kann, entwickeln und vermehren sich besonders gut, wenn ihnen ausreichend resistente Stärke als Futter zur Verfügung steht.

Sie müssen jetzt natürlich nicht jeden Tag zum Japaner gehen oder etwa die Oma bitten, mal wieder ihren tollen Kartoffelsalat zu machen. Diese besondere Art von Stärke steckt auch in weißen und grünen Bohnen und Vollkorn-Haferbrot. Ein heißer Tipp ist die nicht ganz reife, noch etwas grüne Banane. 100 Gramm liefern 12,5 Gramm resistente Stärke, eine reife Banane hingegen nur noch 4,7 Gramm. Wer rohen grünen Bananen nichts abgewinnen kann, der darf die Früchte natürlich auch zu einem leckeren Joghurt-Shake verarbeiten. Noch mehr Nahrungsmittel mit resistenter Stärke finden Sie in der Tabelle auf Seite 118.

Ein weiteres wertvolles Präbiotikum, das vor allem den hautfreundlichen *Lactobazillen* und *Bifidobakterien* schmeckt, ist Inulin. Diese präbiotische Bakterienspeise ist nur in einigen Nahrungsmitteln enthalten. Deshalb sollten Sie Lauchgemüse, Spargel, Chicorée oder Endiviensalat ruhig öfter auf den Tisch bringen. Das ausgezeichnete Bakterienfutter Inulin finden Sie nicht nur in einigen Nahrungsmitteln (siehe die Tabelle), sondern auch in Nahrungsergänzungsmitteln.

Vorsicht ist geboten, wenn Sie unter einer Fruktoseintoleranz leiden. Dann sollten Sie mit Nahrungsergänzungsmitteln, die hochdosiertes Inulin enthalten, etwas vorsichtig sein, sonst drohen Blähungen. Inulinhaltige Lebensmittel werden sonst aber meist gut vertragen. Für alle anderen ist Inulin hervorragend geeignet, um die Darmflora gut zu pflegen.

Wer mehr *Bifidobakterien* braucht, kann auch auf grünen Tee setzen. Japanische Wissenschaftler untersuchten kürzlich den Effekt von Grüntee auf die Darmflora. Zehn Freiwillige, die bisher Tee-Abstinenzler waren, mussten dazu zehn Tage lang täglich rund einen Liter des Heißgetränks zu sich nehmen. Vor und nach dieser Zeit wurden ihnen Stuhlproben abgenommen. Bei der Analyse fiel auf, dass sich die nützlichen Bifidobakterien offensichtlich besonders wohl fühlen, wenn sie von grünem Tee umspült werden, denn sie vermehrten sich messbar. Grüntee wirkt wie ein Präbiotikum, das Wachstum und Entwicklung nützlicher Keime unterstützt. Und gleichzeitig schützen die Polyphenole im grünen Tee die Haut auch noch nachweislich vor Sonnenschäden und Hautalterung – mehr kann man von einem Lebensmittel eigentlich kaum erwarten. Ebenso fördert der tägliche Genuss von zwei Äpfeln mit Schale die Bifidokeime, während Entzündungsbakterien wie *Clostridien* durch den gesunden Genuss nach und nach vertrieben werden.

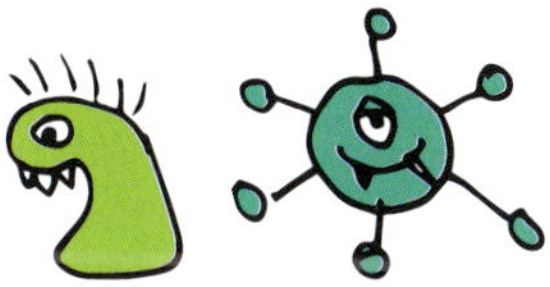

ROTWEIN SORGT FÜR NEUE FREUNDE

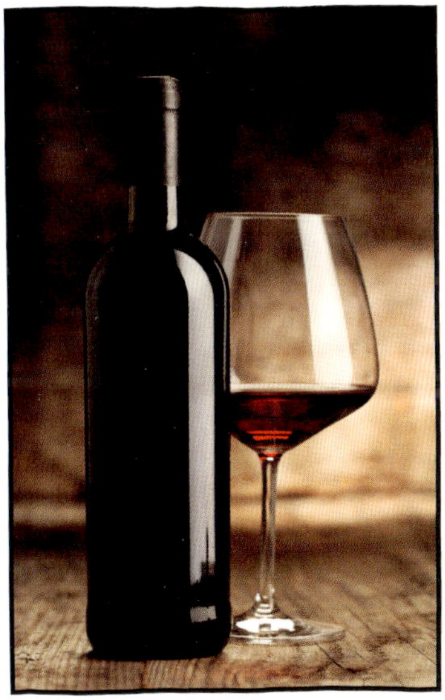

Ab und zu ein Gläschen Rotwein bekommt den Darmbakterien gut.

Hin und wieder sündigen ist ausdrücklich erlaubt. Wenn das Grundkonzept der Ernährung stimmt, erleichtern gelegentliche „Ausrutscher“ das Durchhalten enorm und schaden nicht. Die gute Nachricht: Einige Genussmittel, vor allem dunkle Schokolade, Rotwein und Kaffee, fördern die gesunde Entwicklung der Darmflora sogar. Beim Alkohol macht – wie bei so vielem – die Dosis das Gift. In Maßen konsumiert, scheint vor allem polyphenolreicher Rotwein dem Darm gutzutun (nur bei einer Neigung zu Rosacea sollte man die Finger davon lassen). Inzwischen gibt es verschiedene Studien – meist aus den Weinländern Italien und Spanien –, die den Einfluss von Rotwein auf die Bakteriengemeinschaft untersucht haben. Spanische Wissenschaftler suchten kürzlich 15 Freiwillige, die bereit waren, einen Monat lang täglich 250 ml Wein zu trinken. 5 Probanden mussten in dieser Zeit abstinent leben. Zu Beginn und am Ende wurden von allen Stuhlproben genommen. Nach den vier Wochen konnten sich die Weintrinker über eine vielfältigere und artenreichere Darmflora freuen. Das beweist wieder einmal die enorme Anpassungsfähigkeit unserer Freunde, denn es vermehrten sich vor allem die Keime, die die Weinpolyphenole besonders gut verstoffwechseln und uns damit verfügbar machen können. Und es zeigt auch, dass wir uns nicht nur unsere Mitmenschen, sondern auch unsere Darmflora „schöntrinken“ können. Wir sind also durchaus in der Lage, unser Mikrobiom mithilfe der Ernährung zu beeinflussen, und jeder von uns muss mit den Keimen leben, die er sich „herangezüchtet“ hat. Aber wir müssen uns nicht mit einer miesen Darmflora zufriedengeben, sondern sollten zukünftig häufiger mit unserem Essen die richtigen Impulse setzen.

PRÄ-, PRO- UND SYNBIOTIKA

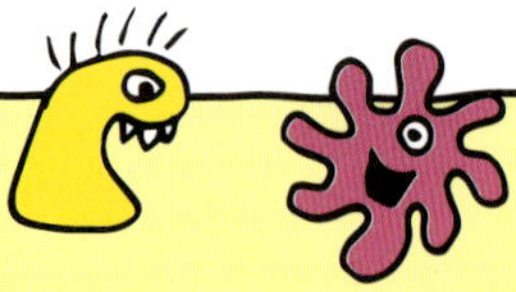

Prä-, Pro- und Synbiotika bieten vielfältige Möglichkeiten, die Flora von Haut und Darm zu regenerieren, zu erhalten und zu optimieren.

Präbiotika (*prae* „vor“ und *bios* „das Leben“) sind unverdauliche Nahrungsbestandteile, welche die Darmbakterien liebend gern verspeisen. Durch dieses Bakterienfutter blühen die Darmkeime auf, wachsen und vermehren sich. Inulin, Oligofructose und resistente Stärke zählen zu den bakterienfreundlichen Nahrungsbestandteilen. Experten gehen davon aus, dass positive Effekte ab 5 Gramm Präbiotika täglich einstellen – mehr ist aber besser. Wichtig: Nicht alle Ballaststoffe zählen zu den Präbiotika. So dürfen sich nur diejenigen nennen, die dem Magensaft und anderen Verdauungssäften weiter oben im Darm standhalten und anschließend von den Darmbakterien „fermentiert“, also weiterverarbeitet werden.

Probiotika bedeutet „für das Leben“ (*pro* „für“ und *bios* „das Leben“). Darunter versteht man Zubereitungen aus lebenden Mikroorganismen, die in aktiver Form in den Darm gelangen und dort günstig für die Gesundheit wirken. Wichtig ist, dass die Keime den Angriffen der Magen- und Gallensäure widerstehen können und lebend im Dickdarm ankommen. Zu den Probiotika gehören vor allem Milchsäurebakterien und Bifidobakterien.

Als **Synbiotika** (*syn* „zusammen“) bezeichnet man Nahrungsmittel oder Nahrungsergänzungsmittel, die sowohl Prä- als auch Probiotika enthalten. Sie haben den Vorteil, dass die probiotischen Bakterien bei ihrer Ankunft im Darm auch gleich was zu futtern bekommen. Dadurch werden die Startbedingungen für die Probiotika deutlich besser.

PROBIOTIKA COACHEN IHRE DARMFLORA

Lässt die Ernährung seit Jahren zu wünschen übrig, und hat man durch einen keimfeindlichen Lebensstil seiner Darmflora erst mal so richtig eins „auf den Deckel gegeben“ und die nützlichen Bakterien ordentlich dezimiert, ist es oft gar nicht so einfach, das Mikrobiom wieder ins Lot zu bringen. Es kann dann Monate dauern, bis die Mikroben im Darm wieder ihre alte Kraft und Zahlenstärke erreicht haben. Wenn man seinen „Darmwald“ wieder aufforsten, nach einer Antibiotikatherapie Lücken schließen oder gezielt etwas gegen Hautkrankheiten, Falten oder Übergewicht tun möchte, können probiotische Keime also sehr nützlich sein.

Diese gesundheitsförderlichen Mikroorganismen, meistens aus der Gruppe der Milchsäurebakterien (Lactobazillen) oder Bifidokeime, sind derzeit – im wahrsten Sinn des Wortes – in aller Munde und Gegenstand umfangreicher wissenschaftlicher Untersuchungen. Probiotika sind wichtige „Strippenzieher" im Körper. Es handelt sich um Bakterien oder Pilze, die gute Kontakte zu anderen Mikroorganismen unterhalten und auch mit verschiedenen Organen wie Haut oder Gehirn gut vernetzt sind.

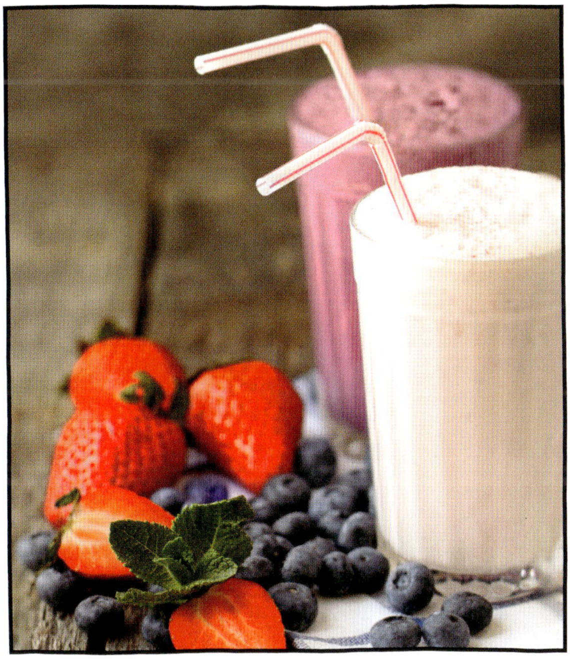

Joghurt, Kefir und Buttermilch enthalten wertvolle probiotische Bakterien.

1994 brachte die Firma Danone einen probiotischen Drink auf den europäischen Markt, und dieser hält bis heute unangefochten seine Spitzenposition in der inzwischen langen Liste gesundheitsfördernder Milchprodukte. Der Lebensmittelkonzern wirbt damit, dass „weltweit 129 Fläschchen seines Drinks pro Sekunde" getrunken werden, was dem Unternehmen – laut Spiegel online – „einen Umsatz von rund einer Milliarde Euro beschert". Tatsächlich können probiotische Bakterien – wenn man sie regelmäßig und in ausreichender Menge verzehrt – im Körper allerhand Gutes anstellen: Sie sind in der Lage, die Abwehrkräfte darauf zu trainieren, Krankheitserreger besser abzuwehren, sie senken das Risiko für Durchfallerkrankungen, schützen vor Entzündungen und Allergien, fördern die Gewichtsreduktion und können sogar Haut und Haare verschönern.

Doch dazu bedarf es nicht notwendigerweise teurer Joghurtdrinks. Allgemeine positive Wirkungen auf die Gesundheit lassen sich auch mit ganz normalem Naturjoghurt erzielen. So konnte eine französische Studie einen schützenden Effekt gegen Durchfallerkrankungen sowohl für Joghurtdrinks als auch für einen viel preiswerteren und weniger intensiv beworbenen Naturjoghurt nachweisen. Wichtig ist aber, dass Joghurt, Kefir oder Buttermilch nicht wärmebehandelt sind, denn nur dann enthalten sie die wertvollen Helferkeime.

Diese Erkenntnisse sind nicht wirklich neu. Bereits 1907 vermutete Elie Metchnikoff, ein russischer Immunologe, eine Verbindung zwischen dem regelmäßigen Verzehr von gesäuerten Milchprodukten mit lebenden Bakterien und der Langlebigkeit bestimmter osteuropäischer Volksstämme. In den folgenden Jahren beschäftigten sich Forscher immer wieder mit den Zusammenhängen zwischen Darmflora und Gesundheit. Doch die Crux dabei: Mehr als 90 Prozent aller Darmkeime ließen sich früher außerhalb des Körpers auf Nährböden gar nicht anzüchten und entzogen sich dadurch dem Zugriff der Wissenschaftler.

In den vergangenen Jahren sind die lebenden (Darm-)Bakterien wieder ins Zentrum des allgemeinen Interesses gerückt, denn ihre Fähigkeiten, Krankheiten zu lindern, die Stimmung auszugleichen wie auch Hautkrankheiten zu heilen, sind mehr als erstaunlich. Sie produzieren Sättigungshormone, stärken die Darmbarriere und regulieren das Immunsystem. Erhalten Kleinkinder Probiotika, lassen sich die positiven Wirkungen noch Jahrzehnte später feststellen. Kein Wunder, dass man probiotische Keime heute nicht nur in Joghurtdrinks findet, sondern sie auch Babynahrung, Eiscreme und Kosmetikprodukten zugesetzt werden. Probiotika wirken nicht nur direkt vor Ort, sondern sind auch in der Lage, die Bakterienpopulationen in eher verborgenen Körperregionen zu beeinflussen. So stellte man zum Beispiel fest, dass durch die Einnahme von Kapseln, die ein Keimgemisch aus Milchsäure- und Bifidobakterien enthielten, die Anzahl schädlicher Krankheitserreger in der Nasenschleimhaut deutlich zurückging. Auch der pH-Wert von Haut und Schleimhäuten lässt sich durch die Gabe hilfreicher Bakterien günstig beeinflussen. Andere Probiotika machen uns resistenter gegen Stress und können sogar vom Darm aus die Spiegel der Stresshormone senken.

In Zukunft ist damit zu rechnen, dass wir immer häufiger auf Antibiotika verzichten können und bei Infekten einfach „Gegenkeime" einnehmen. So werden auch Psychobiotika gegen Stress und Depressionen oder Dermabiotika in der Hautpflege demnächst so manches Medikament ersetzen und nicht nur die Krankheitssymptome, sondern auch deren Ursachen behandeln können.

DER RICHTIGE EXPERTE FÜR IHR PROBLEM

Wenn der Abfluss verstopft ist, rufen wir nicht die Polizei. Müssen die Schuhe besohlt werden, gehen wir nicht in die Kfz-Werkstatt. Im Alltag gibt es für fast jedes Problem einen Experten, der sich damit auskennt und der uns weiterhelfen kann. So sind auch die Aufgaben im Darm und auf der Haut unter den einzelnen Bakterienstämmen gut verteilt. Das bedeutet aber auch, dass nicht jeder Keim alles kann – selbst, wenn er einen ähnlichen Namen hat. So lässt zum Beispiel *Lactobacillus reuteri* (zumindest im Tierversuch) die Haare sprießen, doch wenn man etwas gegen Allergien tun möchte, sollte man eher auf *Lactobacillus paracasei* oder *Lactobacillus rhamnosus* setzen. Auch in einer Familie tragen alle Mitglieder meist denselben Nachnamen, was aber noch lange nicht bedeutet, dass alle gleich aussehen oder alle tolle Sportler sind. Sie verstehen sicher, worauf ich hinauswill: Die einzelnen Mikroorganismen unserer Darm- und Hautflora sind Spezialisten. Sie besitzen eine oder ein paar begrenzte Fähigkeiten, die sie uns zum Wohl der gesamten Flora und damit zu unserem eigenen Besten gerne zur Verfügung stellen. Nur wenn alle Experten an einem Strang ziehen, funktioniert unser Körper reibungslos. Deshalb ist ja auch die Keimvielfalt so wichtig, denn nur dann kann man sicher sein, sämtliche benötigten „Fachleute" an Ort und Stelle zu haben.

Das Tolle daran: Manche Keime lassen sich auch ganz gezielt gegen bestimmte Beschwerden einsetzen. Noch kennt man nicht alle Talente und Begabungen unserer Darmbewohner, aber einige haben sich schon identifizieren lassen. So hat man in Studien beispielsweise durch die Gabe von *Lactobacillus paracasei* gute Erfolge bei Gräserpollen-Allergien erzielt, als wirkungslos erwies sich aber die Einnahme von bestimmten *E. coli*-Bakterien. Durch die Gabe von *Lactobacillus rhamnosus* konnte man bei Kindern ihr Risiko für Neurodermitis deutlich senken. Verabreicht man aber *Bifidobacterium animalis subsp. lactis* bleiben die Effekte aus. Daran lässt sich gut erkennen, dass die Wirkung der einzelnen Darmkeime auf unsere Gesundheit stammspezifisch ist. Aus diesem Grund ist es wenig hilfreich, in der Apotheke einfach irgendein probiotisches Produkt zu holen. Zur gezielten Anwendung von Probiotika müssen wir uns deshalb die jeweils richtigen Experten für unser Problem einkaufen, denn nur dann ist eine Wirkung zu erwarten. Welcher Keim wann wie hilft, wurde in den vergangenen Jahren in zahlreichen Studien untersucht. Diese sind zwar jedermann zugänglich, aber inzwischen doch so umfangreich, dass nicht jeder Arzt oder Apotheker in diesem speziellen Gebiet auf dem Laufenden ist. Zudem sind auch noch viele Fragen offen und einige Untersuchungsergebnisse sogar widersprüchlich. Die Therapie mit probiotischen Keimen ist zwar ungefährlich, aber wenn man die falschen erwischt, kann die Wirkung entweder völlig ausbleiben oder es können sich die Symptome sogar verschlechtern. Damit Ihnen das nicht passiert, habe ich eine Vielzahl von Untersuchungen zusammengefasst und in die Form von Tabellen gebracht, die Sie in den einzelnen Kapiteln sicher schon gesehen haben. Daran können Sie sich orientieren.

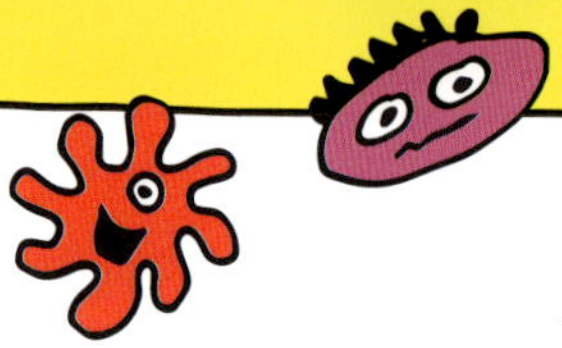

HER MIT DEN FREUNDLICHEN KEIMEN!

Damit Sie mit Probiotika auch wirklich die gewünschten Effekte erzielen, sollten Sie ein paar Regeln beachten.

Nicht kleckern, sondern klotzen: Dosieren Sie Probiotika ausreichend hoch oder – wenn Sie sich probiotische Keime über die Nahrung zuführen wollen – verzehren Sie täglich probiotikahaltige Nahrungsmittel. Sie müssen bedenken, dass in Ihrem Darm 100 Billionen Keime leben, die ihr Heim verteidigen und Neuankömmlingen die Stirn bieten. Wenn Sie ein Produkt wählen, das 500 Millionen Keime pro Tagesdosis enthält, hört sich das nach unserer Vorstellung vielleicht viel an, doch die Bakterien im Darm lachen nur darüber. Die in Studien als wirksam ermittelten Tagesdosen lagen meistens bei 10 Milliarden Keimen oder darüber. Die Anzahl der im Produkt enthaltenen Bakterien wird meist in der Einheit „kbe“ angegeben. Kbe ist die Abkürzung für „koloniebildende Einheiten“ und kann Ihnen als Richtwert für eine ausreichende Keimmenge dienen.

Nach einer Mahlzeit einnehmen: Probiotische Keime haben einen beschwerlichen Weg vor sich, wenn sie aus dem Joghurt oder dem Pulver bis in den Dickdarm wandern sollen. Die größte Hürde ist der extrem saure Magensaft, durch den sie schwimmen müssen. Im Nüchternzustand liegt der pH-Wert des Magens bei 1. Das entspricht dem pH-Wert von Salzsäure, die ja auch im Magen produziert wird. Spätestens seit mir im Chemiepraktikum heruntergetropfte Salzsäure ein Loch in meine Lieblingsturnschuhe gefressen hat, weiß ich, wie aggressiv diese Säure sein kann. Je saurer der Magensaft ist, desto mehr Keime bleiben auf der Strecke. Nach einer Mahlzeit steigt der pH-Wert im Magen aber auf bakterienverträgliche 3 an. Das entspricht in etwa dem Wert von Orangensaft. „Probiotisch“ dürfen sich Bakterien dann nennen, wenn zwischen 10 und 40 Prozent der Ausgangskeime diese Strapazen überstehen und lebend im Dickdarm ankommen. Das erklärt auch, weshalb es (siehe vorigen Punkt) für den Erfolg so wichtig ist, ein hochdosiertes Produkt einzusetzen. Um den Keimen ihren Weg ein bisschen zu erleichtern, sollten Sie probiotische Präparate immer nach einer Mahlzeit einnehmen – am besten mit ein paar Löffeln eines Milchprodukts.

Mit Vielfalt punkten: Probiotische Präparate sollten mindestens fünf oder mehr unterschiedliche Keimstämme enthalten. Die für uns Menschen günstigen Keime sind wie eine Familie, sie unterstützen sich gegenseitig, bilden ein Netzwerk und kooperieren in vielfältiger Weise miteinander. Unter anderem bilden einige Stämme

Milchsäure, die befreundeten Keimen das Überleben erleichtert. Einzelgänger haben es deshalb schwer, im Darm heimisch zu werden. Ein gutes Nahrungsergänzungsmittel sollte deshalb mehrere gut aufeinander abgestimmte Mikrobenstämme enthalten.

Keine Entzündungsförderer nehmen: Viele Hauterkrankungen gehen mit Entzündungen einher. Manche Keime fördern diese sogar noch. Deshalb sollten Sie sicherheitshalber bei Entzündungen Präparate mit folgenden Milchsäurebakterien meiden: *L. reuteri, L. brevis* und bei Allergien auch *L. fermentum*. Diese Keime sind nicht prinzipiell schlecht, aber da bei Hauterkrankungen und Allergien auch andere Bakterien wirkungsvoll sind, sollten Sie lieber dazu greifen.

Proviant für die Reise mitgeben: Wann immer möglich, nehmen Sie ein Synbiotikum, also ein Produkt, das sowohl probiotische Keime als auch präbiotische Ballaststoffe enthält. Die Kombination erhöht nachweislich die Überlebenszahl und die Ansiedelungswahrscheinlichkeit sowie die Wirksamkeit der nützlichen Mikroben. Kein Wunder, denn nach der langen Reise durch Magenland und Dünndarmien haben die winzigen Kerle Hunger. Finden sie vor Ort kein geeignetes Futter, gehen sie ein. Einige Experten halten inzwischen sogar die Gabe von probiotischen Keimen ohne Zusatz von Präbiotika für wirkungslos oder zumindest für wirkungsarm. Falls die von Ihnen benötigten Keime nicht als Synbiotikum erhältlich sind, können Sie als Ergänzung auch Inulinpulver (siehe Seite 177) anwenden oder zusätzlich zu den benötigten Keimen ein Synbiotikum einnehmen.

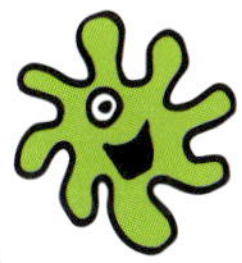

Nicht nur auf Präparate verlassen: Auch wenn man mit Probiotika „arbeitet", sollte man mal kritisch überprüfen, wie man sich ernährt. Denn die wohltätigen Keime haben keine Chance, sich im Darm breitzumachen, wenn wir ihnen nur einseitige und ballaststoffarme Mahlzeiten vorsetzen. Alle Rezepte, die Sie in diesem Buch finden, enthalten reichlich Bakterienfutter. Wenn Sie sich selber Rezepte ausdenken oder Ihre eigenen Gerichte mit Präbiotika anreichern möchten, kann Ihnen die nachfolgende Auflistung des „Bakterienfutters" helfen.

Zudem kann man sich die meisten Keime gar nicht mit Sauerkraut und Kefir oder als Kapseln und Pulver zuführen, denn sie leben zwar gut im sauerstoffarmen Milieu des Verdauungstrakts, sterben aber ab, sobald sie an die Luft kommen. Die Zahl dieser Bakterien lässt sich nur mit Ernährungstricks erhöhen.

Bacteroidetes (im Darm schlanker Menschen reichlich vertreten): Äpfel, Haferflocken, Kaffee, Rotwein und Bier

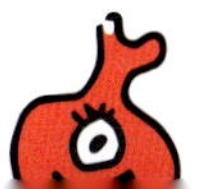

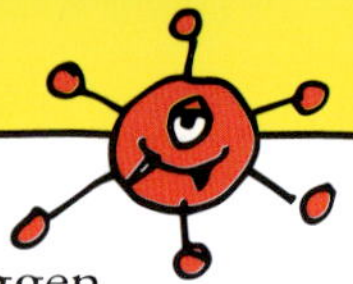

Prevotella (bei Neurodermitis unterrepräsentiert): Haferflocken, Kleie, Roggen, Rotwein

Faecalibacterium prausnitzii (bei Neurodermitis und Schuppenflechte unterrepräsentiert): resistente Stärke, Inulin, ballaststoffreiche Ernährung, zahlenmäßiger Anstieg auch durch andere probiotische Keime wie *B. longum*

Akkermansia muciniphila (bei Neurodermitis unterrepräsentiert): Cranberrys, Cranberrysaft, dunkler Traubensaft, Trauben, resistente Stärke, Anstieg auch durch probiotische Keime *wie L. plantarum, L. rhamnosus, B. breve, B. lactis* oder *B. longum*

Bifidokeime (bei Übergewicht und Allergien unterrepräsentiert): Äpfel mit Schale, dunkle Schokolade, grüner Tee, inulin- und oligofructosehaltige Nahrungsmittel und Nahrungsergänzungsmittel

Wir sollten mit den Keimen, die uns bewohnen, Frieden schließen und ihnen das Leben nicht unnötig schwer machen. Etwas weniger Hygiene, etwas mehr Schmutz, etwas weniger Stress, etwas mehr Bewegung und häufiger mal wieder selber kochen – das alles kann dazu beitragen, damit aus einer öden Darmflora wieder blühende Bakterien-Landschaften hervorgehen. Durchhaltevermögen ist aber notwendig, denn es kann Monate dauern, bis sich das Mikrobiom dauerhaft stabilisiert hat.

DARMFLORA-ANALYSE – ALTE FREUNDE TREFFEN

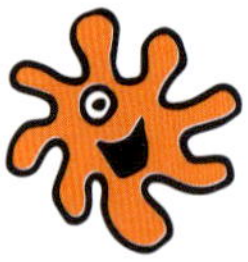

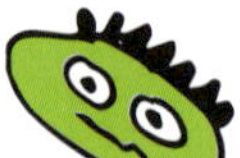

Woher weiß ich, was meinem Darm fehlt? Wir können nicht in uns hineinschauen, dem Darm die Hand geben und ihn nach seinem Befinden fragen. Aber wir können in uns hineinhorchen und hineinfühlen. Wenn es im Darm rumort, bleibt das nicht ungehört, Ziehen und Drücken nehmen wir wahr. Gesellen sich zu solchen subjektiv spürbaren Symptomen Hautprobleme, sollten wir hellhörig werden. Natürlich kann es sich auch um ein zufälliges Zusammentreffen handeln, aber es ist auf jeden Fall die Mühe wert genauer nachzuforschen, um möglicherweise den Ursachen anderer Problem im Organismus auf die Spur zu kommen.

Der Goldstandard ist eine Darmflora-Analyse. Dazu wird eine Stuhlprobe in ein mikrobiologisches Labor geschickt, und eine Woche später kennt man die Gäste in seinem Darm, die Langzeitbewohner und die flüchtigen Bekannten. Jeder kann die

Stuhlprobe selber in ein solches Labor schicken (ein paar Adressen finden Sie auf Seite 176). Besser ist es aber, wenn Ihr Hausarzt das übernimmt, denn das Labor kann nur dann konkrete Therapieempfehlungen aussprechen, wenn ein Arzt dazwischengeschaltet ist. Die Kosten werden in der Regel nicht von den Krankenkassen übernommen und liegen zwischen 70 und 100 Euro. Möchten Sie auch noch wissen, wie es um die Schleimhautwächter *Akkermansia muciniphila* und *Faecalibacterium prausnitzii* steht, schlägt dieser Test noch mal mit rund 70 Euro zu Buche.

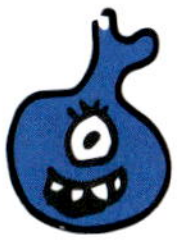

DARMREINIGUNG – „KEHRAUS" IM VERDAUUNGSTRAKT

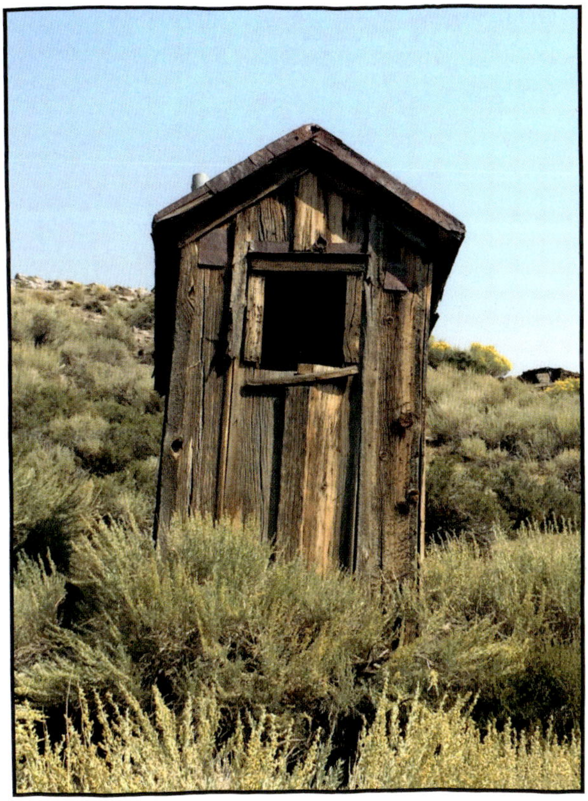

Wer hier lange sitzen muss, sollte nicht zu Abführmitteln greifen, sondern lieber für eine gesunde Darmflora sorgen.

Sicher haben Sie den Begriff „Darmreinigung" schon mal gehört. Darunter werden verschiedene Maßnahmen zusammengefasst, um den Darm zu entleeren und damit zu „sanieren". Häufig wird zur Darmreinigung vor Fastenkuren das Abführen mit Glaubersalz, das sogenannte Glaubern, empfohlen. Andere setzen auf Darmspülungen und Einläufe. Hätten unsere Helfer im Darm eine Stimme, würden sie laut um Hilfe schreien, denn diese Form der „Darmpflege" bringt das Leben im Verdauungstrakt ganz schön durcheinander. Ähnlich wie Antibiotika unterscheiden auch Abführmittel und Darmspülungen nicht zwischen Freund und Feind und dezimieren die guten wie die schlechten Keime. Kurz nach dem Glaubern findet man deutlich weniger von den guten und hilfreichen Bacteroidetes, Bifidobakterien, Milchsäurestämmen sowie anderen nützlichen Darmkeimen. Dafür werden die Proteobakterien und Enterobakterien mehr. Diese Konstellation schaltet in der Darmfabrik alle Hebel auf Entzündung. Allein durch das Abführen haben die unerwünschten Keime also einen deutlichen Vorsprung gewonnen. Doch nun werden die Karten neu gemischt. Plätze sind frei geworden, die es zu besetzen gilt. Das Rennen machen jene Mikroben, die sich nun besonders gut durchsetzen können und die in den nächsten Tagen die besten Bedingungen vorfinden. Wer dann nach dem Glaubern auch noch fastet und mehrere Tage oder Wochen lang keine präbiotischen Ballaststoffe aufnimmt, der stellt seinem Mikrobiom bei diesem Wettlauf ein Bein. Denn jetzt brauchen die Helfer im Darm selber Hilfe. Sie benötigen präbiotische Nahrungsbestandteile, um sich gut entwickeln zu können und vielleicht doch noch die Chance zu bekommen, entstandene Lücken zu besetzen. Zwingen wir uns zum Fasten, zwingen wir unsere Darmflora in die Knie.

Auch die Wiener Forscherin Marlene Remely hat diese Zusammenhänge untersucht und konnte bei ihren Probanden nach dem Abführen ein Ansteigen von Entzündungskeimen feststellen. Anschließend ließ sie die freundlichen Mikroorganismen jedoch nicht allein, sondern schickte ihnen Verstärkung in Form probiotischer Keime. Und siehe da: Nach kurzer Zeit hatte sich das Chaos in der Darmflora wieder gelegt, und die guten Bakterien gewannen nach und nach die Oberhand. Ihr Fazit: Wenn man denn abführen muss, zum Beispiel wegen einer Darmspiegelung, sollte man anschließend durch die Einnahme von Pro- und/oder Präbiotika die Regeneration seiner Darmflora unterstützen. Direkt nach dem Abführen ist der Darm zudem besonders empfänglich für die Neuaufnahme pathogener, also krankheitsverursachender Keime. Während und nach einer Fastenkur ist es deshalb sinnvoll, die Etablierung einer gesunden Darmflora durch eine darmfreundliche Ernährung zu fördern.

Prinzipiell gilt: Das „Durchspülen" macht die Situation im Darm nicht besser, sondern schlechter. Denn Keime, die Übergewicht und Entzündungen fördern, nehmen anschließend überhand. Deshalb sollte man, außer wenn es zu diagnostischen Zwecken im Rahmen einer Darmuntersuchung erforderlich ist, um alle Arten von Darmreinigung einen großen Bogen machen – zugunsten einer vielfältigen, gesunden und stabilen Darmflora.

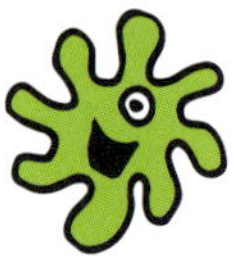

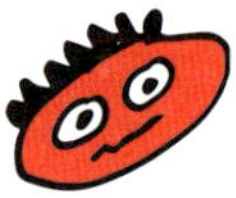

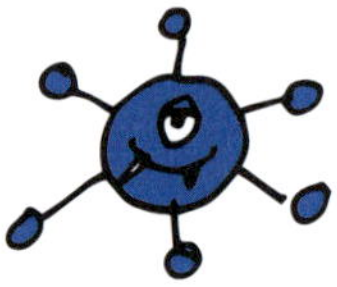

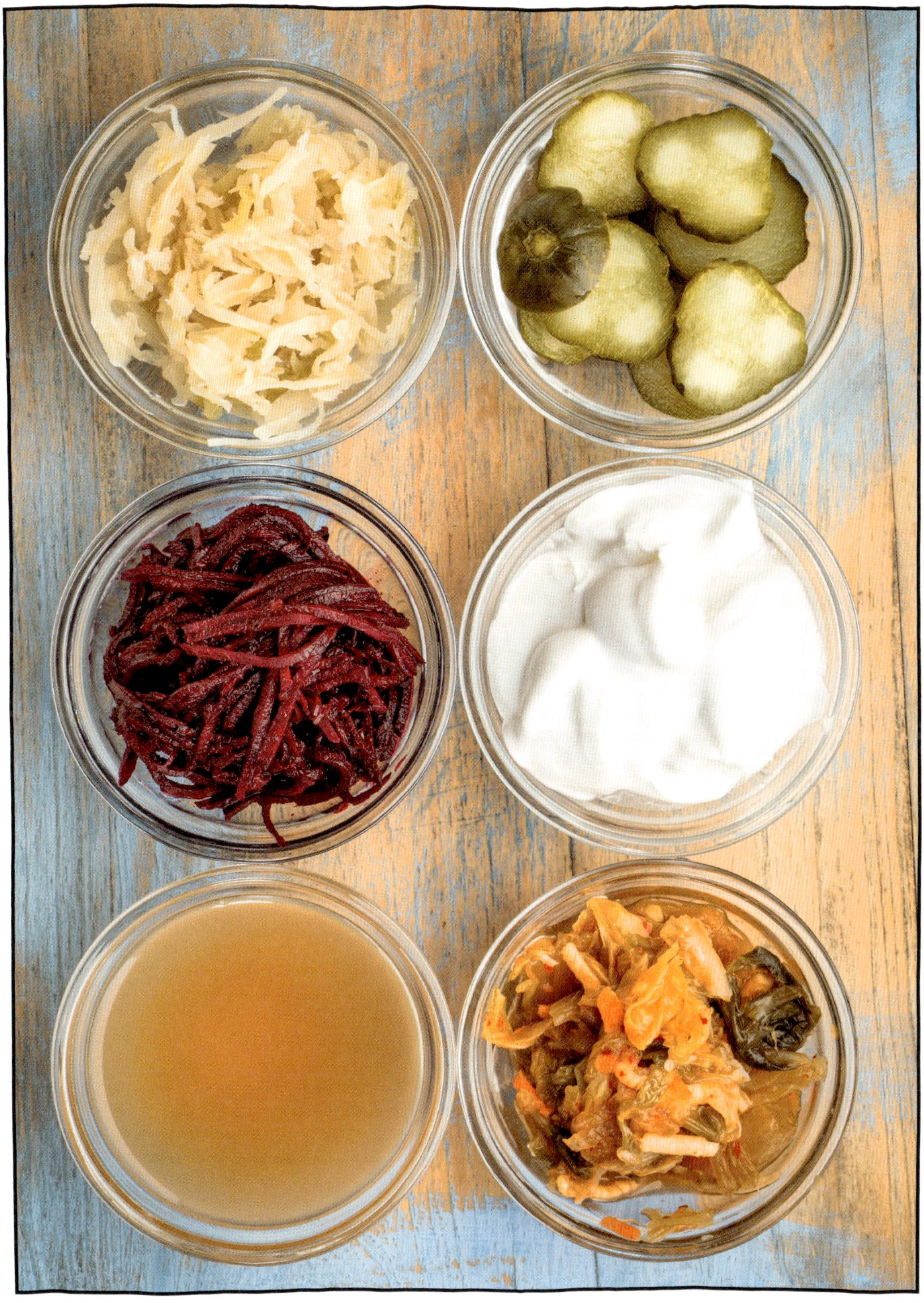

Die Einnahme von Prä- und Probiotika unterstützt die Regeneration der Darmflora nach der Einnahme von Antibiotika oder nach Darmspülungen.

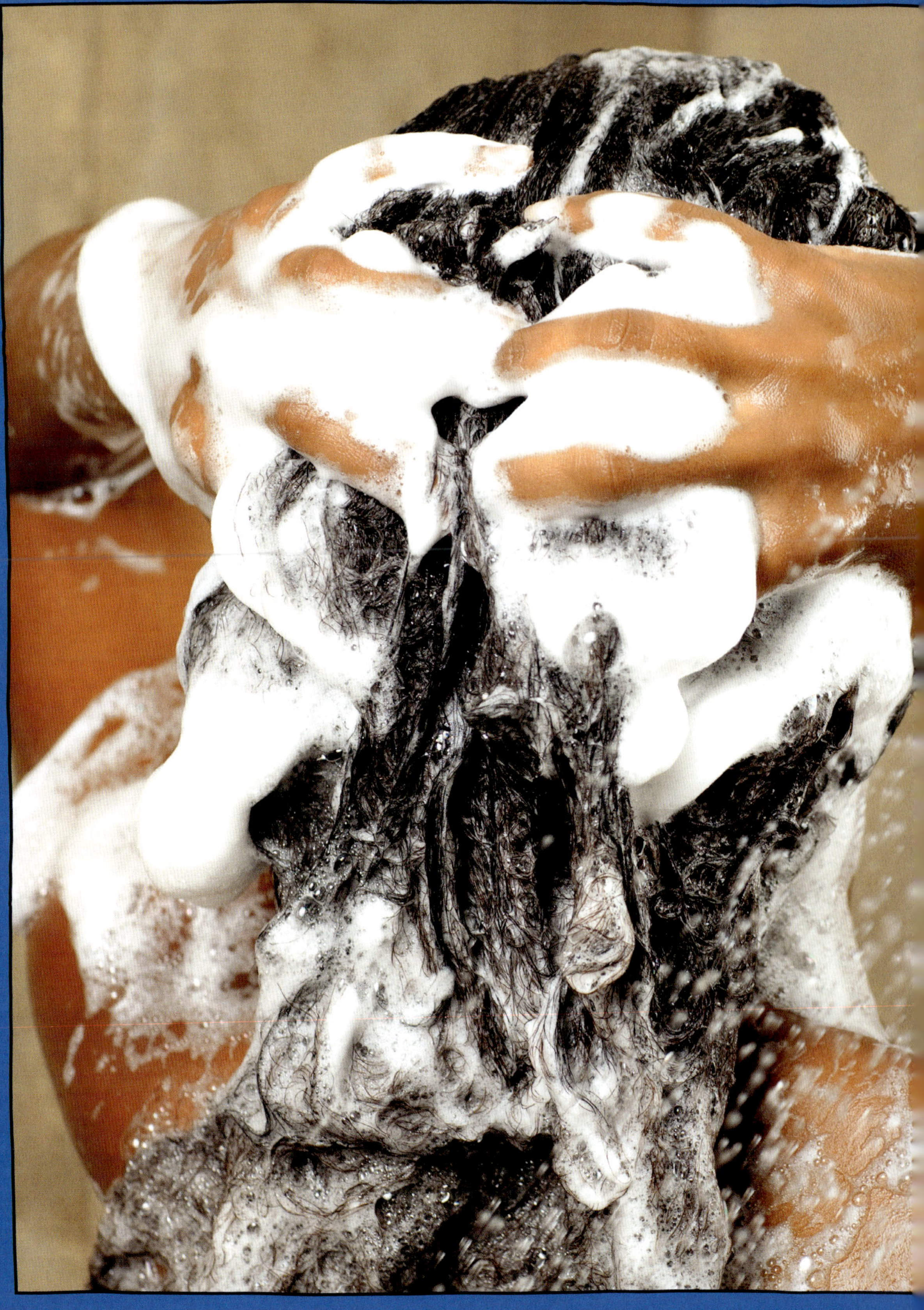

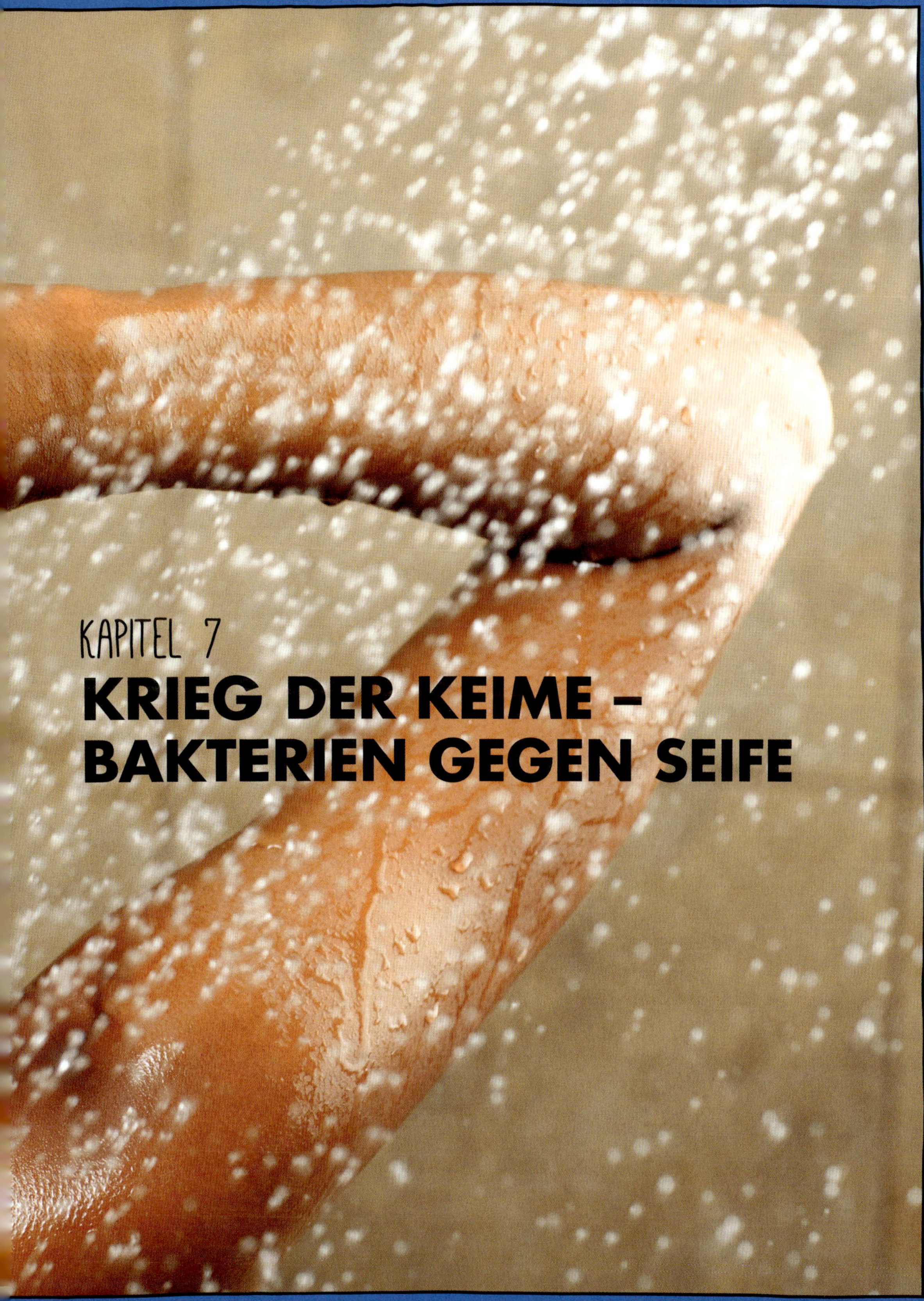

KAPITEL 7

KRIEG DER KEIME – BAKTERIEN GEGEN SEIFE

BITTE NICHT ZU SAUBER!

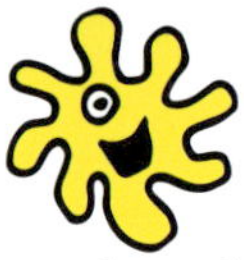

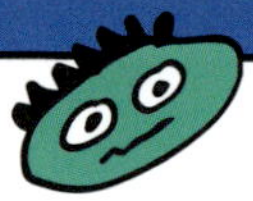

Bakterien standen lange Jahre in einem sehr schlechten Ruf. Die Zusammenhänge zwischen Keimen und Infektionskrankheiten wurden erst um die Mitte des 19. Jahrhunderts durch den ungarischen Arzt Ignaz Semmelweis und den französischen Mikrobiologen und Chemiker Louis Pasteur enthüllt – und das war eine der wichtigsten Entdeckungen der Medizin. Denn bis dahin war es noch nicht einmal üblich, sich vor chirurgischen Eingriffen die Hände zu waschen. So führten Ärzte zum Beispiel morgens die Leichensektionen durch und operierten mittags Patienten oder leiteten Entbindungen. Die Sterblichkeitsraten infolge von Wundinfektionen oder Kindbettfieber waren unglaublich hoch. Durch simple Desinfektionsmaßnahmen oder einfaches Einseifen ihrer Hände konnten die Ärzte die Zahl der Todesfälle dramatisch senken.

Doch was im OP durchaus seine Berechtigung hat, muss nicht automatisch für unseren Alltag gelten. Die tägliche gründliche Reinigung von Kopf bis Fuß ist für uns Menschen etwas ganz Neues. Körperpflege hat in der Evolutionsgeschichte des Menschen keine große Rolle gespielt, und deshalb ist unsere Haut eigentlich nicht darauf ausgelegt, regelmäßig mit schäumenden Seifen und heißem Wasser traktiert zu werden. Weder die Jäger und Sammler der Steinzeit noch die Bauern oder Adeligen des Mittelalters legten besonderen Wert auf die Körperhygiene. Vor 100 Jahren besaßen viele Familien noch nicht einmal ein eigenes Badezimmer, und selbst vor 50 Jahren reinigten sich viele oft nur einmal pro Woche gründlich. Meist war samstags Badetag – und zwar für die ganze Familie, die sich oft auch noch das Wasser teilte!

Daran hat sich inzwischen einiges geändert! Rund 13 Milliarden Euro geben wir in Deutschland jährlich für Produkte aus, die irgendwelche positiven Wirkungen auf Haut oder Haare ausüben sollen. Hautpflegeprodukte stellen dabei laut dem Statistikportal statista.com mit 3 Milliarden Euro die umsatzmäßig zweitwichtigste Produktgruppe dar. Das entspricht dem Wert von mehr als 100.000 Mittelklassewagen. 2016 hat eine repräsentative Umfrage von mymarktfoschung.de erbracht, dass 55 Prozent der Deutschen jeden Tag duschen oder baden. Hygiene wird also bei den meisten Menschen inzwischen großgeschrieben. Die Verwendung von desinfizierenden Deos, schäumenden Shampoos und duftenden Cremes ist heute selbstverständlich und aus unserem Alltag nicht mehr wegzudenken. Doch welche gesundheitsfördernden Keime auf unserer Haut heimisch werden, hängt ganz entscheidend davon ab, wie häufig und womit wir uns waschen und pflegen und wie sorgfältig wir dabei die Bedürfnisse unserer Haut berücksichtigen.

DES GUTEN ZU VIEL GETAN

Je mehr Pflege, desto strahlender die Haut? Je sauberer das Gesicht, desto besser? Denken Sie um! Ein gewisses Maß an Zuwendung weiß jede Haut zu schätzen, aber man muss ihr auch vertrauen, denn sie kann viele Dinge selber regeln. Eine zu saubere und mit zu viel Kosmetikprodukten traktierte äußere Hülle verliert ihre Widerstandskraft. Wenn die Haut im Gesicht plötzlich juckt und brennt, muss das nicht immer eine Allergie sein. Viel häufiger ist die falsche und vor allem zu häufige Anwendung von Kosmetika schuld. Dadurch gerät die Hautflora völlig durcheinander. Überpflege kann sogar in einer chronischen Hauterkrankung enden, und zwar in der sogenannten perioralen Dermatitis, besser bekannt als „Stewardessenkrankheit". Typisch für diese hartnäckige Hauterkrankung ist ein Ausschlag um den Mund, manchmal auch um die Nase oder Augen. Die wirkungsvollste Behandlung, um die Haut wieder zu beruhigen ist: nichts! Diese „Nulltherapie" ist manchmal die einzige Möglichkeit, den Hautzustand wieder zu bessern. Dennoch dauert es Wochen oder Monate, bis sich die Haut wieder beruhigt hat und die Keime in Menge, Vielfalt und Mischung wieder ausbalanciert sind. Das zeigt, wie wichtig es ist, dass wir nicht zu massiv in den Lebensraum unserer Mikroorganismen eingreifen.

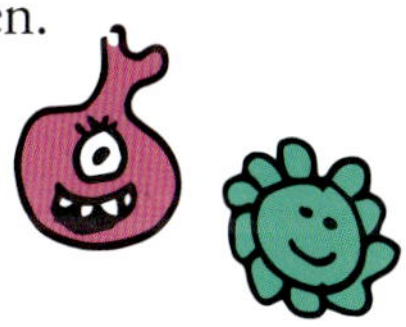

WO SIND DIE MIKROBEN?

Der dichte Bakterienrasen, der unsere Haut überzieht, bildet einen „mikrobiellen Schutzschild", den unerwünschte Keime nur schwer durchdringen können. Doch dieser intakte Verteidigungswall kann durch unser tägliches Reinigungsritual durchlöchert und die natürliche Balance des Ökosystems Haut erheblich gestört werden. Deshalb gilt es, das tägliche Pflegeritual zu überdenken. Sich nur einmal in der Woche zu waschen, wäre aus Hautsicht vernünftig, würde aber das soziale Miteinander erheblich stören. Denn niemand möchte ungewaschen und mit dem penetranten Geruch nach altem Schweiß im Büro erscheinen. Doch ein paar Überlegungen können dazu beitragen, Ihrer Haut zukünftig das Leben zu erleichtern.

Experten schätzen, dass wir bereits beim Duschen mit Wasser ein Drittel der Bakterien unserer Hautflora abspülen und auch der Säureschutzmantel leidet. Zwar regenerieren die Keime, die sich in Haarfollikeln und Hautfältchen verstecken, den bakteriellen Schutzschild innerhalb einiger Stunden, doch kommt noch duftender Schaum hinzu oder duschen wir zweimal täglich, steigt die Zahl der gekillten Keime weiter an, und auch die Hautbarriere kann erheblich leiden.

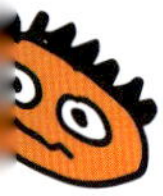

Unsere Hautbarriere lässt sich mit einer Ziegelmauer vergleichen: Nur wenn genügend Mörtel (Hautfette, Lipide) die Ziegelsteine (Hautzellen) miteinander verbindet, ist die Mauer stabil. Werden durch Wasser, Make-up-Entferner oder Seife mehr Hautlipide herausgelöst, als sich nachbilden können, wird die „Mauer" brüchig und verliert ihre Widerstandsfähigkeit. Schuld daran sind Kosmetik-Inhaltsstoffe wie Tenside, Emulgatoren und Konservierungsstoffe. Tenside sind waschaktive Substanzen, die die Entfernung von Schmutz, der häufig fetthaltige Bestandteile enthält, erleichtern. Wenn Sie Kuchen backen und nach dem Teigkneten noch Margarine oder Butter an den Händen haben, lässt sich diese mit purem Wasser nur schlecht entfernen. Verwenden Sie aber warmes Wasser und Seife, sind die Hände ruck, zuck! sauber. Möglich wird das durch die Tenside in der Seife, die Fette wasserlöslich machen. Doch Tenside unterscheiden leider nicht zwischen dem „Schutzfett" der Haut und dem „Schmutzfett", sie beseitigen beide gleichermaßen gründlich und waschen damit den „Haut-Mörtel" aus. Ist das Dusch- oder Badewasser dann auch noch angenehm warm, löst sich umso mehr Hauttalg ab. Die Haut verliert dadurch ihre Geschmeidigkeit, kann Wasser schlechter speichern und trocknet aus. Deshalb wird die Hautbarriere auf Dauer durch ausgiebige Reinigungsrituale nachhaltig gestört und die Haut anfälliger für Reizungen, Austrocknung und Allergien.

Haben Sie schon mal versucht, Wasser und Speiseöl zu vermischen? Es wird Ihnen nicht gelingen. Immer wieder wird sich die Wasserschicht von der Ölschicht trennen. Wenn wir unsere Haut mit einer Feuchtigkeitsemulsion pflegen, fragen wir uns normalerweise nicht, wie die Kosmetikfirma es schafft, aus Wasser und Fett eine homogene Masse zu herzustellen. Doch Emulgatoren machen das scheinbar Unmögliche möglich: Sie können die beiden miteinander nicht mischbaren Flüssigkeiten verbinden. Man verwendet sie überall dort, wo sich Wasser und Fett zu Cremes oder Lotionen vereinen sollen. In hohen Konzentrationen können sie aber das Gefüge der Hautfette stören, denn auch Emulgatoren lösen den Talg. Deshalb gilt: je weniger desto besser. Der Emulgatoranteil kann von Produkt zu Produkt stark variieren. Wer unsicher ist, sollte sich bei der Wahl seiner Produkte eventuell an den Hersteller wenden oder vielleicht auch einen Apotheker um Rat fragen.

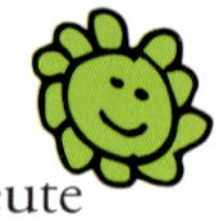

Und die Konservierungsstoffe, ohne die die meisten modernen Kosmetika heute nicht mehr auskommen, tun ein Übriges. Konservierungsstoffe bieten uns Verbrauchern auf den ersten Blick einen Riesenvorteil: Sie sorgen dafür, dass Shampoo, Duschgel und Bodylotion auch nach dem Öffnen noch lange haltbar bleiben und verwendet werden können. Denn normalerweise sind Hautpflegeprodukte mit ihrer Mixtur aus Fett und Wasser ein Lebensraum, den Keime lieben. Wenn wir mit unseren Fingern, die selbst nach gründlichem Händewaschen noch unzählige Keime tragen, in den Tiegel fassen oder Duschgel aus der Flasche drücken und Luft – die ebenfalls voller Mikroorganismen ist – hineingelangt, dann könnten die Bakterien und Schimmelpilze Feste feiern. Wären da nicht die Konservierungsstoffe. Ihr Job ist es, das Wachstum und die Vermehrung von Keimen zu verhindern und so das Kosmetikprodukt vor dem frühen Verderben zu schützen. Doch was in Tube und Tiegel nützlich ist, muss es nicht automatisch auch auf unserer Haut sein. Denn gelangen Substanzen, die das Keimwachstum hemmen, auf unsere Haut, behindern sie dort die gesunde Entwicklung unserer Bakterienflora.

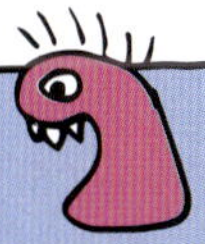

EMULGATOREN SCHÄDIGEN DIE MUKUSSCHICHT DES DARMS

Nicht nur in Kosmetikprodukten stecken Emulgatoren. Sie sind auch aus der Fertiggerichteküche nicht mehr wegzudenken. Ist das Sahneeis besonders cremig oder die Mayo zu den Pommes schön geschmeidig, können wir sicher sein, dass Emulgatoren daran beteiligt sind. Gelangen die Emulgatoren in hoher Konzentration in den Darm, unternehmen sie dort das, was sie am besten können, nämlich Fette wasserlöslich machen. Nun ist aber die gesamte Darmschleimhaut von einer schleimigen Fettschicht, der sogenannten Mukusschicht überzogen. Erhielten Mäuse in ihrem Futter Emulgatoren (Carboxymethylcellulose oder Polysorbat 80) in einer Dosis, wie man sie mit Fertiggerichten aufnimmt, dann verdoppelten sich zum Beispiel die Fälle entzündlicher Darmerkrankungen bei einem Mäusetyp, der dafür besonders anfällig war. Aber auch bei robusten Mäusen, die normalerweise keine Darmprobleme hatten, ließen sich leichtere Darmentzündungen, Gewichtszunahmen, ein Anstieg des Körperfetts und erhöhte Blutzuckerwerte feststellen. Wie Emulgatoren das genau machen, darüber streiten sich die Experten noch. Möglich ist, dass sie das Fett in der Schleimschicht wasserlöslich machen, wodurch die Schleimschicht von dem vorbeiströmenden Darminhalt einfach abgewaschen werden kann. Auch unter dem Mikroskop lässt sich beobachten, dass die „Fettlöser" die Schleimschicht offensichtlich ausdünnen.

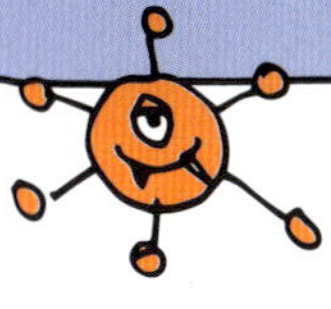

SCHMUTZIGES GEHEIMNIS

Prinz Harry, Adele, Brad Pitt und Leonardo DiCaprio teilen ein schmutziges Geheimnis. Es lautet: *„No Poo"*. Doch *„No Poo"* ist keine neue synthetische Droge, sondern die Abkürzung für *„ No (Sham)poo"* („kein Shampoo") und ist laut Wikipedia ein „Sammelbegriff für Methoden, das Haar ohne kommerzielles Shampoo zu waschen“. Wobei die eigentliche Übersetzung von *„Poo“* eine ganz andere ist, die auch mit dem Darm zu tun hat – und damit wären wir wieder beim Thema. Sie können es ja gerne mal nachschlagen.

Selbst Prinz Harry, das beliebteste Mitglied der britischen Royals, scheut sich nicht zuzugeben, dass seine Haare monatelang nicht mit schäumenden Reinigungsmitteln in Berührung kommen, sondern nur hin und wieder mit klarem Wasser durchgespült und ansonsten mit Trockenshampoo in Form gebracht werden.

Noch weiter gehen die Anhänger eines anderen Beauty-Trends, der vor allem in den USA und in Großbritannien hip ist, nämlich *„Cleansing Reduction“*, was so viel bedeutet wie „seltener Waschen“. Offensichtlich entdecken immer mehr Menschen das Schönheitsgeheimnis schmutziger Haut für sich. Seine Haut in duftenden Badeschaum zu hüllen und mit parfümierten Cremes zu salben, ist bei Stars und Sternchen derzeit scheinbar out. Maximal einmal pro Woche gönnen sie sich eine Dusche, aber die dann auch ohne jegliches Reinigungsmittel.

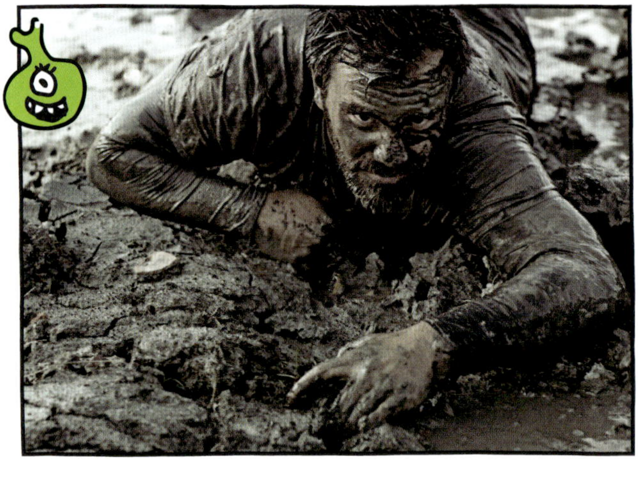

Keine Angst vor Schmutz!

Ob sich unsere Mitmenschen über diesen Trend freuen, wird sich zeigen. Prominente und Beauty-Blogger, die diese neuen Reinigungsrituale ausprobiert haben, berichten, dass sie zumindest am Anfang, bis sich ihre an Shampoo und Seife gewöhnte Haut umgestellt hatte, mit fettigen Haaren, strengem Geruch und unreiner Haut zu kämpfen hatten. Ohne Trockenshampoo und Duftsprays sei diese Zeit kaum zu überstehen.

Wie alle Extreme sollte man auch diesen Hype kritisch hinterfragen. Doch für unsere Haut wäre etwas weniger Sauberkeit wahrscheinlich mehr. Denn ein Zuviel an Shampoo, Seife und Bodylotion beschädigt oder zerstört das fein abgestimmte Gleichgewicht der Mikroorganismen. Genauso wie ihre Vielfalt ein wichtiges Kriterium für eine gesunde Darmflora ist, so ist das üppige Blühen der Bakterienlandschaft wichtig für die gepflegte Haut. Ein Übermaß an Hygiene und Reinigung ist demnach für die Haut keine Wohltat, sondern häufig ein Problem.

WICHTIG FÜR EINE GESUNDE, SCHÖNE HAUT

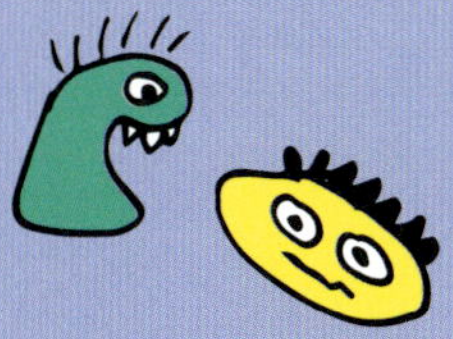

* Ausgewogene, vielfältige Hautflora
* Ausgewogene, vielfältige Darmflora
* Niedriger saurer pH-Wert auf der Haut (pH 4,8–5,5) und im Darm (pH 5–6)
* Intakte Hautbarriere und intakte Darmbarriere
* Ernährung mit ausreichend Ballaststoffen (30 g täglich), Präbiotika (15 g täglich) und Polyphenolen (täglich 3500–5000 ORAC-Einheiten)

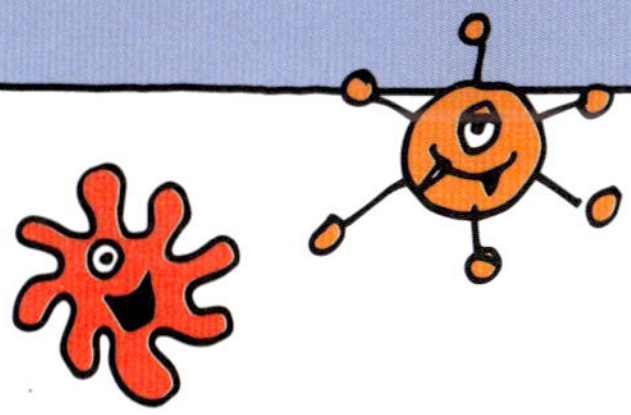

SAUER MACHT SCHÖNER

Unsere Haut ist sauer! Unser Darm auch – und das ist gut so. Auf unserer Haut und in unserem Gedärm gibt es einen pH-Bereich, in dem sich die nützlichen Keime besonders wohlfühlen und in dem auch alle für die Haut wichtigen Stoffwechselvorgänge optimal funktionieren. Wenn Sie jetzt denken: „pH-Wert – was war das noch mal?“, geht es Ihnen wie den meisten Menschen. Gehört hat man den Begriff „pH-Wert“ schon mal im Chemieunterricht oder in der Werbung für Hautpflege, aber so ganz genau weiß man vielleicht doch nicht mehr, was hinter diesem Kürzel steckt. Deshalb hier noch mal einen kurzen Refresher: Als pH-Wert bezeichnet man einen Wert, mit dem man Säuren und Laugen klassifiziert und sie auch nach ihrer Stärke einteilen kann. Die Skala reicht von 0 bis 14. Ein Wert von 7 ist dabei neutral, also weder sauer noch basisch. Alles über 7 ist basisch. Alle Werte unter 7 gelten als sauer. 0 entspricht einer sehr starken Säure, 14 einer sehr starken Lauge oder auch Base. Eine normale Handseife weist einen pH-Wert von 9 auf, Orangensaft hat einen pH-Wert von ungefähr 3,5, reines Wasser ist neutral und hat einen pH-Wert von 7. Cola ist mit einem pH-Wert von 3 fast genauso sauer wie Essig. Sowohl Haut als auch Darm benötigen ein Milieu, dessen pH-Wert deutlich unter 7 liegt.

Lange Zeit nahm man an, der ideale natürliche pH-Wert unserer Haut liege bei durchschnittlich 5,5. Aktuelle Studien gehen inzwischen davon aus, dass der optimale pH-Wert 4,8 betragen, also noch saurer sein sollte. In diesem Bereich kann sich die Haut optimal regenerieren und ist besonders gut vor Umwelteinflüssen geschützt. Ein saurer pH-Wert ist auch für die Funktion der Hautbarriere unerlässlich und macht es schädlichen Keimen schwer, sich auf der Haut anzusiedeln, während Bakterien der normalen Hautflora im leichten Säurebad hervorragend gedeihen. Der Säureschutzmantel wirkt zudem wie ein natürliches Deo, denn er dezimiert die Zahl der Keime, die Talg und Schweiß zersetzen und dadurch einen unangenehmen Körpergeruch verursachen.

Verantwortlich für den pH-Wert der Haut ist die persönliche Mixtur körpereigener Stoffe wie Schweiß und Talg. Diese überziehen den ganzen Körper mit einem Film, der unsere äußere Hülle geschmeidig hält. Wichtig ist daneben auch die Besiedelung der Haut mit bestimmten Keimen, deren Stoffwechselprodukte zum Erhalt des Säureschutzmantels beitragen. Je mehr davon auf einer bestimmten Hautstelle leben, desto saurer wird es hier. Doch auch über den Darm lässt sich der pH-Wert der Haut herunterregulieren. Erhielten Mäuse mehrere Wochen lang täglich Joghurt mit probiotischen Keimen oder eine probiotische Nahrungsergänzung, sanken auch die Säurewerte ihrer Haut und der Schleimhäute deutlich.

DER SÄURESCHUTZMANTEL

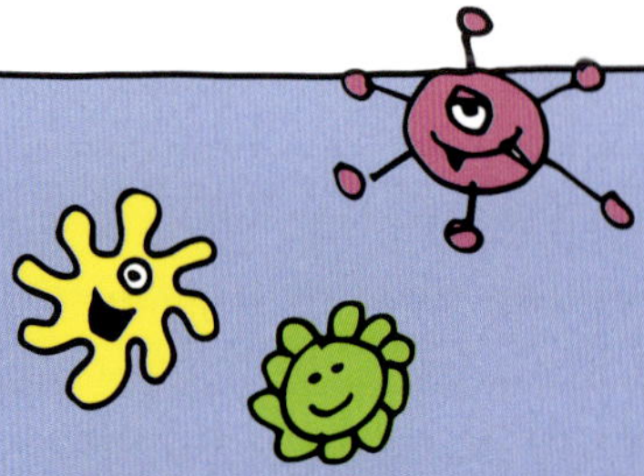

- ist wichtig für die optimale Funktion der Hautbarriere.
- optimiert die Aktivität wichtiger Enzyme.
- sorgt für eine gesunde Hautflora.
- ist notwendig für die Regeneration der Haut.
- bremst die Hautalterung.
- verhindert das Wachstum von Aknebakterien.
- lindert Juckreiz und Entzündungen bei Ekzemen.
- verhindert, dass Mineralsalze und Lipide ausgewaschen werden und die Haut austrocknet.
- sorgt für glänzendes Haar und einen strahlenden Teint.

SAURES ANTI-AGING

Ein saurer pH-Wert und eine ausgewogene Bakterienzusammensetzung sind aktives Anti-Aging. Wirkt die Haut zum Beispiel matt, müde, stumpf und rau, kann es daran liegen, dass abgestorbene Hornschüppchen nicht rechtzeitig von der Haut gelöst werden und ihr den Glanz rauben. Hornzellen entstehen in der untersten Zellschicht der Epidermis. Innerhalb von vier Wochen durchlaufen sie eine Wandlung, werden von den nachwachsenden Zellen immer weiter Richtung Hautoberfläche geschoben und nach einem Monat abgestoßen. Dieser Abschuppungsprozess wird durch einen zu basischen pH-Wert gestört. Die Folge: Abgestorbene Schüppchen bedecken die Hautoberfläche und lassen sie glanzlos und trocken erscheinen. Ausstrahlung und Frische gehen verloren.

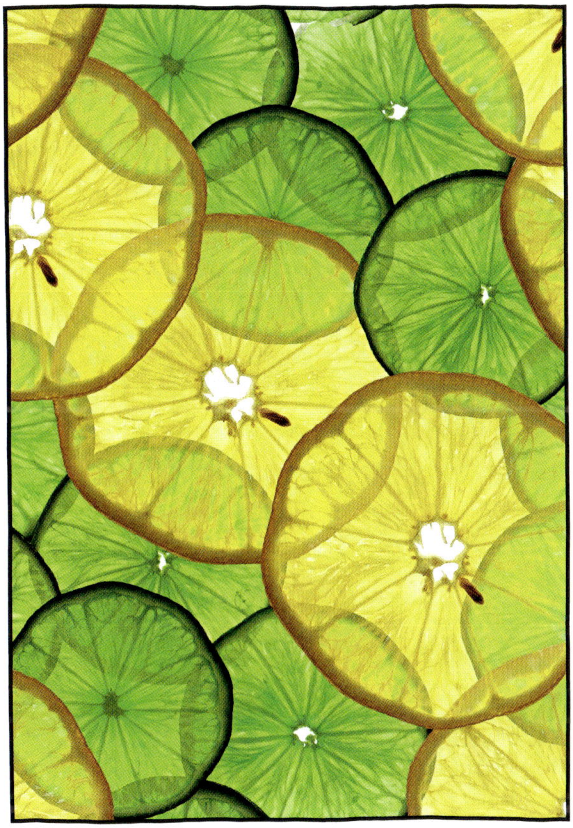

Unsere Haut liebt es sauer.

Der Säureschutzmantel bremst auch Enzyme, die uns Falten verursachen. Enzyme sind Substanzen im Körper, die Stoffwechselvorgänge beschleunigen oder überhaupt erst ermöglichen. Wir besitzen zahlreiche Enzyme, die unserer Haut guttun. Sie kümmern sich um die Regeneration der Haut, den Aufbau der Hautbarriere und verhindern alt machende Entzündungen *(Inflammaging)*. Sie können aber nur dann aktiv werden, wenn die Haut sauer ist. Steigt der pH-Wert mit den Jahren oder durch falsche Pflege an und bewegt sich in Richtung basisch, dann ist die Stunde anderer Enzyme gekommen, nämlich solcher, die sich wie wilde Tiere auf die kollagenen und elastischen Fasern der Haut stürzen und diese zerstückeln, die Entzündungen begünstigen und die Faltenbildung fördern. Die Haut wird dann schneller schlaff, verliert an Spannkraft und Ausstrahlung.

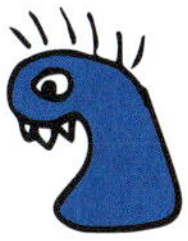

Den optimalen pH-Wert von 4,8–5,5 hat heutzutage fast keine Haut mehr. In der Realität liegt der Haut-pH-Wert bei den meisten Menschen zwischen 6 und 7 oder sogar noch höher. Bei verschiedenen Hauterkrankungen ist gerade dieser basischere pH-Wert Teil des Problems. Das *Propionibacterium acnes* spielt bei der Entstehung von Pickeln und Mitessern eine wichtige Rolle. Es gedeiht optimal bei einem pH-Wert von 6,8, also einem Wert, der deutlich über dem der gesunden Haut liegt. Bei Akne ist daher die rechtzeitige Einstellung eines aciden pH-Werts eine wichtige Maßnahme, um die Ausbreitung der Aknekeime zu stoppen. Auch bei Neurodermitis ist der pH-Wert häufig deutlich erhöht und liegt häufig weit über 7 und somit in einem ungünstigen alkalischen Bereich. Gleichzeitig findet man auf den Ekzemen eine vermehrte Aktivität des Enzyms Serinprotease. Dessen pH-Optimum liegt zwischen 7 und 8 und damit weit über dem günstigen Haut-pH-Wert. Die Serinprotease fördert Entzündungen und aktiviert sogar Juckreizrezeptoren, was Betroffene dazu verleitet, ihre ohnehin geschundene Haut den ganzen Tag noch weiter zu kratzen und zu zwicken. Enzyme, die in der Lage sind, Entzündungen in Schach zu halten, sind in diesem pH-Bereich dann kaum noch aktiv. Wird jedoch rechtzeitig vor einem Schub bzw. zwischen zwei Schüben der pH-Wert der Haut gesenkt, zum Beispiel durch eine entsprechende saure Hautpflege, die das gesunde Bakterienmilieu der Haut unterstützt, dann können Entzündungsprozesse gar nicht erst richtig in Gang kommen.

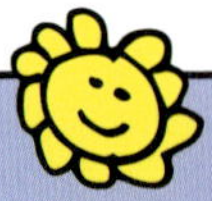

Die Gleichung ist ganz einfach:
niedriger pH-Wert = gesündere, strahlendere, jünger wirkende Haut

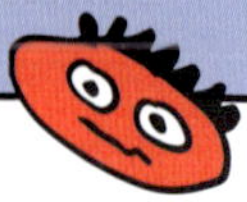

Der pH-Wert herkömmlicher Seifen und Duschgels liegt meistens im alkalischen Bereich. Selbst Wasser mit seinem neutralen pH-Wert von 7 lässt den pH-Wert der Haut nach oben schnellen. Unerwünschte Keime nutzen diese Phase der Schutzlosigkeit, um sich auszubreiten, und entzündungsfördernde Enzyme haben dann die Chance, ihr zerstörerisches Werk fortzusetzen. Der Erhalt des Säureschutzmantels und die Einstellung eines sauren pH-Werts der Haut sind deshalb wichtige Maßnahmen, um die Hautalterung zu bremsen und Entzündungen zu lindern. Und hier setzt eine ganz neue Kosmetiksparte an: die der probiotischen Hautpflege sowie solche Hautpflegeprodukte, die den pH-Wert niedrig halten.

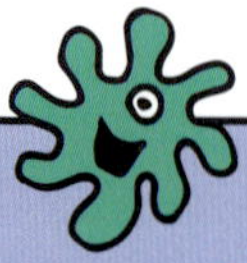

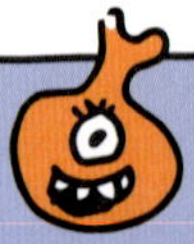

SAUER? DAS GEFÄLLT AUCH DEM DARM!

Je nachdem, welche Verdauungsarbeit ein Darmabschnitt leisten muss, ist er mehr oder weniger sauer. Durch die dort produzierte Salzsäure liegt der pH-Wert im Magen bei schauerlich sauren 1,0–1,5. Auch der Dickdarm braucht ein leicht saures Milieu mit pH-Werten zwischen 5 und 6. Gut gefütterte Milchsäurebakterien produzieren Milchsäure und machen so das Klima im Darm für ihre Mitbewohner gemütlich sauer. Antibiotika und/oder eine falsche Ernährung lassen den Säurewert in Richtung basisch abdriften.

KOSMETIK MIT BAKTERIEN – DA LACHT DIE HAUT

„*Mother Dirt*", „Mutter Schmutz" heißt das Produkt, das der renommierte Chemiker Dave Whitlock entwickelt hat. Es enthält eine Mixtur aus lebenden Mikroorganismen, die – so der Erfinder – aus Kuh-, Hühner- und Schweineställen stammen. Nach eigenen Angaben duscht der Wissenschaftler seit zwölf Jahren nicht mehr, sondern sprüht sich nur zweimal täglich mit dem Bakteriengebräu ein – er müffele dennoch nicht, denn die natürlichen Schmutzkeime halten Mikroben, die durch ihren Stoffwechsel Körpergeruch verursachen, in Schach. Nicht nur Whitlock forscht im Bereich der Bakterienkosmetik. Das Thema elektrisiert derzeit die gesamte Kosmetikbranche. Denn das wichtigste Ziel einer gesunden Hautpflege ist der Erhalt des sauren Milieus und eine Förderung der gesunden Bakterienflora – und genau das kann die Mikroben-Pflege. Doch der Verbraucher muss erst mal umdenken, wenn ihm Kosmetikprodukte angeboten werden, mit denen er sich Bakterien auf die Haut sprühen oder cremen soll. Schließlich wurden wir jahrelang darauf getrimmt, uns im Bereich der Hautpflege so sauber und hygienisch wie möglich zu verhalten. Nun plötzlich Werbekampagnen mit Argumenten für Keime kreieren zu müssen, bringt so manche PR-Agentur ins Schwitzen.

Doch die mikrobielle Hautpflege bietet einen ganz neuen und vielversprechenden Ansatz. Diese innovativen Pflegeprodukte nutzen die Kraft von Bakterien. Sie enthalten probiotische Keime oder deren Bestandteile, präbiotische Wirkstoffe sowie Stoffwechselprodukte der Mikroben wie zum Beispiel Milchsäure. Diese Inhaltsstoffe können die Abwehrkräfte der Haut stärken, die Hautflora regenerieren, den pH-Wert im sauren Bereich stabilisieren, Hautkrankheiten und Entzündungen lindern und die Hautalterung verzögern. Dank der den Erzeugnissen nur sehr sparsam zugesetzten Tenside, Emulgatoren und Konservierungsstoffe sowie ihrem niedrigen pH-Wert sollen die neuen Kosmetika die Haut zu einem Ort zu machen, wo gesunde Mikroorganismen wachsen und gedeihen können und die Vielfalt der bakteriellen Landschaft vergrößert wird.

Meist wandern die Keime verkapselt oder gefriergetrocknet in die Kosmetika und werden erst nach der Anwendung durch die Hautfeuchtigkeit aktiviert. Milchsäurebakterien (Lactobazillen) und Bifidobakterien finden in den neuen Pflegeprodukten eine besonders häufige Verwendung. Und da diese Keime in der Regel sehr sozial eingestellt sind, breiten sie sich nicht nur selber auf der Hautoberfläche aus, sondern fördern auch noch die Ansiedelung verwandter oder befreundeter Keimarten und bringen dadurch unsere Hautflora wieder in Ordnung.

Ist die Hautflora gestört, können die Keime in probiotischen Kosmetika durch ihre Stoffwechselprodukte wie Milchsäure den pH-Wert absenken und dadurch Hauterkrankungen wie Neurodermitis oder Akne lindern und auch den Alterungsprozess der Haut hinauszögern.

HAUTPFLEGE KOMPAKT

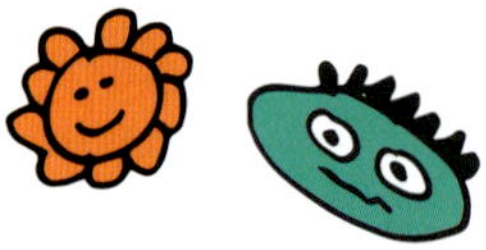

Sie müssen jetzt beim nächsten Gang ins Badezimmer keine misstrauischen Blicke Richtung Shampoo, Seife und Bodylotion werfen. Wenn Sie aber ein paar Punkte beachten, werden Sie feststellen, dass Ihre Haut aufblüht.

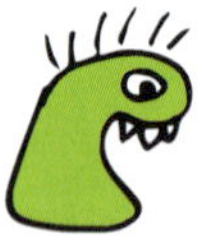

WARMDUSCHER AUFGEPASST

Die meisten Menschen duschen oder baden täglich. Sie müssen kein schlechtes Gewissen haben, wenn Sie dazugehören. Doch auch, wenn es wunderbar ist, sich das warme Wasser minutenlang auf Kopf und Schultern prasseln zu lassen, sollten Sie die Zeit unter der Dusche so knapp wie möglich halten und das Wasser nur so warm stellen, dass es gerade angenehm ist. Hin und wieder können Sie auf schäumende Duschgels verzichten und sich nur kurz mit Wasser reinigen, denn Schweiß lässt sich damit mühelos entfernen. Mitunter reicht es aber auch aus, sich nur jeden zweiten Tag unter die Dusche zu stellen. Ein ausgiebiges Wannenbad sollte für besondere Genussmomente im Alltag reserviert werden und – vor allem bei trockener Haut – nicht zur täglichen Pflegeroutine gehören. Wer keine Angst hat vor einer rutschigen Wanne und dem anschließenden Wegputzen der Fettränder, kann auch einen Schuss Oliven- oder Mandelöl ins Wasser geben. Dadurch wird die Haut sehr gut rückgefettet.

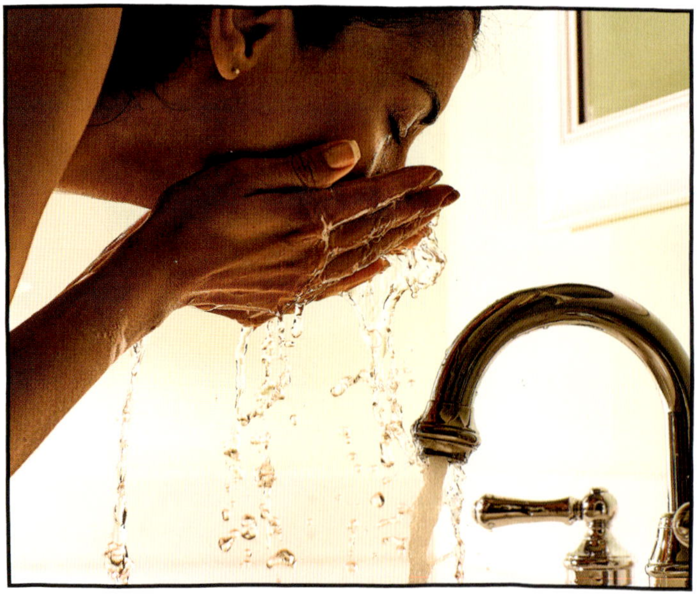

Unserer Haut zuliebe sollten wir es mit dem Waschen nicht übertreiben.

VORSICHT VOR SCHAUMSCHLÄGERN!

Ab und zu möchte man sich auch mal in eine duftende Schaumwolke hüllen. Doch um eine weitere Beschädigung der „Hautmauer" zu vermeiden, sollten Sie möglichst Produkte wählen, die auf entfettende Inhaltsstoffe wie Tenside möglichst verzichten bzw. diese nur in niedrigen Konzentrationen enthalten. Je weniger Talg der Haut durch die Reinigung entzogen wird, desto geringer ist anschließend auch der Bedarf an „Rückfettung". Denn selbst die beste Pflege ist nie so gut wie der Schutz durch die körpereigenen Lipide. Ein Merkmal tensidarmer, hautfreundlicher Reinigungsprodukte ist die geringe Schaumentwicklung bei ihrer Anwendung. Auch wenn das zunächst gewöhnungsbedürftig ist – die säubernde Wirkung wird dadurch nicht eingeschränkt. Ebenso können Emulgatoren, die in Cremes und Ölbädern dafür sorgen, dass sich Wasser und Fett verbinden, in hoher Konzentration das Gefüge der Hautfette stören. Auch hier gilt bei sensibler Haut: je weniger, desto besser. Der Emulgatoranteil kann von Produkt zu Produkt stark variieren. Bei Ölbädern kann er – so eine Marktübersicht – zwischen etwa 6 und fast 40 Prozent liegen. Wer unsicher ist, sollte bei der Wahl seiner Produkte einen Apotheker um Rat fragen.

DEN SÄURESCHUTZMANTEL PFLEGEN

Eine einfache Möglichkeit, den pH-Wert der Haut zu senken, besteht darin, sich selbst mal richtig ins Schwitzen zu bringen. Egal, ob beim Sport oder in der Sauna: Schwitzen ist gut für die Haut. Schweiß enthält große Mengen an hautpflegender Milchsäure. Im Alltag wird unsere Haut nur noch selten mit dem sauren Sekret aus dem Schweiß durchtränkt.

Doch auch durch die richtige Pflege und Reinigung kann jeder den pH-Wert seiner Haut optimieren. Wann immer möglich sollten Sie zu saurer Kosmetik greifen. Bodylotion und Gesichtspflege weisen mit 4,5–5,5 einen optimalen pH-Wert auf, Shampoos bringen die Haare zum Strahlen, wenn ihr pH-Wert zwischen 5 und 5,5 liegt. Intimpflegeprodukte dürfen mit einem Wert von 4–4,5 sogar noch etwas saurer sein. Das Tolle: Saure Kosmetika kommen mit weniger Konservierungsstoffen aus, denn Pilze, die unkonservierte Produkte besonders häufig verschimmeln lassen, können sich hier nicht ausbreiten. Basische Seifen wie die klassische Kernseife (pH-Wert 8–12) sollten bei der Hautpflege völlig außen vor bleiben. Auch neutrale Seifen (pH-Wert 7) sind nicht optimal.

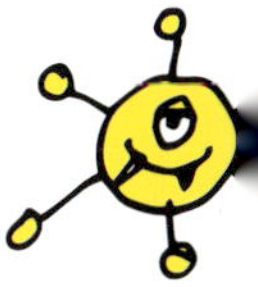

Derzeit sind (noch) nicht sehr viele Produkte auf dem Markt, die auf „saurer Pflege" basieren und dem Haut-pH nicht entgegenwirken, sondern diesen sogar fördern. Am bekanntesten sind wahrscheinlich Duschgels mit einem pH-Wert von 5,5. Doch diese Reinigungsprodukte werden ja nun mit Wasser abgespült, und Wasser hat einen pH-Wert von 7; daher sind die Wirkungen nicht ganz so gut, wie man vermuten könnte und vor allem nicht von Dauer.

Creme mit Fruchtsäuren oder Milchsäure können den pH-Wert der Haut längerfristig absenken, da sie auf der Haut verbleiben. Sie haben gleichzeitig einen leicht schälenden Effekt und können empfindliche Haut (zu Beginn) reizen. Für neurodermitische Haut sind diese Produkte deshalb weniger geeignet, bei Akne oder reifer Haut können sich Säure und Peelingeffekt sogar gegenseitig bei der Verbesserung des Hautbilds unterstützen. Nur wenige Kosmetika können den pH-Wert ohne „Schäleffekt" absenken. Hier ist es sinnvoll, sich vom Hautarzt oder Apotheker beraten zu lassen. In Zukunft werden sicher weitere Firmen auf „sauer" setzen.

MAL NACH BAKTERIENKOSMETIK SUCHEN

Auch wenn Bakterien bisher nur in wenigen Kosmetikprodukten enthalten sind – der Trend wird sich in den nächsten Jahren in diese Richtung entwickeln. Halten Sie die Augen offen. Wenn Sie ein solches Produkt finden, probieren Sie es ruhig mal aus und kombinieren Sie es evtl. mit anderen sauren Kosmetika. So scheint eine Creme mit einem 10-prozentigen Extrakt aus *Bifidobacterium longum* die Hautbarriere zu stärken und die Hautempfindlichkeit zu senken. Dazu testeten die Studienleiter, wie häufig man einen Klebestreifen – ähnlich wie ein Pflaster – auf die Haut kleben und wieder abreißen konnte, bis die Hautbarriere hinüber war. Verrückt, diese Wissenschaftler … Das Ergebnis war aber spannend: Die Anzahl der *Strippings*, die benötigt wurden, bis die Hautbarriere zusammenbrach, lag bei den Studienteilnehmern, die die Bakteriencreme verwendet hatten, deutlich höher. Ihre Haut war dadurch insgesamt belastbarer und widerstandsfähiger geworden.

DIE HAUT FINDET SPEISEÖL LECKER

Zur Hautpflege – vor allem der trockenen Haut – eignen sich auch ganz gewöhnliche Pflanzenöle wie Olivenöl oder Kokosöl, am besten in Bio-Qualität. Das Gute daran: Öle benötigen weder Konservierungsstoffe noch Emulgatoren. Nachteil: Öle ziehen schlecht ein und hinterlassen Flecken auf empfindlichen Textilien. Sie eignen sich deshalb nicht für die schnelle Hautpflege am Morgen. Verwöhnen Sie die Haut also besser abends damit. Da Öle nur Fett und keine Feuchtigkeit liefern, sollten Sie am besten gleich nach dem Duschen Ihre dann noch leicht feuchte Haut einölen. Damit wird das Verdunsten des Wassers verhindert und die Haut gleichzeitig mit einer Extraportion Feuchtigkeit versorgt. **Tipp:** Öle am besten in kleinen Flaschen kaufen und bald verbrauchen.

IST NATURKOSMETIK IMMER DIE BESTE WAHL?

Naturkosmetik bietet viele Vorteile gegenüber herkömmlicher Kosmetik. Denn die Rezeptur der Naturkosmetika ist meistens frei von Stoffen, die nur dem Aussehen des Produkts dienen, der Haut aber schaden können. Allerdings ist Naturkosmetik auch nicht immer unproblematisch, denn natürliche Inhaltsstoffe unterliegen in ihrer Zusammensetzung oft großen Schwankungen und bergen ein recht hohes Allergierisiko. Selbst wenn in Naturkosmetik oder in Bio-Produkten nur natürliche Rohstoffe wie pflanzliche Öle, Fette und Wachse, Pflanzenextrakte und/oder ätherische Öle aus kontrolliertem Anbau verwendet werden, so heißt das nicht, dass diese immer und für alle Menschen verträglich sind. Verbraucher denken oft, Allergien treten nur gegenüber „gefährlichen Substanzen“ auf. Jeder Allergiker, der schon mal auf eine Bio-Kiwi oder einen Bio-Apfel mit Juckreiz und Quaddeln reagiert hat, weiß, dass das nicht stimmt. Teebaumöl, Arnika und Kamillenextrakt sind bekannte Naturstoffe, auf die viele Menschen mit Allergien reagieren. Nicht wenige Anwender vertragen auch die hoch konzentrierten ätherischen Öle oder verschiedene pflanzliche Inhaltsstoffe in Naturkosmetika nicht.

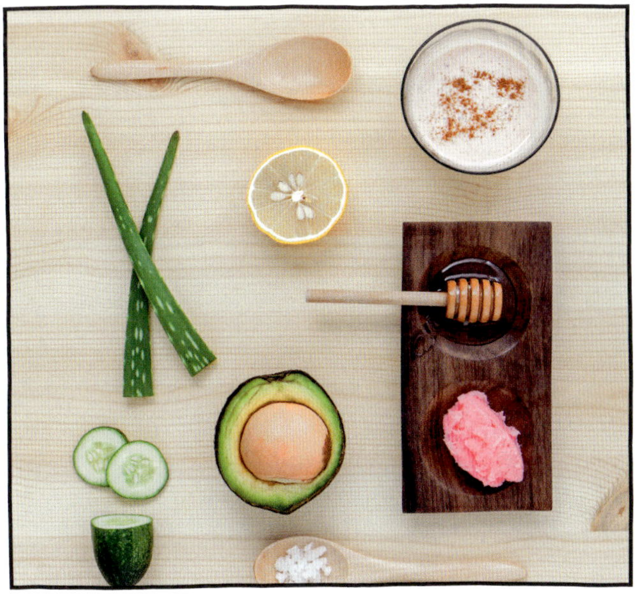

Naturkosmetik ist meistens eine gute Wahl – Allergiker sollten sich aber erst einmal vorsichtig „herantasten“.

Sowohl die Naturkosmetik als auch die konventionelle Kosmetik bietet inzwischen vielfältige Produkte für verschiedene Hautprobleme und Bedürfnisse an. Wer eine gute Naturkosmetiklinie gefunden hat, sollte auf jeden Fall dabeibleiben, wer bisher mit seinen konventionellen Produkten sehr zufrieden ist und sie gut verträgt, kann auch von der besten Naturkosmetik enttäuscht sein, denn die Wirkung, vor allem in der Haarpflege, wird bei konventionellen Produkten oft schneller und deutlicher sichtbar.

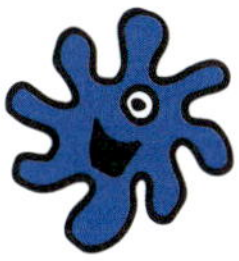

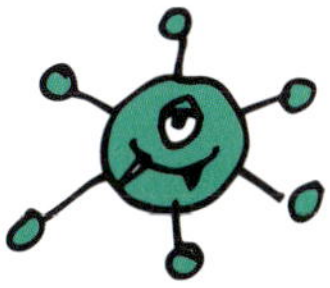

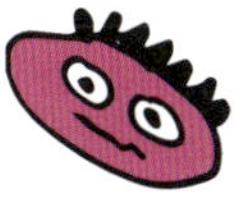

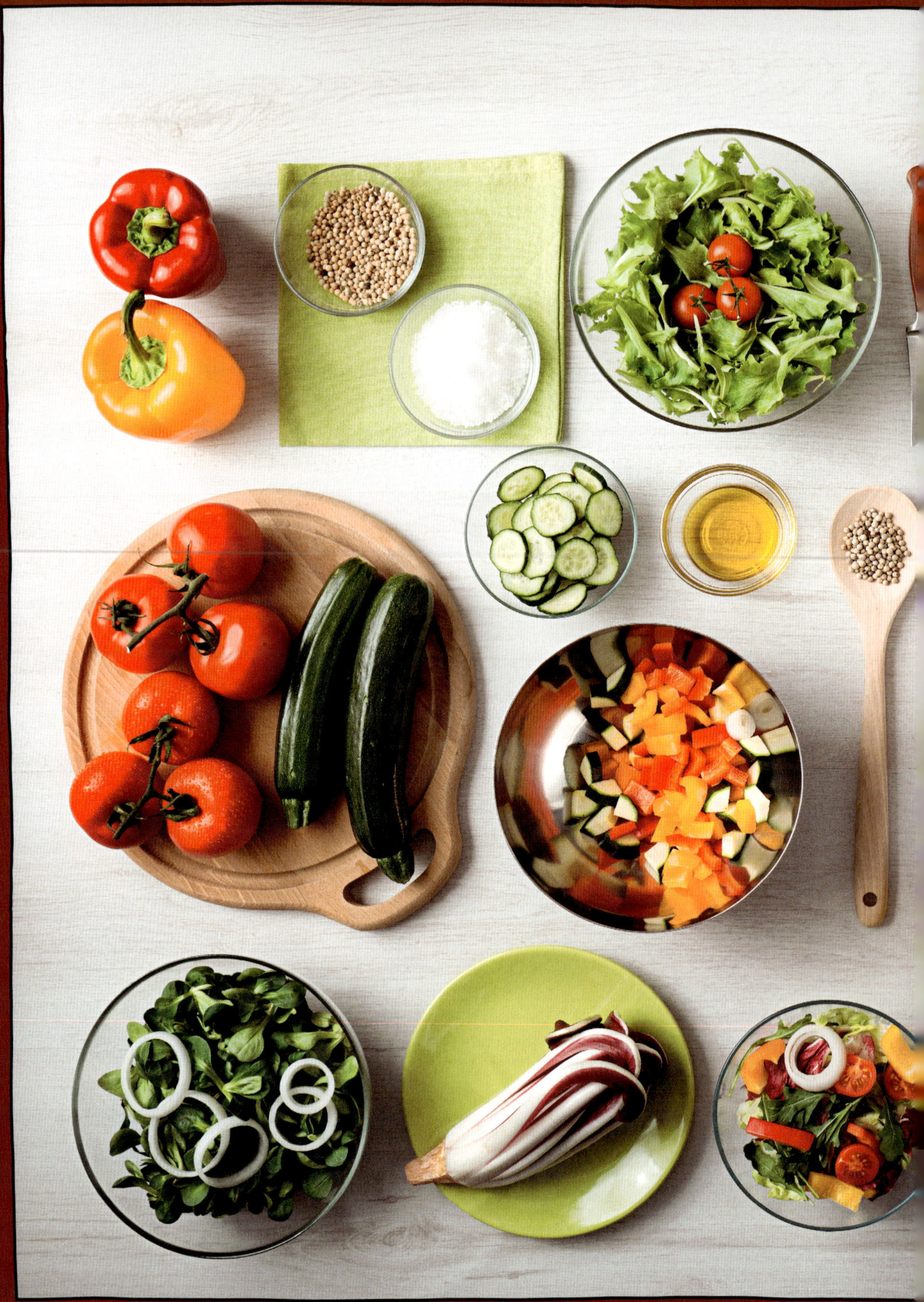

KAPITEL 8

DAS SCHMECKT DEM DARM

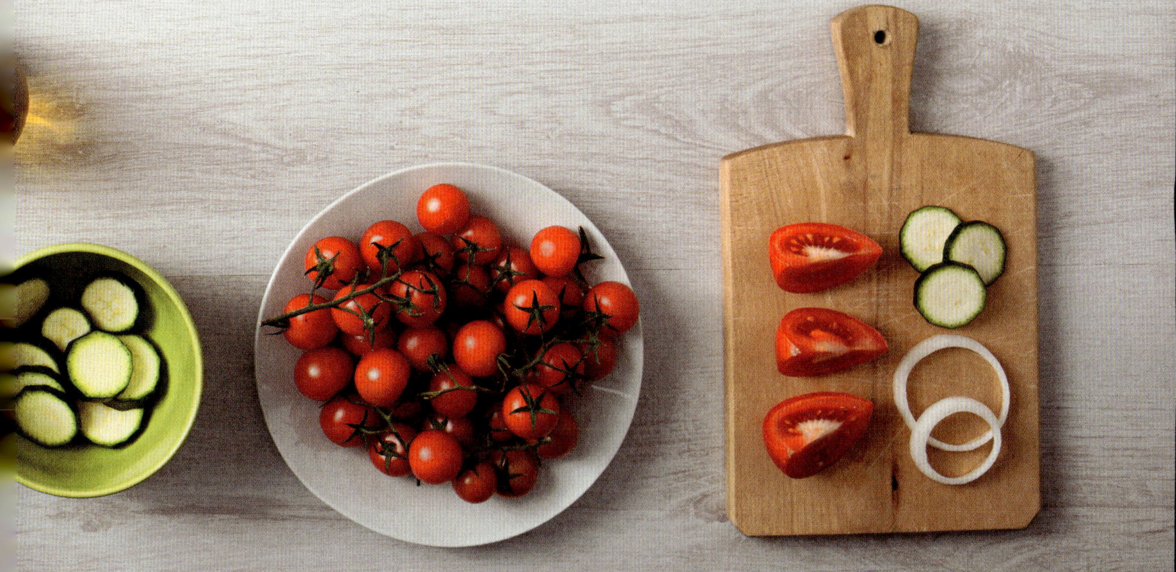

LECKER KOCHEN FÜR DIE DARMFLORA

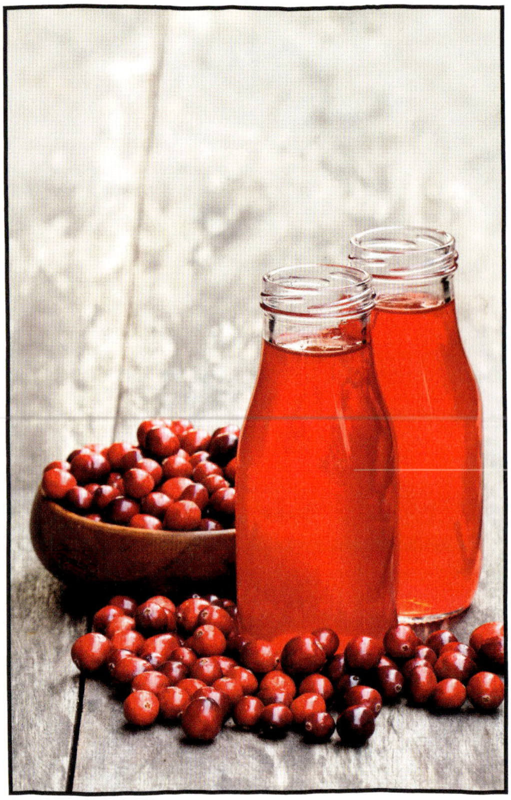

So, und jetzt an den Herd und leckeres Backterienfutter zubereiten! Hier finden Sie verschiedene Rezepte für darmfreundliche Gerichte, die auch Ihrer Haut schmecken. Neben reichlich Prä- und Probiotika sind nämlich auch noch eine ganze Menge Polyphenole enthalten. Und davon kann unsere Haut nicht genug bekommen.

In der Tabelle auf den Seiten 68 und 69 sehen Sie, in welchen Nahrungsmitteln besonders viele dieser Schutzstoffe stecken – je höher der ORAC-Wert, desto wirksamer. Wenn Sie Ihre tägliche Versorgung mit diesen Hautschmeichlern noch verbessern möchten, können Sie das mühelos in Ihre Tagesroutine integrieren. Trinken Sie einfach täglich ein großes Glas Beeren-Saft, z. B. Holunderbeer-, Johannisbeer- oder Cranberrysaft. Wer diese Säfte nicht pur mag, kann sie auch mit Mineralwasser mischen. Beim Einkauf achten Sie bitte auf 100 Prozent Saft ohne Zuckerzusatz. Sogenannte Multivitaminsäfte, die künstlich mit Vitaminen und Mineralstoffen angereichert werden, sind bei einer ausgewogenen Ernährung überflüssig. Probieren Sie stattdessen einfach neue Obst- und Gemüsesorten aus, denn es gibt weit mehr als Bananen, Äpfel und Tomaten. Schauen Sie mal in der Präbiotika-Tabelle nach, worauf sowohl Sie als auch Ihre Darmbakterien Appetit haben könnten.

Kräuter geben jedem Rezept den besonderen „Pfiff". In der Tabelle sehen Sie, dass diese Kräuter richtige Polyphenol-Bomben sind. Mit Oregano, Thymian oder Rosmarin wird jedes Gericht zu einem kleinen Mittelmeerurlaub mitten im Alltag. Gleichzeitig sorgen diese Kräuter auch für ein gutes Darmklima. Und dazu passt ein Gläschen Rotwein oder ein Tässchen Espresso nach dem Essen.

FRÜHSTÜCK

MÜSLI MIT ZWEIERLEI BEEREN UND ORANGENJOGHURT

EINKAUFEN

Zutaten für 2 Personen:

* 250 g Himbeeren (frisch oder tiefgefroren)
* 30 g Gojibeeren
* 80 g Roggenflocken
* 1 EL Leinsamen (20 g)
* 1 EL Pistazienkerne (20 g)
* 400 g griechischer Joghurt
* 2 EL Orangensaft
* 1 TL Honig

Zubereitung:

1. Die frischen Himbeeren verlesen, waschen und auf 2 Schälchen verteilen (tiefgefrorene Beeren auftauen lassen). Gojibeeren, Roggenflocken, Leinsamen und Pistazienkerne dazugeben.
2. Den Joghurt mit dem Orangensaft glatt rühren. Über das Müsli geben und den Honig darüberträufeln.

Pro Person: 470 kcal, 19 g Eiweiß, 18 g Fett, 55 g Kohlenhydrate, 16 g Ballaststoffe

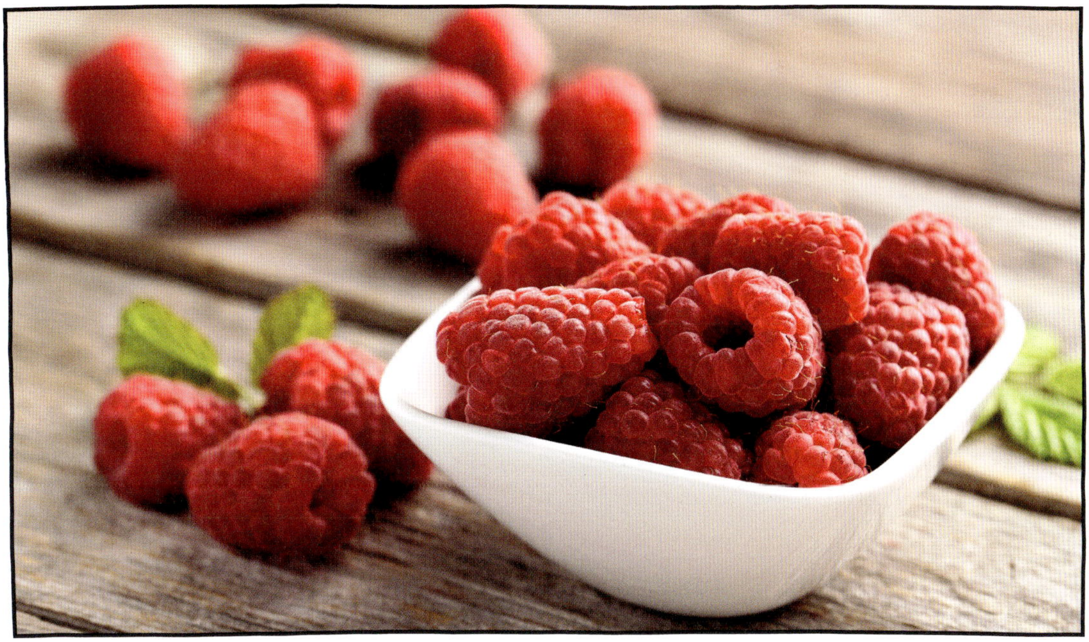

GRAPEFRUIT-ANANAS-SALAT MIT KNUSPERFLOCKEN

Zubereitung:

1. Die Grapefruit filetieren, dabei den Saft auffangen. Das Ananasfruchtfleisch in Stücke schneiden. Beides auf 2 Schälchen verteilen. Die Granatapfelkerne dazugeben.
2. Die Haferflocken in einer beschichteten Pfanne ohne Fett rösten. Die Chiasamen dazugeben und kurz mitrösten. Herausnehmen und abkühlen lassen.
3. Quark, Crème fraîche, Inulinpulver, Grapefruitsaft und Zitronenmelisse verrühren. Über das Obst geben und mit den Flocken bestreuen. Die Walnüsse grob hacken und darübergeben.

EINKAUFEN

Zutaten für 2 Personen:

* 1 Pink Grapefruit
* 200 g Ananasfruchtfleisch
* 75 g Granatapfelkerne
* 60 g Vollkorn-Haferflocken
* 1 EL Chiasamen (20 g)
* 150 g Magerquark
* 2 EL Crème fraîche
* 1 EL Inulinpulver
* 1 TL gehackte Zitronenmelisse
* 1 EL Walnüsse (20 g)

Pro Person: 510 kcal, 20 g Eiweiß, 22 g Fett, 49 g Kohlenhydrate, 14 g Ballaststoffe

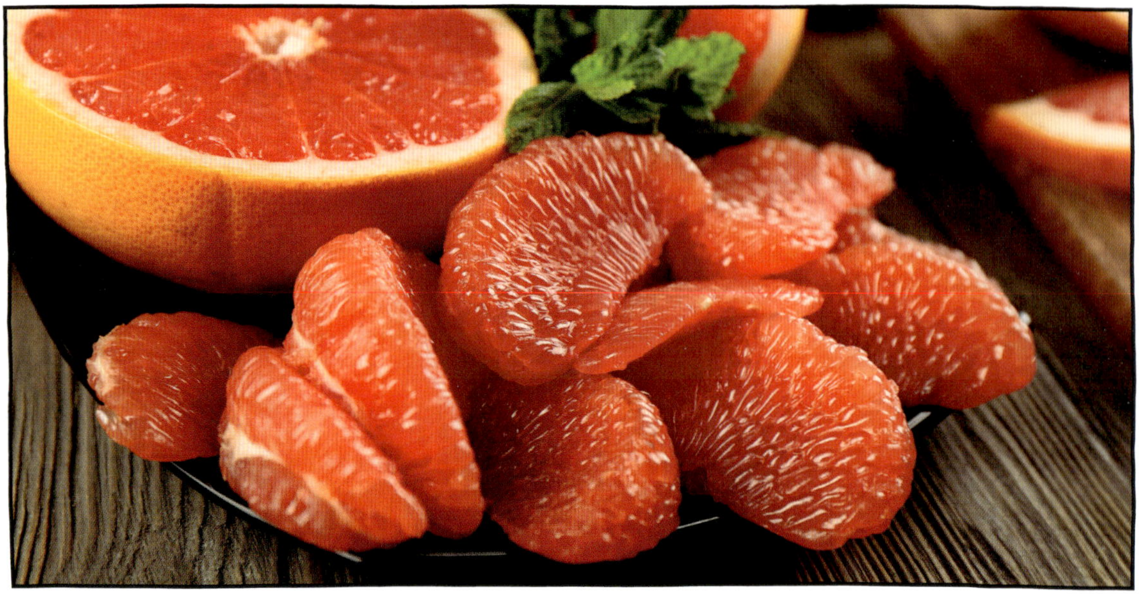

SCHWARZWÄLDER KIRSCHSALAT

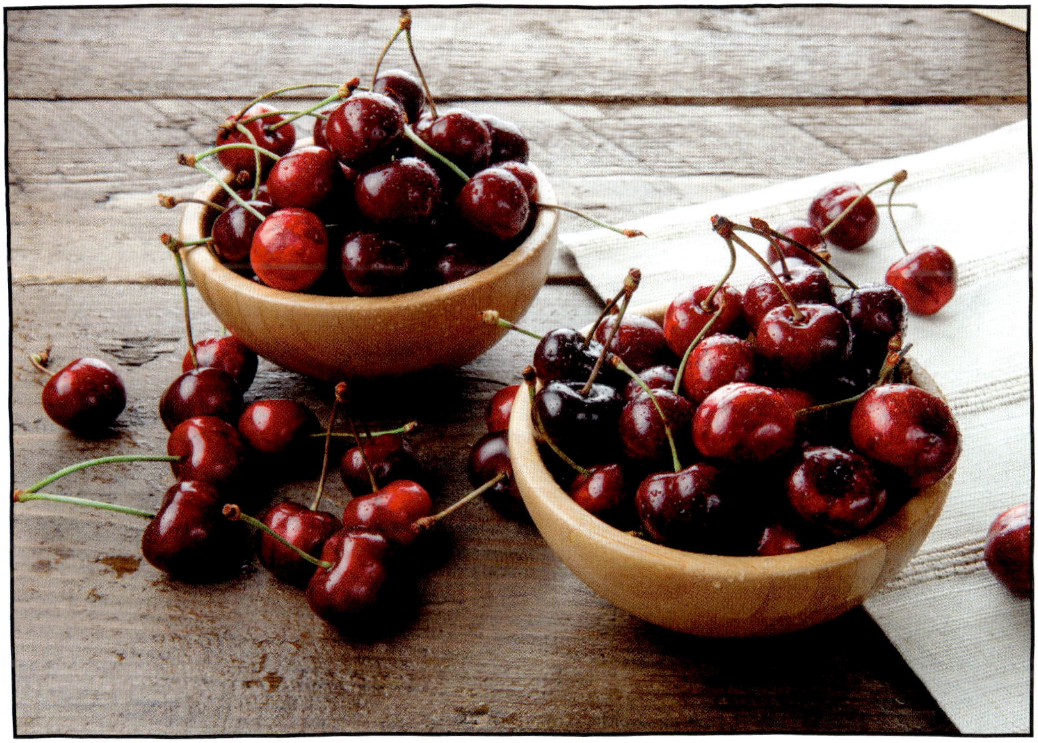

Zubereitung:

1. Die Kirschen waschen, entsteinen und mit den Aroniabeeren mischen. Joghurt, Schmand, Inulinpulver und Sauerkirschsaft verrühren, darübergeben und dann alles vermengen. Auf 2 Schälchen verteilen.
2. Die Schokolade in Stückchen teilen. Die Roggenflocken und die Schokolade auf den Kirschsalat geben. Mit den Mandeln bestreuen.

Pro Person: 580 kcal, 15 g Eiweiß, 23 g Fett, 73 g Kohlenhydrate, 18 g Ballaststoffe

EINKAUFEN

Zutaten für 2 Personen:

* 500 g Süßkirschen
* 30 g getrocknete Aroniabeeren
* 300 g Vollmilchjoghurt
* 2 EL Schmand
* 1 EL Inulinpulver
* 2 EL Sauerkirschsaft
* 30 g Zartbitterschokolade
* 60 g Roggenflocken
* 1 EL gehackte Mandeln (20 g)

PORRIDGE MIT BANANE UND MANDELN

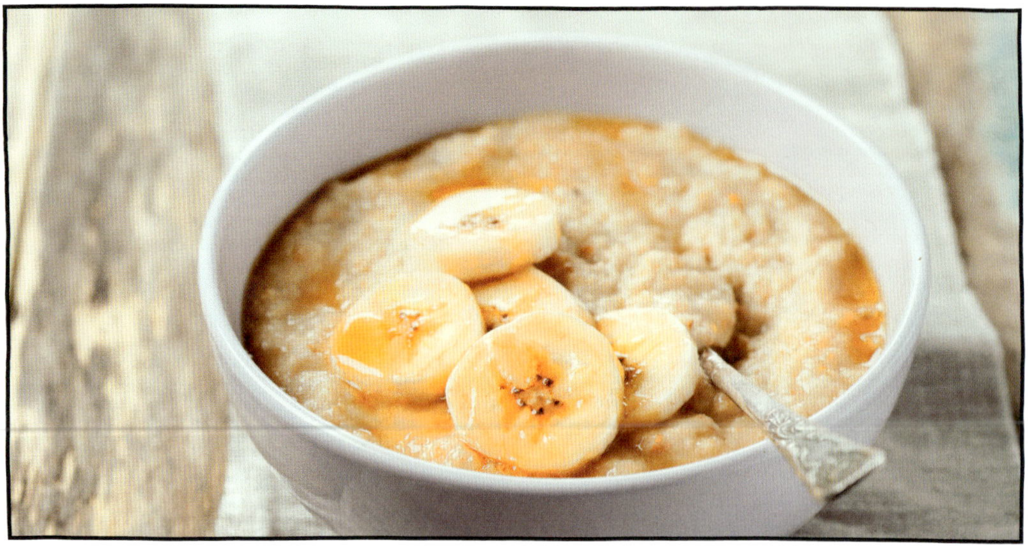

Zubereitung:

1. Die Haferflocken in einem Topf ohne Fett anrösten. Mit dem Wasser ablöschen und aufkochen. Das Inulinpulver unterrühren und die Haferflocken auf kleiner Hitze quellen lassen. Zwischendurch umrühren. Sobald der Haferbrei dickflüssig ist, vom Herd nehmen und abkühlen lassen.
2. Das Inulinpulver unterrühren. Den Quark, den Joghurt und den Honig verrühren. Die Bananen schälen, in Scheiben schneiden und mit der Quarkmasse auf dem Haferbrei anrichten. Mit den Mandeln und den Kokosraspeln bestreuen.

EINKAUFEN

Zutaten für 2 Personen:

* 80 g Vollkorn-Haferflocken
* 400 ml Wasser
* 1 EL Inulinpulver
* 150 g Magerquark
* 150 g Vollmilchjoghurt
* 1 TL Honig
* 2 unreife Bananen
* 2 EL gehackte Mandeln (40 g)
* 1 EL Kokosraspeln (20 g)

Pro Person: 550 kcal, 25 g Eiweiß, 25 g Fett, 56 g Kohlenhydrate, 14 g Ballaststoffe

VOLLKORNBRÖTCHEN MIT AUBERGINENPÜREE

Zubereitung:

1. Den Backofen auf 220 °C vorheizen. Die Auberginen waschen, einstechen, auf ein mit Backpapier belegtes Backblech geben und etwa 25 Minuten backen. Herausnehmen und abkühlen lassen.
2. Die Auberginen halbieren, das Fruchtfleisch aus der Schale lösen und pürieren. Den Schafskäse zerbröckeln. Die Crème fraîche, das Öl und den Schafskäse unter das Püree rühren. Mit Salz, Pfeffer, Chili und Limettensaft abschmecken.
3. Die Pinienkerne in einer beschichteten Pfanne ohne Fett rösten. Herausnehmen und abkühlen lassen. Die Tomaten waschen und je nach Größe halbieren oder vierteln. Den Endiviensalat putzen, waschen, trocken schleudern und in Streifen schneiden.
4. Die Brötchen halbieren und das Auberginenpüree darauf verteilen. Mit den Tomaten belegen. Den Salat und die Pinienkerne darüberstreuen.

Pro Person: 540 kcal, 20 g Eiweiß, 27 g Fett, 53 g Kohlenhydrate, 12 g Ballaststoffe

Tipp: Dieser Aufstrich lässt sich schon am Vorabend zubereiten. Abgedeckt im Kühlschrank aufbewahren.

EINKAUFEN

Zutaten für 2 Personen:

* 2 Auberginen
* 40 g Schafskäse
* 1 EL Crème fraîche
* 1 EL Olivenöl
* Salz
* Pfeffer
* Chiliflocken
* 1-2 EL Limettensaft
* 2 EL Pinienkerne (40 g)
* 100 g Kirschtomaten
* 50 g Endiviensalat
* 3 Vollkornbrötchen

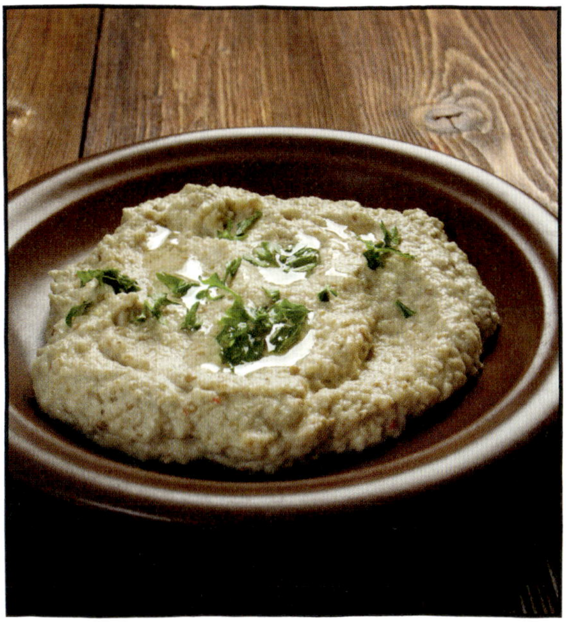

MEHRKORNBROT MIT AVOCADO-KRABBEN-SALAT

EINKAUFEN

Zutaten für 2 Personen:

* 1 Avocado
* 1 EL Zitronensaft
* 150 g Nordseekrabbenfleisch
* 2 EL Vollmilchjoghurt
* 1 EL gehackter Dill
* Salz
* Pfeffer
* 40 g Endiviensalat
* 4 Scheiben Mehrkornbrot

Zubereitung:

1. Die Avocado schälen, halbieren, den Kern entfernen, das Fruchtfleisch auslösen und in kleine Würfel schneiden. Dann mit dem Zitronensaft beträufeln. Die Krabben, den Joghurt und den Dill untermischen. Mit Salz und Pfeffer abschmecken.
2. Den Endiviensalat waschen, trocken tupfen, etwas zerpflücken und auf die Brotscheiben verteilen. Den Salat daraufgeben oder dazuessen.

Pro Person: 480 kcal, 26 g Eiweiß, 13 g Fett, 64 g Kohlenhydrate, 11 g Ballaststoffe

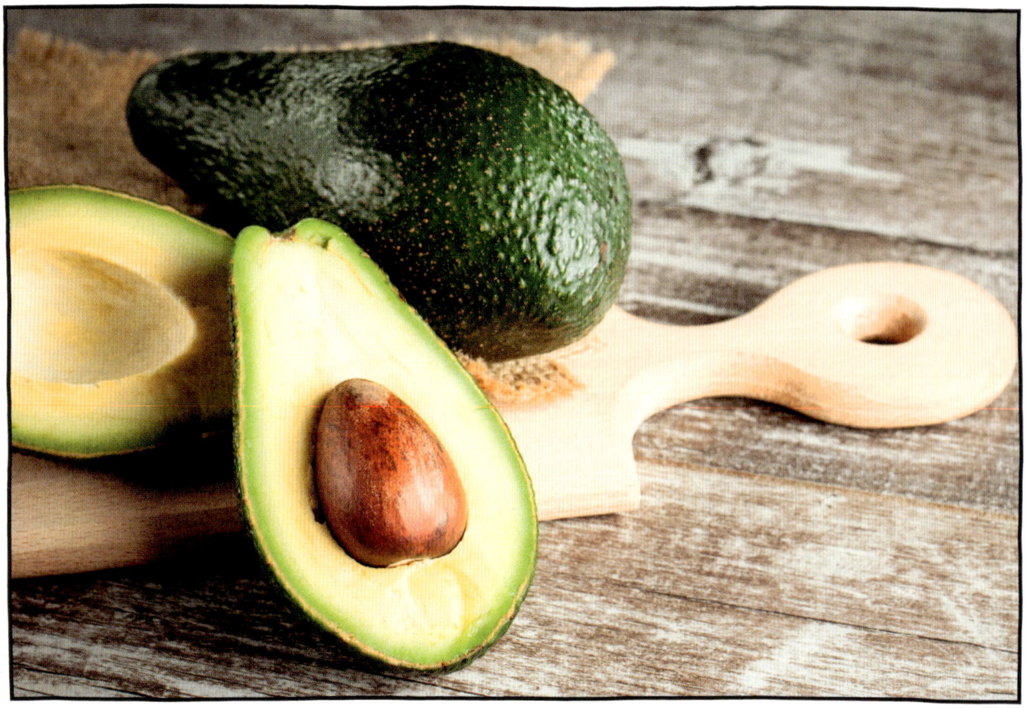

VOLLKORNBROT MIT GEMÜSE UND WÜRZQUARK

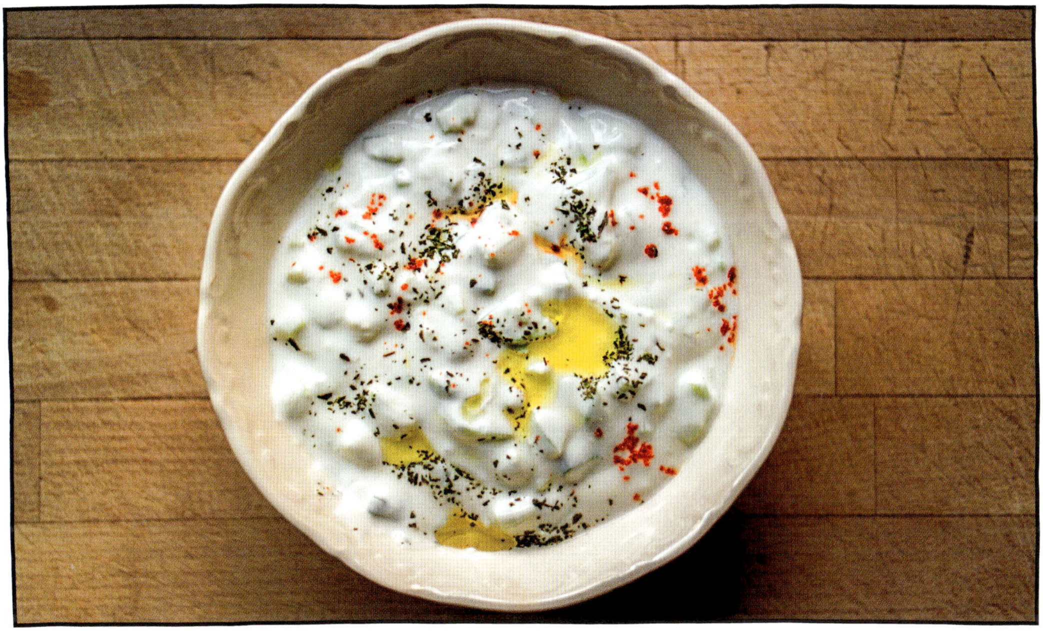

Zubereitung:

1. Den Chicorée und die Paprika putzen, waschen und in feine Streifen schneiden. Die Zwiebel schälen und fein hacken. Den Quark und den Joghurt verrühren. Schnittlauch, Chicorée, Paprika und Zwiebel unterrühren. Mit Salz, Pfeffer und Meerrettich abschmecken.
2. Die Brotscheiben mit dem Quark bestreichen. Die Chiasamen darüberstreuen.

Pro Person: 490 kcal, 30 g Eiweiß, 14 g Fett, 57 g Kohlenhydrate, 15 g Ballaststoffe

EINKAUFEN

Zutaten für 2 Personen:

* 1 Staude Chicorée
* 1 Paprikaschote (rot oder gelb)
* 1 kleine rote Zwiebel
* 250 g Speisequark (20% Fett)
* 150 g Vollmilchjoghurt
* 1 EL Schnittlauchröllchen
* Salz
* Pfeffer
* 1-2 EL Meerrettich aus dem Glas
* 4 Scheiben Vollkornbrot
* 2 EL Chiasamen (40 g)

MITTAGESSEN

GESCHMORTE KANINCHEN-KEULEN AUF MEDITERRANE ART

Zubereitung:

1. Die Kaninchenkeulen waschen, trocken tupfen und mit Salz und Pfeffer würzen. Den Knoblauch schälen und in dünne Scheiben schneiden. Die Schalotten schälen und je nach Größe ganz lassen oder halbieren. Den Oregano waschen, trocken tupfen und die Blättchen abzupfen.
2. Das Öl in einer Pfanne mit Deckel erhitzen und die Kaninchenkeulen darin rundherum anbraten. Den Knoblauch und die Schalotten dazugeben und kurz mitbraten. Den Oregano hinzufügen. Mit der Brühe ablöschen und zugedeckt etwa 30 Minuten schmoren.
3. Den Fenchel putzen, waschen, halbieren und den Strunk entfernen. Die Hälften in feine Streifen hobeln oder schneiden. Die Paprikaschoten waschen, halbieren, putzen und in Streifen schneiden. Den Porree putzen und in Ringe schneiden. Das Gemüse zu den Keulen hinzugeben und weitere etwa 20 Minuten schmoren. Mit Salz und Pfeffer abschmecken. Die Mandeln in einer beschichteten Pfanne ohne Fett goldbraun rösten und vor dem Servieren über das Gericht streuen. Das Brötchen dazuessen.

EINKAUFEN

Zutaten für 2 Personen:

* 2 Kaninchenkeulen (à ca. 250 g)
* Salz
* Pfeffer
* 2 Knoblauchzehen
* 4 Schalotten
* 2 Stiele Oregano
* 2 EL Olivenöl
* 150 ml Brühe
* 2 Fenchelknollen
* 2 rote Paprikaschoten
* 1 kleine Stange Porree
* 1 EL Mandelblättchen (10 g)
* 2 Vollkornbrötchen

Pro Person: 680 kcal, 56 g Eiweiß, 29 g Fett, 42 g Kohlenhydrate, 14 g Ballaststoffe

Tipp: Anstelle der Kaninchenkeulen können Sie auch Hähnchenkeulen verwenden. (Haut vorher abziehen.)

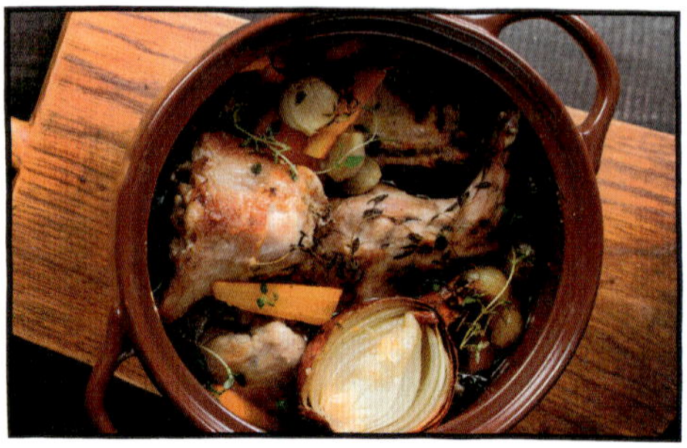

FISCHFILET MIT KARTOFFEL-NUSSKRUSTE

Zubereitung:

1. Den Backofen auf 100 °C vorheizen. Das Lachsfilet waschen, trocken tupfen und in 2 gleich große Stücke schneiden. Mit dem Zitronensaft beträufeln. Mit Salz und Pfeffer würzen. Die Fischstücke in eine flache, leicht gefettete Auflaufform legen. Die Kartoffel schälen, waschen und fein reiben. Die Nüsse und den Senf untermischen. Die Kartoffelmasse auf dem Lachs verteilen und etwas andrücken. Im Ofen auf der mittleren Schiene 30 bis 40 Minuten garen.
2. Die Pastinaken und den Sellerie oder die Petersilienwurzel schälen und in Würfel schneiden. Den Porree putzen, waschen und in Ringe schneiden. Das Gemüse in Salzwasser etwa 20 Minuten kochen. Abgießen, Kochwasser auffangen. Das Gemüse zerstampfen. Die Milch, etwas Kochwasser und die Butter dazugeben und unterrühren. Die Petersilie hinzufügen. Mit Salz und Pfeffer abschmecken.
3. Das Fischfilet aus dem Ofen nehmen, auf Teller verteilen und den Stampf dazu anrichten.

Pro Person: 650 kcal, 42 g Eiweiß, 35 g Fett, 39 g Kohlenhydrate, 8 g Ballaststoffe

EINKAUFEN

Zutaten für 2 Personen:

Für den Fisch:

* 350 g Lachsfilet
* 1 TL Zitronensaft
* Salz
* Pfeffer
* 1 große Kartoffel (250 g)
* 1 EL gehackte Walnüsse (20 g)
* 1 TL mittelscharfer Senf

Für den Pastinakenstampf:

* 300 g Pastinaken
* 200 g Knollensellerie *oder* Petersilienwurzel
* 1 kleine Stange Porree
* Salz
* 100 ml heiße Milch
* 1 EL Butter
* 2 EL gehackte Petersilie
* Pfeffer

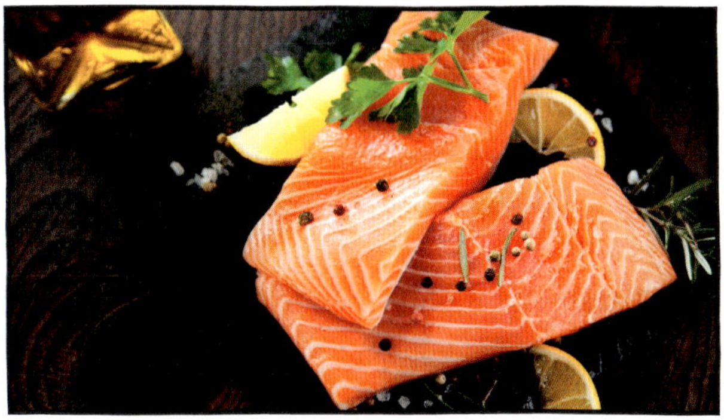

GEMÜSE-CURRY MIT KOKOS

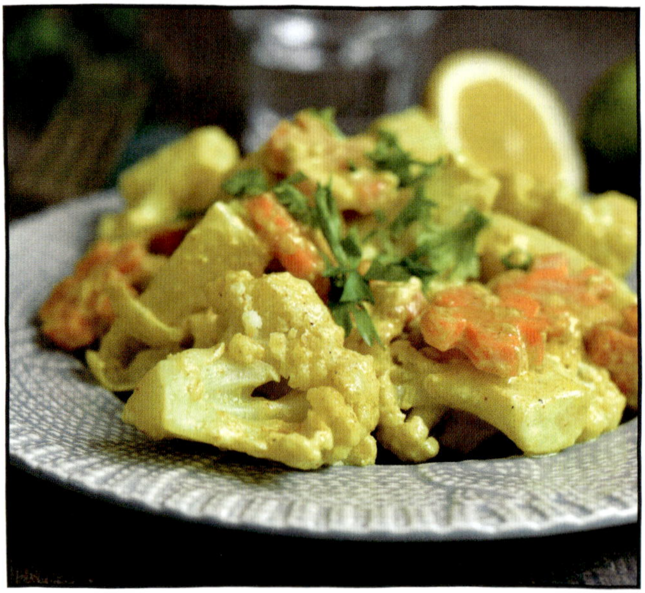

Zubereitung:

1. Den Blumenkohl putzen, waschen und in kleine Röschen zerteilen. Die Möhren putzen und in Scheiben schneiden. Die Kartoffeln schälen, waschen und in Stücke schneiden. Die Schalotte und den Ingwer schälen und fein würfeln. Die Chilischote halbieren, entkernen und fein schneiden. Die getrockneten Aprikosen etwas zerkleinern.
2. Das Öl erhitzen und Schalotten, Ingwer und Chili andünsten. Das Currypulver dazugeben und kurz anschwitzen. Mit der Brühe und der Kokosmilch ablöschen und aufkochen. Das vorbereitete Gemüse und die Aprikosen hinzufügen und zugedeckt etwa 8 Minuten garen. Die Erbsen erst in den letzten 2 Minuten mitgaren.
3. Die Cashewkerne in einer beschichteten Pfanne ohne Fett goldbraun rösten. Das Curry mit Salz, Pfeffer und Limettensaft abschmecken. Mit den Cashewkernen bestreuen. Nach Belieben etwas gehackten Koriander darübergeben.

Pro Person: 630 kcal, 15 g Eiweiß, 35 g Fett, 61 g Kohlenhydrate, 17 g Ballaststoffe

EINKAUFEN

Zutaten für 2 Personen:

* 400 g Blumenkohl
* 200 g Möhren
* 300 g Kartoffeln
* 1 Schalotte
* 1 Stück Ingwer (10 g)
* 1 kleine Chilischote
* 75 g getrocknete Aprikosen
* 1 EL Rapsöl
* 1 EL Currypulver
* 200 ml Brühe
* 200 ml Kokosmilch
* 50 g tiefgefrorene Erbsen
* 2 EL Cashewkerne (40 g)
* Salz
* 1 EL Limettensaft
* Pfeffer
* frischer Koriander nach Geschmack

ORIENTALISCHER KICHERERBSENEINTOPF

Zubereitung:

1. Die Linsen in Salzasser nach Packungsanweisung kochen. Abgießen und abtropfen lassen.
2. Den Weißkohl putzen, waschen und in Streifen schneiden. Den Porree putzen, waschen und in Ringe schneiden. Die Kichererbsen in ein Sieb geben, kalt abspülen und abtropfen lassen. Die Zwiebel, den Knoblauch und den Ingwer schälen, fein würfeln und im heißen Öl andünsten. Den Weißkohl dazugeben, andünsten. Ras el Hanout dazugeben, kurz anschwitzen und mit der Brühe ablöschen. Die grünen Bohnen und die Kichererbsen dazugeben und alles etwa 20 Minuten köcheln lassen.
3. Den Eintopf mit Zitronensaft, Salz und Pfeffer abschmecken. Die Linsen untermischen und auch erhitzen. Mit der Petersilie bestreuen.

EINKAUFEN

Zutaten für 2 Personen:

* 100 g rote Linsen
* Salz
* 400 g Weißkohl
* 1 Stange Porree
* 1 kleine Dose Kichererbsen (400 g Füllmenge)
* 1 Zwiebel
* 1 Knoblauchzehe
* 1 Stück Ingwer (10 g)
* 2 EL Rapsöl
* 1-2 TL Ras el Hanout (orientalische Gewürzmischung)
* 750 ml Brühe
* 200 g tiefgefrorene grüne Bohnen
* 1-2 EL Zitronensaft
* Pfeffer
* 2 EL gehackte Petersilie

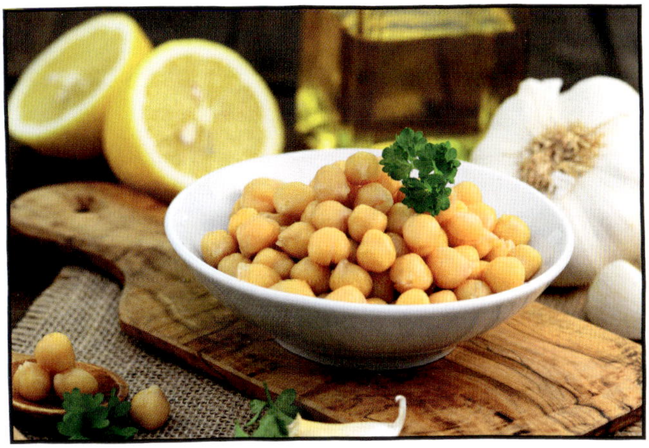

Pro Person: 610 kcal, 30 g Eiweiß, 22 g Fett, 70 g Kohlenhydrate, 18 g Ballaststoffe

NUDELSALAT MIT ENDIVIE UND GETROCKNETEN TOMATEN

EINKAUFEN

Zutaten für 2 Personen:

* 150 g Vollkornnudeln (z. B. Penne)
* Salz
* 200 g grüne Bohnen (frisch oder tiefgefroren)
* 150 g Zuckerschoten
* 150 g Hähnchenbrustfilet
* Pfeffer
* 2 EL Olivenöl
* 40 g getrocknete Tomaten mit Chili
* 75 g Endiviensalat
* 2 EL Weißweinessig
* 5 EL Brühe
* 1 EL Pesto
* Chiliflocken
* 1 EL Chiasamen (20 g)

Zubereitung:

1. Die Nudeln in Salzwasser nach Packungsanweisung bissfest kochen. Abgießen, kalt abschrecken und abtropfen lassen.
2. Die frischen Bohnen und die Zuckerschoten putzen, waschen. Die Bohnen in Salzwasser etwa 10 Minuten garen, die Zuckerschoten dazugeben und alles weitere 6 Minuten garen. Abgießen und abtropfen lassen.

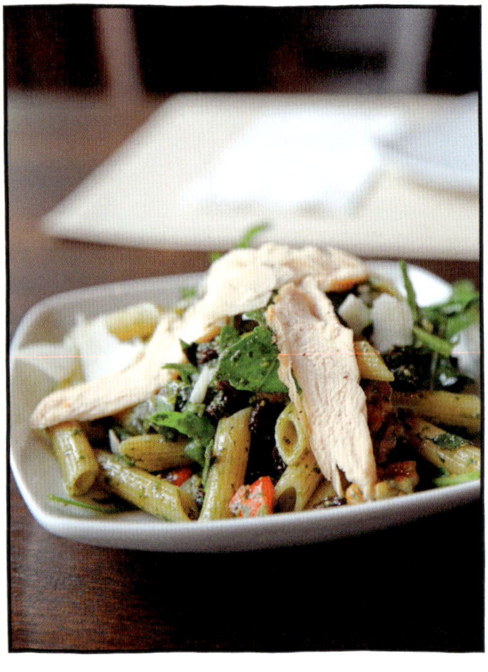

3. Das Hähnchenbrustfilet waschen, trocken tupfen und mit Salz und Pfeffer würzen. 1 EL Öl erhitzen und das Fleisch darin etwa 8 Minuten braten. Herausnehmen, etwas abkühlen lassen und in kleine Stücke schneiden.
4. Die Tomaten in Streifen schneiden. Den Endiviensalat putzen, waschen, trocken schleudern und zerpflücken. Alle vorbereiteten Zutaten vermengen. Essig, Brühe, Pesto, Öl, Salz und Chili verrühren. Über den Salat geben und alles gut durchmischen. Mit den Chiasamen bestreuen.

Pro Person: 620 kcal, 34 g Eiweiß, 23 g Fett, 62 g Kohlenhydrate, 19 g Ballaststoffe

BOHNENSALAT MIT BLATTSALAT UND GARNELEN

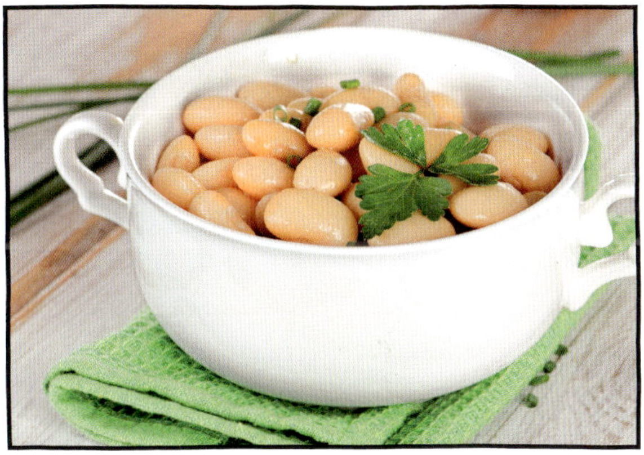

Zubereitung:

1. Die Kartoffeln waschen und mit der Schale etwa 20 Minuten kochen. Abgießen, kalt abschrecken und abtropfen lassen. Die Kartoffeln pellen und in Scheiben schneiden.
2. Die Bohnen in ein Sieb geben, kalt abspülen und abtropfen lassen. Beide Gemüse mischen. Zitronensaft, Brühe, Oregano, Salz, Pfeffer und 2 EL Öl verrühren. Den Knoblauch schälen und dazupressen. Die Marinade über die vorbereiteten Gemüse gießen.
3. Die Zwiebel schälen und in Ringe schneiden. Die Tomaten in feine Streifen schneiden. Die Paprikaschote putzen, waschen und würfeln. Den Chicorée putzen, waschen, trocken schleudern und in kleine Stücke schneiden.
4. Die Garnelen waschen und trocken tupfen. Alle vorbereiteten Zutaten unter die Kartoffel-Bohnenmischung heben. Abschmecken. Sollte der Salat etwas zu trocken sein, noch etwas Brühe untermischen.
5. Das Brot würfeln und kurz im restlichen heißen Öl rösten. Herausnehmen und über den Salat streuen.

EINKAUFEN

Zutaten für 2 Personen:

* 400 g Kartoffeln
* 1 Dose weiße Bohnen (400 g Füllmenge)
* 2 EL Zitronensaft
* 3-4 EL Brühe
* 1 EL gehackter Oregano
* Salz
* Pfeffer
* 3 EL Olivenöl
* 1 kleine Knoblauchzehe
* 1 rote Zwiebel
* 30 g getrocknete Tomaten mit Chili
* 1 Paprikaschote (rot oder gelb)
* 1 kleine Staude Chicorée
* 150 g Tiefseegarnelenfleisch
* 2 Scheiben Vollkorntoast

Pro Person: 590 kcal, 32 g Eiweiß, 19 g Fett, 70 g Kohlenhydrate, 11 g Ballaststoffe

REISSALAT MIT ROSINEN UND NÜSSEN

Zubereitung:

1. Den Reis nach Packungsanweisung in Salzwasser kochen und abkühlen lassen.
2. Das Lammfilet waschen, trocken tupfen und in Stücke schneiden. 1 EL Sojasauce, Honig und Kreuzkümmel verrühren, über das Fleisch geben und es etwa 20 Minuten in der Marinade durchziehen lassen.
3. Die Möhren putzen und in Streifen schneiden. Die Aprikosen klein schneiden. Die Lauchzwiebeln putzen, waschen und in Ringe schneiden. Möhren, Aprikosen, Lauchzwiebeln, Reis und Rosinen vermengen. Die Chilischote längs halbieren, nach Wunsch entkernen, waschen und sehr fein hacken. Den Ingwer schälen und fein würfeln. Restliche Sojasauce, Limettenschale und -saft, Salz und 1 EL Öl verrühren und unter den Reis mischen. Abschmecken.
4. Das Lammfilet aus der Marinade nehmen, abtropfen lassen und im restlichen heißen Öl etwa 3 Minuten braten. Herausnehmen und auf dem Salat anrichten. Walnüsse und Sesamsamen darüberstreuen.

Pro Person: 650 kcal, 22 g Eiweiß, 27 g Fett, 77 g Kohlenhydrate, 11 g Ballaststoffe

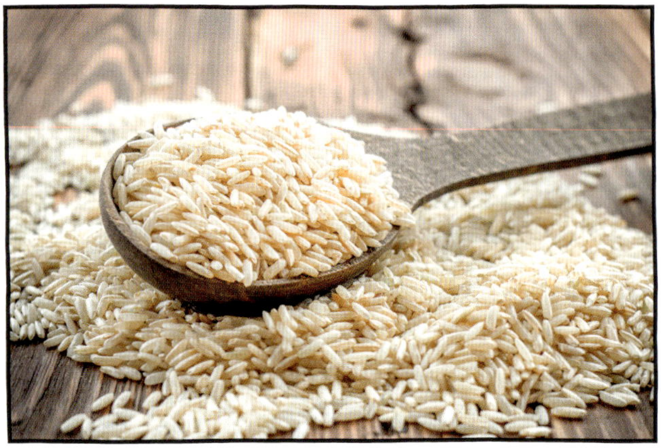

EINKAUFEN

Zutaten für 2 Personen:

* 120 g Vollkornreis
* Salz
* 100 g Lammfilet
* 2 EL Sojasauce
* 1 TL Honig
* 1 Prise Kreuzkümmel (Cumin)
* 250 g Möhren
* 50 g getrocknete Aprikosen
* 2 Lauchzwiebeln
* 1 kleine Chilischote
* 1 Stück Ingwer (10 g)
* 1 EL Rosinen
* abgeriebene Schale und Saft von 1 Bio-Limette
* 2 EL Rapsöl
* 1 EL gehackte Walnüsse (20 g)
* 1 EL Sesamsamen (20 g)

ABENDESSEN

SPINATSALAT MIT BÜNDNER FLEISCH UND EI

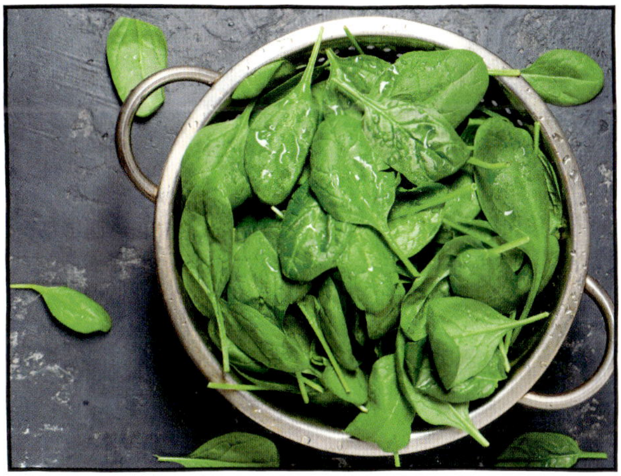

Zubereitung:

1. Den Spinat verlesen, waschen und trocken schleudern. Den Endiviensalat putzen, waschen, trocken schleudern und zerpflücken. Die Eier hart kochen. Die Schalotte schälen, fein würfeln und im heißen Öl glasig dünsten. Mit dem Zitronensaft und der Brühe ablöschen und beiseitestellen.
2. Die Avocado halbieren, den Kern entfernen, das Fruchtfleisch am Stück herauslösen, in dünne Spalten schneiden und mit der Zitronensaft-Brühe-Schalottenmischung beträufeln. Mit Salz und Pfeffer würzen. Den Schnittlauch unterrühren. Die Eier pellen und in Scheiben schneiden. Spinat, Endiviensalat, Avocado, Eier und Bündner Fleisch anrichten.
3. Sesam in einer beschichteten Pfanne ohne Fett goldbraun rösten und über den Salat streuen.

Pro Person: 450 kcal, 32 g Eiweiß, 33 g Fett, 6 g Kohlenhydrate, 6 g Ballaststoffe

Tipp: Vegetarier ersetzen das Bündner Fleisch durch 100 g Mozzarella. Dadurch reduziert sich der Eiweißanteil pro Person um etwa 12 g.

EINKAUFEN

Zutaten für 2 Personen:

* 100 g Babyblattspinat
* 50 g Endiviensalat
* 2 Eier
* 1 Schalotte
* 2 EL Olivenöl
* 1 Avocado
* Saft von ½ Zitrone
* 1 EL Brühe
* Salz
* Pfeffer
* 1 EL Schnittlauchröllchen
* 100 g Bündner Fleisch
* 1 EL Sesamsamen (20 g)

FENCHEL-SCHAFSKÄSE-SALAT

Zubereitung:

1. Die Fenchelknollen putzen, waschen, halbieren und den Strunk entfernen. Die Hälften in dünne Scheiben hobeln oder schneiden. Die Kirschtomaten waschen und halbieren. Die Zwiebel schälen und in feine Ringe schneiden. Den Endiviensalat putzen, waschen, trocken schleudern und zerpflücken. Die getrockneten Tomaten in Streifen schneiden. Den Schinken klein schneiden. Den Käse würfeln.
2. Alle vorbereiteten Zutaten mischen. Die Kapern dazugeben. Aceto Balsamico, Brühe, Salz, Pfeffer und Öl verrühren. Über den Salat gießen. Abschmecken. Die Petersilie untermischen. Die Pinienkerne grob hacken und über den Salat streuen.

EINKAUFEN

Zutaten für 2 Personen:

* 2 Fenchelknollen
* 100 g Kirschtomaten
* 1 Zwiebel
* 75 g Endiviensalat
* 40 g getrocknete Tomaten mit Chili
* 75 g gekochter Schinken in hauchdünnen Scheiben
* 150 g Schafskäse
* 2 TL Kapern
* 2 EL Aceto Balsamico
* 1-2 EL Brühe
* Salz
* Pfeffer
* 1 EL Olivenöl
* 2 EL gehackte Petersilie
* 1 EL Pinienkerne (20 g)

Pro Person: 450 kcal, 26 g Eiweiß, 32 g Fett, 12 g Kohlenhydrate, 6 g Ballaststoffe

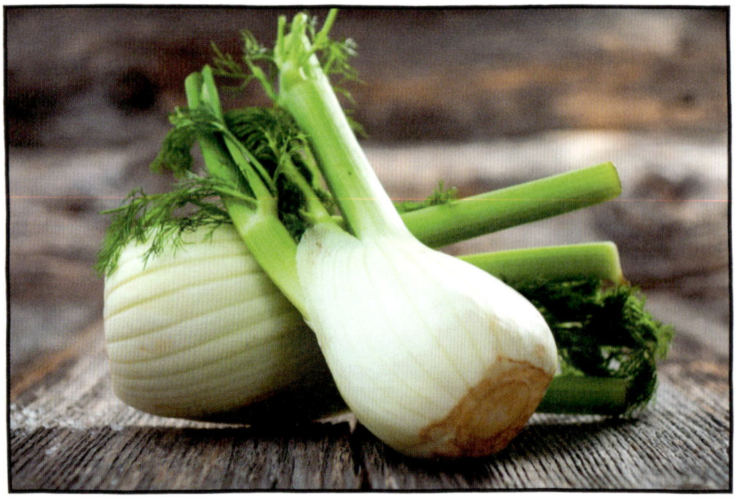

Tipp: Vegetarier lassen den Schinken weg und erhöhen die Schafskäse-Menge um 30 g.

SAUERKRAUTSALAT MIT SCHARFEN HACKBÄLLCHEN

EINKAUFEN

Zutaten für 2 Personen:

* 400 g frisches Sauerkraut
* 200 g Möhren
* 1 Paprikaschote (rot oder gelb)
* 3 Lauchzwiebeln
* 1 EL Apfelessig
* 2 EL Brühe
* Salz
* Pfeffer
* 2 EL Rapsöl
* 200 g Rinderhackfleisch
* 2 EL Vollmilchjoghurt
* 1 TL Chiasamen (10 g)
* 1 kleine Knoblauchzehe
* 1 Prise Kreuzkümmel (Cumin)
* Cayennepfeffer

Zubereitung:

1. Das Sauerkraut etwas zerzupfen. Die Möhren putzen und in feine Streifen schneiden. Die Paprikaschote und die Lauchzwiebeln putzen, waschen und in Streifen schneiden. Alle Zutaten vermengen. Apfelessig, Brühe, Salz, Pfeffer und 1 EL Öl verrühren und über den Salat gießen. Abschmecken.
2. Das Hackfleisch, den Joghurt und die Chiasamen in eine Schüssel geben. Die Knoblauchzehe schälen und dazupressen. Salz, Kreuzkümmel und Cayennepfeffer hinzufügen und alles verkneten. Abschmecken. Aus der Hackmasse 6 kleine Bällchen formen. Restliches Öl erhitzen, Bällchen darin etwa 8 Minuten braten. Herausnehmen und auf dem Salat anrichten.

Pro Person: 420 kcal, 27 g Eiweiß, 28 g Fett, 13 g Kohlenhydrate, 11 g Ballaststoffe

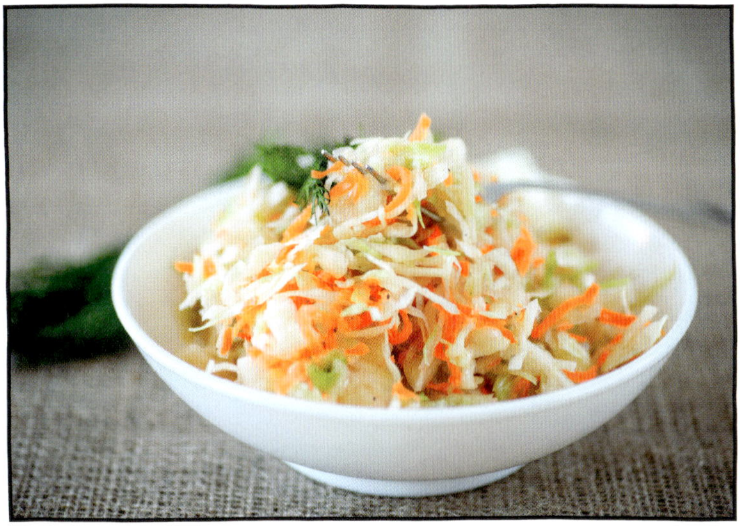

ROTE-BETE-SALAT MIT GRATINIERTEM ZIEGENKÄSE

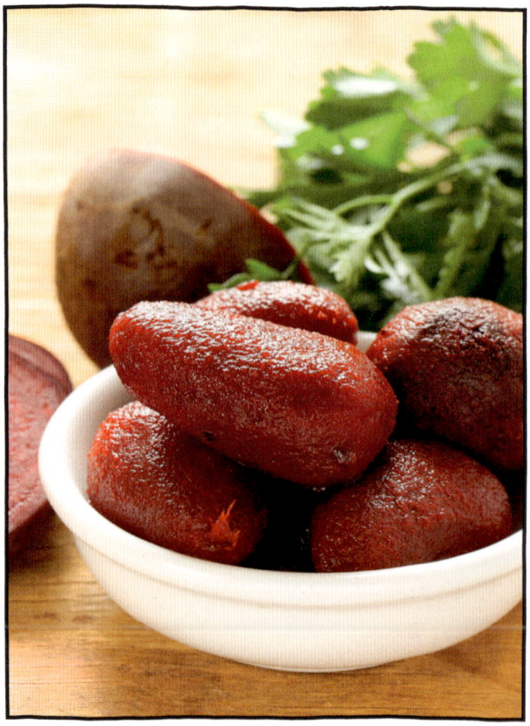

Zubereitung:

1. Den Backofen auf 200 °C vorheizen. Die Rote Bete in dünne Scheiben schneiden. Den Radicchio und den Chicorée putzen, waschen, klein schneiden und trocken schleudern. Die Schalotte schälen und fein würfeln. Alle Zutaten vermengen.

EINKAUFEN

Zutaten für 2 Personen:

* 300 g gegarte Rote Bete (vakuumverpackt)
* ½ kleiner Kopf Radicchio
* 1 kleine Staude Chicorée
* 1 Schalotte
* 2 EL Himbeer- oder Weißweinessig
* 1 EL Orangensaft
* Salz
* Pfeffer
* 1 TL mittelscharfer Senf
* 1 EL Rapsöl
* 2 EL Schnittlauchröllchen
* 4 kleine Ziegenkäsetaler (à 40 g)
* 1 EL gehackte Mandeln (20 g)
* 1 EL gehackter Oregano
* 1 EL Hanfsamen (20 g)

2. Essig, Orangensaft, Salz, Pfeffer, Senf, Öl und Schnittlauch verrühren. Über den Salat geben. Abschmecken.
3. Die Ziegenkäsetaler auf ein mit Backpapier belegtes Backblech setzen. Die Mandeln, den Oregano und die Hanfsamen mischen und über den Käse streuen. Im Ofen etwa 8 Minuten backen. Herausnehmen und noch heiß auf dem Salat anrichten.

Pro Person: 420 kcal, 20 g Eiweiß, 29 g Fett, 15 g Kohlenhydrate, 9 g Ballaststoffe

GEBRATENES ASIA-LACHSSTEAK

EINKAUFEN

Zutaten für 2 Personen:
* 150 g Zuckerschoten
* Salz
* 1 Zucchini
* 50 g Babyblattspinat
* 1 kleines Stück Ingwer (10 g)
* 1 kleine Chilischote
* 2 EL Weißweinessig
* 2 EL Olivenöl
* 1 EL Teriyaki-Marinade *oder* Sojasauce
* 1 TL Honig
* Pfeffer
* 250 g Lachsfilet
* 1 EL Sesamsamen (schwarz oder hell, 20 g)
* 1 EL gehackter Koriander

Zubereitung:

1. Die Zuckerschoten putzen, waschen, nach Wunsch halbieren und in Salzwasser 2-3 Minuten blanchieren. In ein Sieb abgießen, kalt abschrecken und abtropfen lassen.
2. Die Zucchini putzen, waschen und in sehr feine Scheiben schneiden. Den Spinat verlesen, waschen und trocken schleudern. Die Salatzutaten vermengen.
3. Den Ingwer schälen und fein hacken. Die Chilischote längs halbieren, nach Belieben entkernen, waschen und sehr fein schneiden. Essig, 1 EL Öl, Teriyaki-Marinade, Honig, Pfeffer, Ingwer und Chili verrühren. Die Marinade über den Salat gießen. Abschmecken.

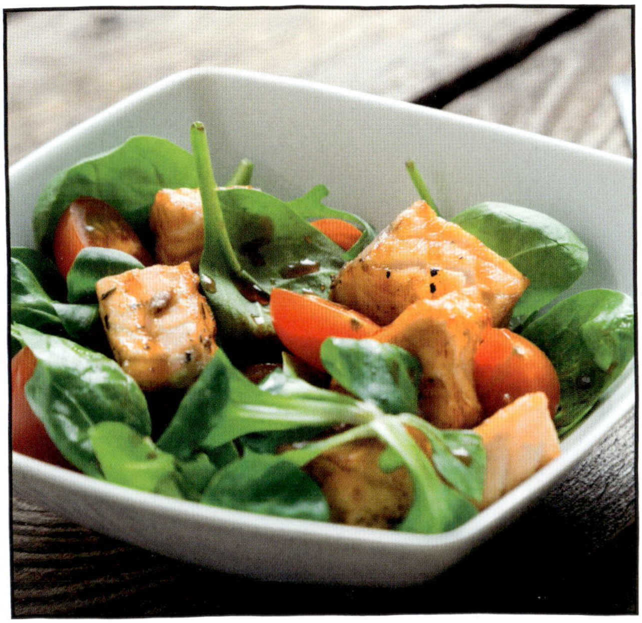

4. Das Lachsfilet waschen, trocken tupfen, in Würfel schneiden und mit Salz und Pfeffer würzen. Restliches Öl erhitzen, den Fisch darin 3-4 Minuten braten. Auf dem Salat anrichten. Mit Sesam und Koriander bestreuen.

Pro Person: 460 kcal, 33 g Eiweiß, 30 g Fett, 15 g Kohlenhydrate, 7 g Ballaststoffe

EINKAUFEN

Zutaten für 2 Personen:

* 2 dünne Scheiben Rumpsteak (à ca. 150 g)
* Salz
* Pfeffer
* 1 TL mittelscharfer Senf
* 1 EL gehackter Oregano
* 4 Champignons
* 1 kleine Knoblauchzehe
* 2 dünne Scheiben gekochter Schinken
* 100 g Schalotten
* 1 Paprikaschote (rot oder gelb)
* 250 g Pastinaken
* 1 EL Rapsöl
* 1 EL Gojibeeren (20 g)
* 100 ml Rotwein
* 100 ml Brühe

GESCHMORTE RUMPSTEAK-RÖLLCHEN MIT GOJIBEEREN UND ROTWEIN

Zubereitung:

1. Die Fleischscheiben waschen, trocken tupfen und nebeneinanderlegen. Die Fettränder etwas einschneiden. Das Fleisch mit Salz und Pfeffer würzen. Mit dem Senf bestreichen und mit dem Oregano bestreuen. Champignons putzen und in Scheiben schneiden. Knoblauch schälen und in feine Scheiben schneiden. Schinken, Pilze und Knoblauch auf den Fleischscheiben verteilen. Aufrollen und mit Holzspießen zustecken oder mit Garn zubinden.
2. Die Schalotten schälen und halbieren. Die Paprika putzen, waschen und würfeln. Die Pastinaken putzen und würfeln.
3. Das Öl erhitzen und die Fleischröllchen darin kräftig anbraten. Das Gemüse dazugeben und mitbraten. Die Gojibeeren hinzufügen. Mit dem Wein und der Brühe ablöschen und etwa 20 Minuten schmoren.

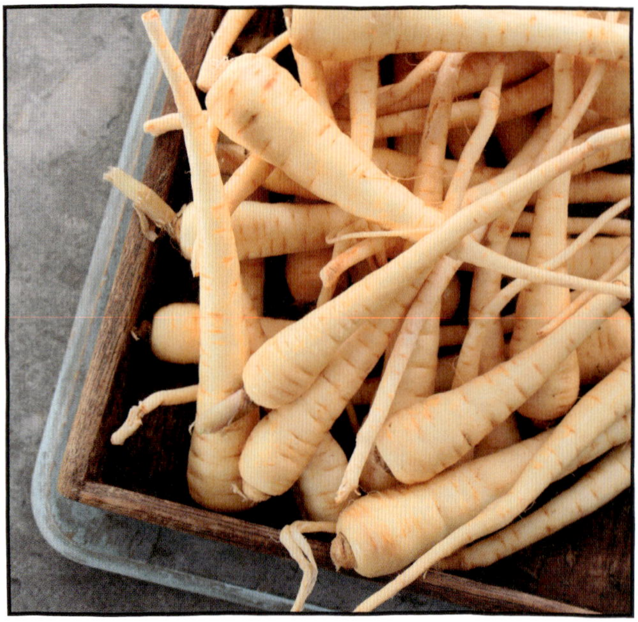

Pro Person: 420 kcal, 41 g Eiweiß, 14 g Fett, 23 g Kohlenhydrate, 6 g Ballaststoffe

KÜRBIS-KOKOS-SUPPE MIT TOFU UND HANFSAMEN

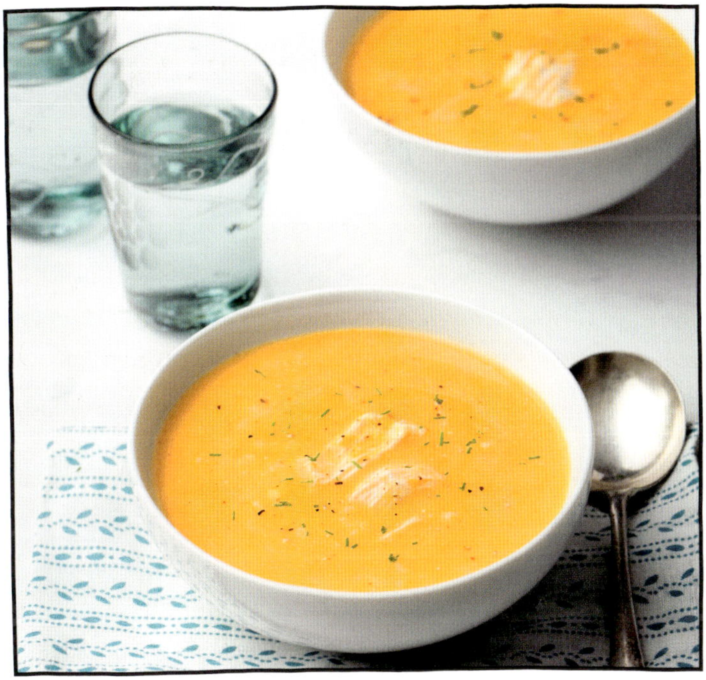

EINKAUFEN

Zutaten für 2 Personen:

* 1 kleiner Hokkaido-Kürbis (ca. 600 g)
* 1 Stange Porree
* 1 Zwiebel
* 1 Knoblauchzehe
* ½ Chilischote
* 2 EL Olivenöl
* 400 ml Gemüsebrühe
* 100 ml Kokosmilch
* 150 g Tofu
* Salz
* etwas Zitronensaft
* 1 EL Hanfsamen (20 g)
* einige Majoranblättchen

Zubereitung:

1. Den Kürbis waschen, vierteln, entkernen und in Würfel schneiden. Den Porree putzen, waschen und in Ringe schneiden. Die Zwiebel und den Knoblauch schälen und fein würfeln. Die Chilischote entkernen, waschen und fein hacken. 1 EL Öl erhitzen und die vorbereiteten Zutaten darin andünsten. Mit Brühe und Kokosmilch ablöschen, aufkochen und zugedeckt etwa 20 Minuten köcheln lassen.
2. Den Tofu in kleine Würfel schneiden, restliches Öl in einer beschichteten Pfanne erhitzen, Tofu darin 3-4 Minuten braten. Die Hanfsamen dazugeben und kurz mitbraten.
3. Die Suppe pürieren, mit Salz und etwas Zitronensaft abschmecken. Den Tofu darauf anrichten und mit den Majoranblättchen garnieren.

Pro Person: 420 kcal, 18 g Eiweiß, 31 g Fett, 17 g Kohlenhydrate, 11 g Ballaststoffe

SNACKS

GRÜNKOHLCHIPS

EINKAUFEN

Zutaten für 2 Personen:

* 150 g frischer Grünkohl
* ½ Chilischote
* Salz
* 1 EL Olivenöl

Zubereitung:

1. Den Backofen auf 180 °C vorheizen. Den Grünkohl verlesen, waschen und die Blätter von den groben Stielen zupfen. Mit Küchenpapier oder einem Geschirrhandtuch gut trocken tupfen. Den Grünkohl in eine Schüssel geben.
2. Die Chilischote entkernen, waschen und fein hacken. Chili, Salz und Öl verrühren. Mit dem Kohl vermengen und die Kohlblätter nebeneinander auf ein mit Backpapier belegtes Backblech geben. Im Ofen etwa 12 Minuten backen, bis die Blätter knusprig sind.

Pro Person: 60 kcal, 2 g Eiweiß, 5 g Fett, 1 g Kohlenhydrate, 2 g Ballaststoffe

Tipp: Anstelle von Grünkohlchips kann man auch Rote-Bete-, Möhren- oder Wirsingchips zubereiten.

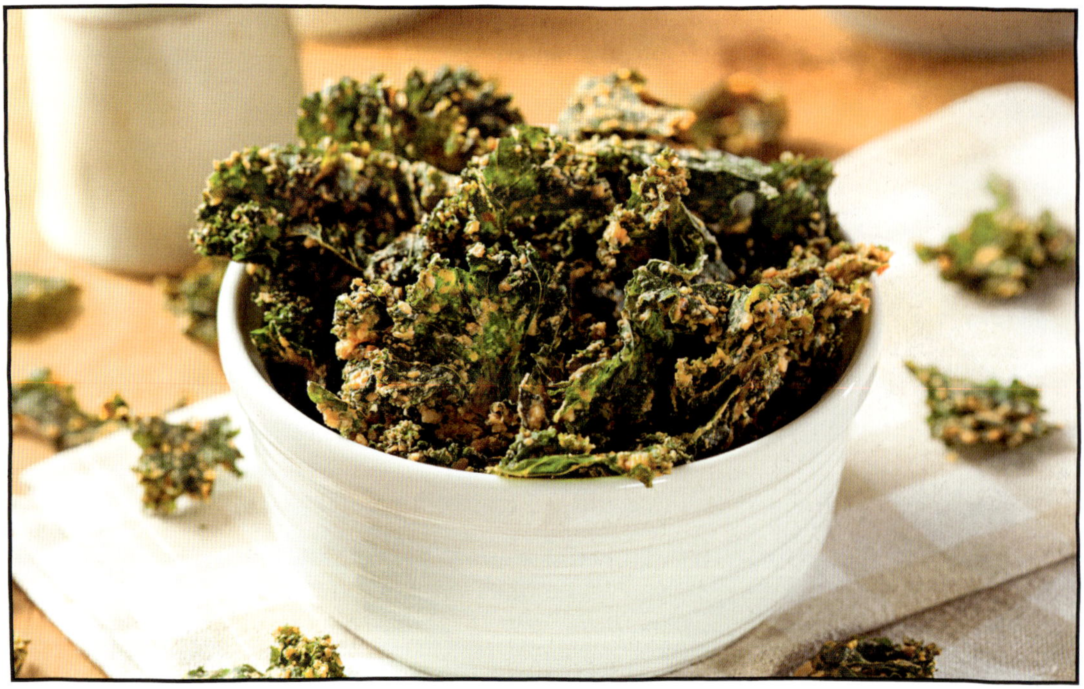

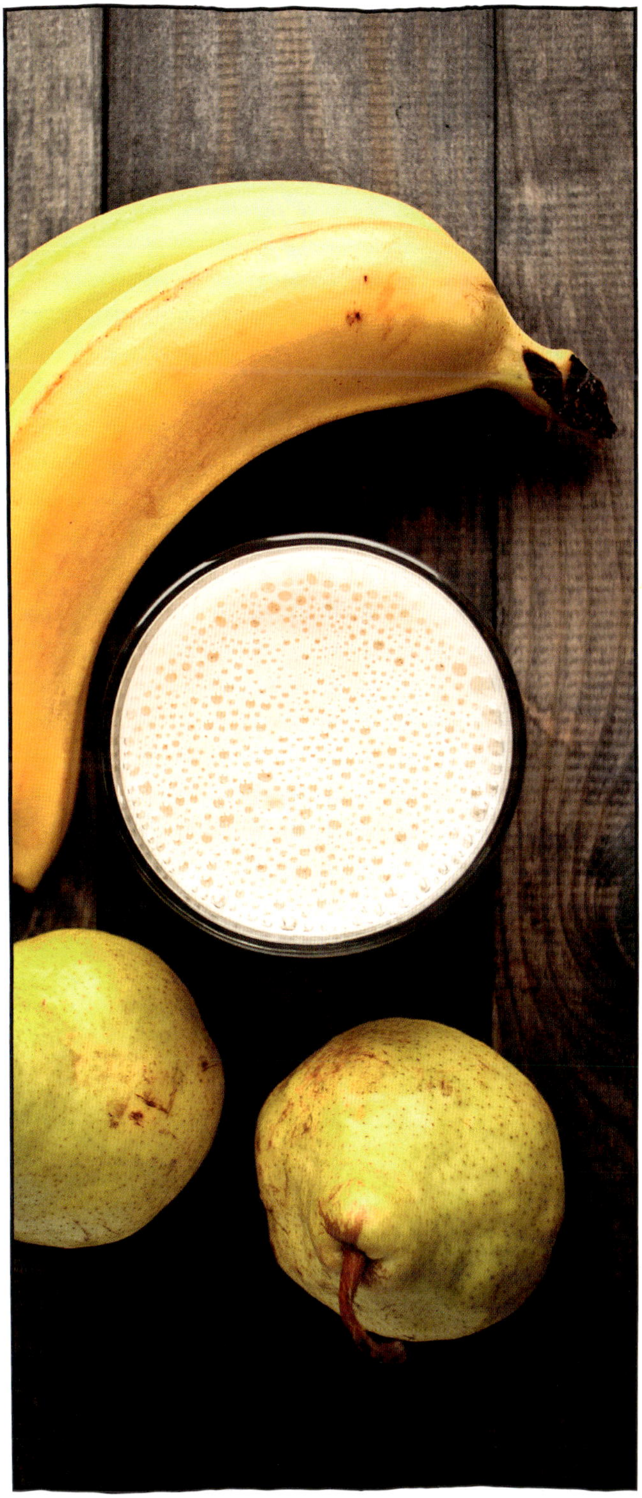

BANANEN-SMOOTHIE

Zubereitung:

1. Die Banane schälen und in Stücke schneiden. Die Birne schälen, vierteln, entkernen und in Stücke schneiden. Beides in einen Mixer geben. Den Orangensaft und das Inulinpulver hinzufügen und alles pürieren. Mit Zitronensaft abschmecken. Sollte der Smoothie zu dickflüssig sein, einfach noch etwas Mineralwasser unterrühren.
2. Den Smoothie auf 2 Gläser verteilen und mit den Chiasamen bestreuen.

Pro Person: 180 kcal, 4 g Eiweiß, 4 g Fett, 30 g Kohlenhydrate, 8 g Ballaststoffe

EINKAUFEN

Zutaten für 2 Personen:

* 1 unreife Banane
* 1 Birne
* ¼ l Orangensaft
* 1 TL Inulinpulver
* 1-2 EL Zitronensaft
* 1 EL Chiasamen (20 g)

GERÖSTETER MANDEL-BEEREN-MIX

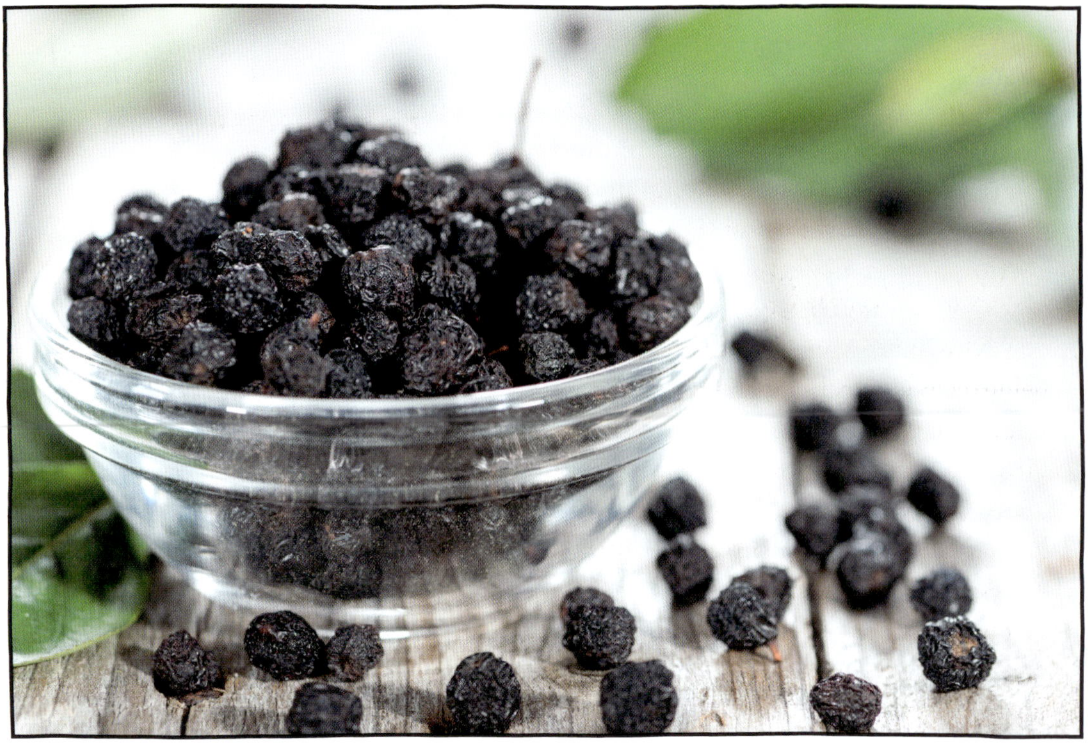

Zubereitung:

1. Die Mandeln im heißen Öl in einer beschichteten Pfanne goldbraun rösten. Den Honig darübergeben und die Mandeln darin kurz karamellisieren lassen. Herausnehmen und mit dem Zimt bestreuen. Die Aroniabeeren untermischen und das Ganze abkühlen lassen.

Pro Person: 240 kcal, 7 g Eiweiß, 19 g Fett, 18 g Kohlenhydrate, 6 g Ballaststoffe

EINKAUFEN

Zutaten für 2 Personen:

* 50 g Mandeln
* 1 TL Rapsöl
* 1 EL Honig
* 1 TL Ceylonzimt
* 30 g getrocknete Aroniabeeren

KNUSPERRIEGEL MIT CRANBERRYS

Zubereitung:

1. Den Backofen auf 170 °C vorheizen. Walnüsse und Mandeln grob hacken. Cranberrys und Rosinen ebenfalls hacken und in einen Topf geben. Butter, Honig und Zimt hinzufügen, aufkochen und 2 Minuten köcheln lassen. Haferflocken und Nüsse unterheben und alles gut vermischen.
2. Die Müslimasse auf ein mit Backpapier belegtes Backblech geben und zu einem Rechteck von etwa 20 x 25 Zentimetern Größe ausstreichen. Im Ofen auf der mittleren Schiene etwa 15 Minuten backen. Herausnehmen. Die Masse ist zunächst noch etwas weich, wird aber nach dem Abkühlen fest.
3. Die Müsliplatte vorsichtig in 5 × 2,5 Zentimeter große Stücke schneiden. Zum Aufbewahren in eine verschließbare Dose füllen. Haltbarkeit: 3 Tage.

Pro Stück: 90 kcal, 2 g Eiweiß, 3 g Fett, 14 g Kohlenhydrate, 1 g Ballaststoffe

EINKAUFEN

Zutaten für 2 Personen:

* 20 g Walnusskerne
* 20 g Mandelkerne
* 50 g getrocknete Cranberrys
* 50 g Rosinen
* 30 g Butter
* 7 EL Honig (150 g)
* 1 TL gemahlener Ceylonzimt
* 150 g kernige Haferflocken

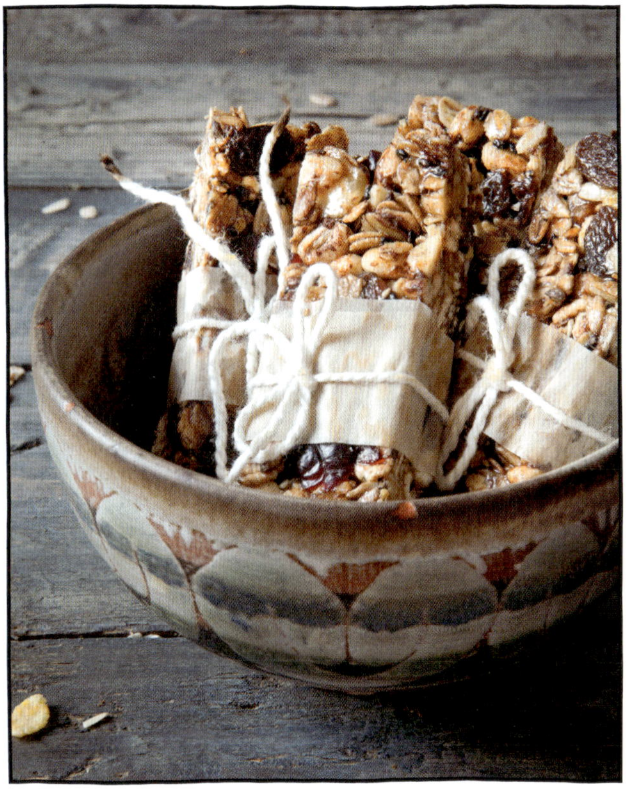

WAS MAN SONST NOCH WISSEN MUSS

EIN ZERTIFIZIERTES ERNÄHRUNGSPROGRAMM FÜR EINEN GESUNDEN DARM

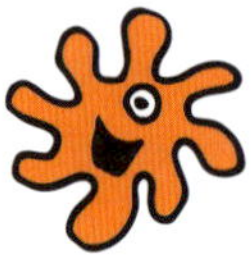

„Schlank mit Darm – das ganzheitliche Ernährungskonzept für einen gesunden Darm" wurde von der Zentralen Prüfstelle Prävention im Auftrag der angeschlossenen Krankenkassen mit dem Siegel „Deutscher Standard Prävention" ausgezeichnet. Das Lizenzprogram kann von Ernährungsberatern, Diätassistenten und Ärzten (mit entsprechender Zusatzqualifikation) als ganzheitlicher Ernährungskurs in Fitnessstudios, Praxen, Hotels und Kurkliniken durchgeführt werden und wird von Krankenkassen bezuschusst.
Weitere Informationen finden Sie unter: www.schlank-mit-darm.de

LABORADRESSEN

Hier finden Sie einige Adressen von Laboren, die entsprechende Stuhltestungen durchführen. Es handelt sich nur um eine kleine Auswahl als Orientierungshilfe. Bitte setzen Sie sich vorab mit dem Labor in Verbindung, um Kosten und Versandbedingungen zu erfragen. Auch Ihr Arzt kann eine Stuhlprobe an ein Labor einsenden.

Labor Dres. Hauss
Kieler Straße 71
24340 Eckernförde
E-Mail: Laborinfo@t-online.de
www.hauss.de

Ganzimmun Diagnostics AG
Hans-Böckler-Straße 109
55128 Mainz
E-Mail: info@ganzimmun.de
www.ganzimmun.de

Biovis Diagnostik
Justus-Staudt-Straße 2
65555 Limburg an der Lahn
E-Mail: info@biovis.de
www.biovis.de

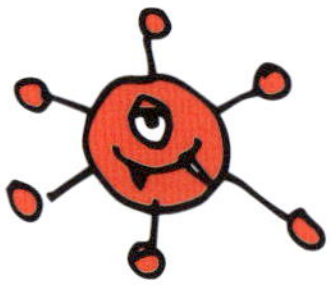

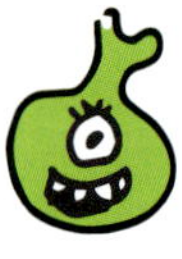

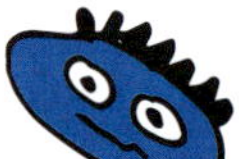

PRODUKTE, DIE IHRER DARMFLORA UND IHRER HAUT GUTTUN

MADENA DARMKUR

2014 erschien mein Buch *Schlank mit Darm*. In den folgenden Monaten erhielt ich zahlreiche Anfragen, welches Nahrungsergänzungsmittel denn zur Verbesserung der Darmflora geeignet sei. Doch viele Präparate enthielten entweder eine zu geringe Keimzahl oder zu wenige unterschiedliche Keime oder Milchsäurebakterien (*L. acidophilus*), die eine Gewichtszunahme fördern würden. Den meisten Mitteln fehlten dann auch Präbiotika, die die Ansiedelung der nützlichen Keime im Darm unterstützen. Deshalb habe ich zusammen mit der Firma Madena ein Produkt entwickelt, das ein gesundes Klima im Darm fördert. Madena Darmkur enthält die Präbiotika Inulin, Apfelpektin, resistente Stärke (Maisdextrin) und die Bakterienstämme *Bifidobacterium breve, Bifidobacterium lactis, Lactobacillus casei, Lactobacillus gasseri, Lactobacillus plantarum* und *Lactobacillus rhamnosus*. Mit diesem Produkt haben wir verschiedene Untersuchungen durchgeführt und konnten unter anderem feststellen, dass bei regelmäßiger Einnahme der Stresshormonspiegel ganz erheblich absank und es günstige Effekte auf Ekzeme und allergische Erkrankungen hatte. Madena Darmkur (PZN: 11518237) ist in Apotheken und im Internet erhältlich.

INULINPULVER

Dieses mehlartige Pulver wird in der Regel aus der Chicorée-Wurzel hergestellt und enthält wichtige Wachstumsstoffe für die Darmflora. Mithilfe des Pulvers können Sie Ihre Ernährung mit den wertvollen Ballaststoffen anreichern. Inulinpulver kann man in Joghurt, Nachspeisen und in Mixgetränke einrühren und auch zum Backen verwenden. Inulinpulver ist in Apotheken, Reformhäusern und im Internet erhältlich. Im Rezeptteil finden Sie einige Gerichte mit Inulinzusatz. Inulin ist meistens gut verträglich. Nur bei Menschen mit Fruktoseintoleranz kann es Blähungen und Bauchschmerzen hervorrufen.

PLANTAZYM

Plantazym wurde speziell zur natürlichen Behandlung von Entzündungen entwickelt, das Produkt enthält Extrakte ausgewählter Kräuter, Obst- und Gemüsesorten sowie Kurkuma und Ingwer. Sein hoher Polyphenolgehalt wurde wissenschaftlich geprüft. Dadurch ist es gut geeignet, die Haut mit Antioxidantien zu versorgen und die Entwicklung der Darmflora zu optimieren. Erhältlich in Apotheken und im Internet unter www.juventahealthcare.com

LITERATUR

Adebamowo, C. A., Spiegelman, D., Berkey, C. S. et al. (2008) Milk consumption and acne in teenaged boys. J Am Acad Dermatol 58(5):787-93

Adebamowo, C. A., Spiegelman, D., Berkey, C. S. et al. (2006) Milk consumption and acne in adolescent girls. Dermatol Online J 30; 12(4):1

Almeida, C. C., Lorena, S. L., Pavan, C. R. et al. (2012) Beneficial effects of long-term consumption of a probiotic combination of Lactobacillus casei Shirota and Bifidobacterium breve Yakult may persist after suspension of therapy in lactose-intolerant patients. Nutr Clin Pract. 27(2):247-51

American College of Gastroenterology (2011) Moderate alcohol consumption is associated with small intestinal bacterial overgrowth, study finds. ScienceDaily URL: www.sciencedaily.com/releases/2011/10/111031114949.htm

Amman, S. (2008) Marketing-Erfolg – Mit Joghurt Millionen scheffeln. Spiegel online, 22.12.2008 URL: http://www.spiegel.de/wirtschaft/marketing-erfolg-mit-joghurt-millionen-scheffeln-a-597184.html

Arck, P., Handjiski, B., Hagen, E. et al. (2010) Is there a 'gut-brain-skin axis'? Exp Dermatol, 19: 401-405

Atzmüller, M., Grammer, K. (2000) Biologie des Geruchs: Die Bedeutung von Pheromonen für Verhalten und Reproduktion. Speculum – Zeitschrift für Gynäkologie und Geburtshilfe 18 (1)

Axt-Gadermann, M. (2017) Die richtigen Keime helfen. Abnehmen ohne Diätplan: So aktivieren Sie Ihre Schlankmacher im Darm. Focus online 19.1.2017 URL: www.focus.de/gesundheit/experten/schlank-mit-darm-aerztin-raet-wer-abnehmen-will-sollte-sich-um-seine-darmbakerien-kuemmern_id_6512028.html

Axt-Gadermann, M., Axt, P. (2017) Skin Food. Herbig Verlag München

Barroso, E., Muñoz-González, I., Jiménez, E. et al. (2017) Phylogenetic profile of gut microbiota in healthy adults after moderate intake of red wine. Mol. Nutr. Food Res 1600620

Bender, S. (2013) Säureschutzmantel. Die PTA in der Apotheke 11: 93. URL: https://www.diepta.de/themen/fachzeitschrift/detail/november-2013-2013/

Benyacoub, J., Bosco, N., Blanchard, C. et al. (2014) Immune modulation property of Lactobacillus paracasei NCC2461 (ST11) strain and impact on skin defenses. Benef Microbes 5:129–136

Bergler-Czop, B., Brzezinska-Wcislo, L. (2014) Pro-inflammatory cytokines in patients with various kinds of acne treated with isotretinoin. Postepy Dermatol Alergol 31(1): 21–28 (Ausgabe für Österreich), 12-18

Biermann, D. (2014) Polyphenole wirken – aber wie? Pharmazeutische Zeitung online 42/2014 URL: www.pharmazeutische-zeitung.de/index.php?id=54633

Biesbroek, G., Wang, X., Keijser, B. J. F. et al. (2014) Seven-Valent Pneumococcal Conjugate Vaccine and Nasopharyngeal Microbiota in Healthy Children. Emerging Infectious Diseases 20, 201–208

Björkstén, B., Sepp, E., Julge, K. et al. (2001) Allergy development and the intestinal microflora during the first year of life. J Allergy Clin Immunol 108(4):516-20

Björkstén, B., Naaber, P., Sepp, E. et al. (1999) The intestinal microflora in allergic Estonian and Swedish 2-year-old children. Clin Exp Allergy 29(3):342-6

Bouilly-Gauthier, D., Jeannes, C., Maubert, Y. et al. (2010) Clinical evidence of benefits of a dietary supplement containing probiotic and carotenoids on ultraviolet-induced skin damage. Br J Dermatol 163(3):536-43

Bowe, W. P., Patel, N. B., Logan, A. C. (2014) Acne vulgaris, probiotics and the gut-brain-skin axis: from anecdote to translational medicine. Beneficial Microbes 5(2): 185-199

Bowe, W. P., Logan, A. C. (2011) Acne vulgaris, probiotics and the gut-brain-skin axis – back to the future? Gut Pathog 3: 1

Bowe, W. P., Logan, A. C. (2010) Clinical implications of lipid peroxidation in acne: old wine in new bottles. Lipids Health Dis 9:141.

Brahe, L.K., Le Chatelier, E., Prifti, E. et al. (2015) Dietary modulation of the gut microbiota – a randomised controlled trial in obese postmenopausal women. Br J Nutr 114(3):406-17

Brisson, J. (2016) Why Supplementing with probiotics may make you ill – Part 5: Th1 / Th2 Immune Reactions. URL: http://fixyourgut.com/why-supplementing-with-probiotics-may-make-you-ill-part-5-th1-th2-immune-reactions/

Candela, M., Rampelli, S., Turroni, S. et al. (2012) Unbalance of intestinal microbiota in atopic children. BMC Microbiology 12:95

Chang, Y. S., Trivedi, M. K., Jha, A. et al. (2016) Synbiotics for prevention and treatment of atopic dermatitis: a meta-analysis of randomized clinical trials. JAMA Pediatr 170(3):236–42

Chapat, L., Chemin, K., Dubois, B. et al. (2004) Lactobacillus casei reduces CD8+ T cell-mediated skin inflammation. Eur J Immunol 34(9):2520-8

Chen, Y. S., Jan, R. L., Lin, Y. L. (2010) Randomized placebo-controlled trial of Lactobacillus on asthmatic children with allergic rhinitis. Pediatr Pulmonol 45:1111–20

Cinque, B., La Torre, C., Melchiorre, E. (2011) Use of Probiotics for Dermal Applications. Research Gate. URL: www.researchgate.net

Cinque, B., Palumbo, P., La Torre, C. et al. (2010) Probiotics in aging skin. In: Textbook of aging skin. Springer, Berlin, 811–819

Cole Johnson, Ch. et al. (2013) Study: Babies Born by C-section at Risk of Developing Allergies. Henry Ford Health Systems URL: http://www.henryford.com/body.cfm?id=46335&action=detail&ref=1829

Darwin, M. et al. (2006) Functional Food und Bioverfügbarkeit im Zielorgan Haut. Hautarzt. 57:286-290

Darwin M., Patzelt A., Gehse S., Schanzer S., Benderoth C., Sterry W., Lademann J. (2008) Cutaneous concentration of lycopene correlates significantly with the roughness of the skin. Eur J Pharm Biopharm 69(3):943-7.

David, L.A., Maurice, C. F. et al. (2014) Diet rapidly and reproducibly alters the human gut microbiome. Nature 23;505(7484):559-63

Di Marzio, L., Cinque, B., Cupelli, F. et al. (2008) Increase of skin-ceramide levels in aged subjects following a short-term topical application of bacterial sphingomyelinase from Streptococcus thermophilus. Int J Immunopathol Pharmacol 21 (1):137–143

Dissanayake, E., Shimojo, N. (2016) Probiotics and Prebiotics in the Prevention and Treatment of Atopic Dermatitis. Pediatric Allergy, Immunology and Pulmonology 29(4): 174-180

Draeger, F. (2010) Parasiten in der Medizin. Heilung mit dem Hakenwurm? Süddeutsche Zeitung, URL: www.sueddeutsche.de/wissen/parasiten-in-der-medizin-heilung-mit-dem-hakenwurm-1.13902

Dueñas, M., Muñoz-González, I., Cueva, C. et al. (2015) A Survey of Modulation of Gut Microbiota by Dietary Polyphenols. Biomed Res Int. 2015: 850902

Dzieciol, M., Nizanski, W., Stanczyk, E. (2013) The influence of antibiotic treatment of bitches in oestrus on their attractiveness to males during mating. Polish journal of veterinary sciences 16(3):509-16

Erdman, S. E., Poutahidis, T. (2014) Probiotic ‚glow of health': it's more than skin deep. Benef Microbes 1;5(2):109-19

Einzmann, S. (2014) Mikrokosmos Haut. Focus Gesundheit, Die Haut. 3:22-27

European Lung Foundation (2016) Early life exposure to antibiotics is related to increased risk of allergies later in life. ScienceDaily, www.sciencedaily.com/releases/2016/09/160906085003.htm

Fogliano, V. et al. (2011) In vitro bioaccessibility and gut biotransformation of polyphenols present in the water-insoluble cocoa fraction. Mol Nutr Food Res. 55: 44–55

Fortuna, M. C., Garelli, V., Pranteda, G. (2016) A case of Scalp Rosacea treated with low dose doxycycline and probiotic therapy and literature review on therapeutic options. Dermatol Ther 29(4):249-51

Gill, H., Prasad, J. (2008) Probiotics, immunomodulation, and health benefits. Adv Exp Med Biol. 606:423–54.

Giovannini, M., Agostoni, C., Riva, E. et al. (2007) Felicita Study Group. A randomized prospective double blind controlled trial on effects of long-term consumption of fermented milk containing Lactobacillus casei in pre-school children with allergic asthma and/or rhinitis. Pediatr Res 62:215–20

Glück, U., Gebbers, J.O. (2003) Ingested probiotics reduce nasal colonization with pathogenic bacteria (Staphylococcus aureus, Streptococcus pneumoniae, and beta-hemolytic streptococci) Am J Clin Nutr 77:517–20

Gorkiewicz, G., Thallinger, G. G., Trajanoski, S. et al. (2013) Alterations in the Colonic Microbiota in Response to Osmotic Diarrhea. PLoS ONE 8(2): e55817

Groeger, D., O'Mahony, I., Murphy, E. F. et al. (2013) Bifidobacterium infantis 35624 modulates host inflammatory processes beyond the gut. Gut Microbes 4(4): 325–339.

Guéniche, A., Philippe, D., Bastien, Ph. et al. (2011) Oral supplementation with probiotic Lactobacillus paracasei ST-11 improves dandruff condition. Int J Trichology 3(Suppl1): S22

Guéniche, A., Bastien, P., Ovigne, J.M. et al. (2010) Bifidobacterium longum lysate, a new ingredient for reactive skin. Exp Dermatol 19, e1–e8.

Guéniche, A., Philippe, D., Bastien, P. et al. (2009) Probiotics for photoprotection. Dermatoendocrinol 1(5): 275–279

Guéniche, A., Benyacoub, J., Buetler, T. M. et al. (2006) Supplementation with oral probiotic bacteria maintains cutaneous immune homeostasis after UV exposure. Eur J Dermatol. 16(5):511-7

Hacini-Rachinel, F., Gheit, H., Le Luduec, J.B. et al. (2009) Oral probiotic control skin inflammation by acting on both effector and regulatory T cells. PLoS One 4(3):e4903

Hahne, D. (2013) Intestinale Mikrobiota – Ein „Ökosystem" mit Potenzial. Deutsches Ärzteblatt 110/8, A-320/ B-295/ C- 295

Han, Y., Kim, B., Ban, J. et al. (2012) A randomized trial of Lactobacillus plantarum CJLP133 for the treatment of atopic dermatitis. Pediatr Allergy Immunol. 23(7):667-73

Hehemann, J-H., Correc, G., Barbeyron, T. et al. (2010) Transfer of carbohydrate-active enzymes from marine bacteria to Japanese gut microbiota. Nature 464:908-912

Hesselmar, B., Hicke-Roberts, A., Wennergren, G. (2015) Allergy in Children in Hand Versus Machine Dishwashing. Pediatrics 135 (3): e1-e8 http://pediatrics.aappublications.org/content/pediatrics/early/2015/02/17/peds.2014-2968.full.pdf

Ishii, Y., Sugimoto, S. et al. (2014) Oral administration of Bifidobacterium breve attenuates UV-induced barrier perturbation and oxidative stress in hairless mice skin. Arch Dermatol Res. 305: 467–473

Ishida, Y., Nakamura, F., Kanzato, H. et al. (2005) Clinical effects of Lactobacillus acidophilus strain L-92 on perennial allergic rhinitis: A double-blind, placebo-controlled study. J Dairy Sci 88:527–33

Jalanka, J., Salonen, A., Salojärvi, J. et al. (2015) Effects of bowel cleansing on the intestinal microbiota. Gut 64: 1562–1568

Juhlin, L., Michaëlsson, G. (1983) Fibrin microclot formation in patients with acne. Acta Derm Venereol. 63:538–40

Jung, G.W., Tse, J.E., Guiha, I. et al. (2013) Prospective randomized open-label trial comparing the safety, efficacy and tolerability of an acne treatment regimen with and without a probiotic supplement in subjects with mild to moderate acne. J Cutan Med Surg, 17 (2): 114–122

Kalliomäki, M., Salminen, S., Arvilommi, H. et al. (2001) Probiotics in primary prevention of atopic disease: a randomised placebo-controlled trial. Lancet 357(9262):1076-9

Kalliomäki, M., Salminen, S., Poussa, T. et al. (2003) Probiotics and prevention of atopic disease: 4-year follow-up of a randomised placebo-controlled trial. Lancet. 361(9372):1869-71.

Kalliomäki, M., Isolauri, E. (2003) Role of the intestinal flora on the development of allergy. Curr Opin Allergy Clin Immunol 1:15-20

Kesseli, B. (2016) Darmbakterien – Trickreiche Gäste. Neue Zürcher Zeitung 19.9.2016. www.nzz.ch/wissenschaft/medizin/darmbakterien-trickreiche-gaeste-ld.116859

Khalif, I.L., Quigley, E.M., Konovitch, E.A. et al. (2005) Alterations in the colonic flora and intestinal permeability and evidence of immune activation in chronic constipation. Dig Liver Dis 7:838–49

Kim, H. M., Lee, D. E., Park, S. D. et al. (2014) Oral administration of Lactobacillus plantarum HY7714 protects hairless mouse against ultraviolet B-induced photoaging. Journal of Microbiology and Biotechnology, 24(11), 1583-1591

Kim, G. K., Del Rosso, J. Q. (2010) Drug-Provoked Psoriasis: Is It Drug Induced or Drug Aggravated? Clin Aesthet Dermatol. 3(1): 32–38.

Kimata H. (2006) Kissing selectively decreases allergen-specific IgE production in atopic patients. J Psychosom Res 60(5):545-7

Kirk-Smith, M., Booth, D.A. (1980) Effect of androstenone on choice of location in others' presence. In: van der Starre H (ed). Olfaction and taste. VII. ed. IRL Press, Oxford 397–400

Kober, M.-M., Bowe, W. P. (2015) The effect of probiotics on immune regulation, acne, and photoaging. International Journal of Women's Dermatology 1 (2): 85 – 89

Koyama, T., Kirjavainen, P. V., Fisher, C. et al. (2010) Development and pilot evaluation of a novel probiotic mixture for the management of seasonal allergic rhinitis. Can J Microbiol 56:730–8

Korpela, K., Salonen, A., Virta, L. J. et al. (2016) Intestinal microbiome is related to lifetime antibiotic use in Finnish pre-school children. Nat Commun7: 10410

Korpela, K., Salonen, A., Virta, L. J. et al. (2016) Lactobacillus rhamnosus GG Intake Modifies Preschool Children's Intestinal Microbiota, Alleviates Penicillin-Associated Changes, and Reduces Antibiotic Use. PLoS One 11 (4): e0154012.

Korpela, K., Salonen, A., Virta, L. J. et al. (2016) Association of Early-Life Antibiotic Use and Protective Effects of Breastfeeding Role of the Intestinal Microbiota. JAMA Pediatrics. 170 (8) 750-757

Kort, R., Caspers, M., van de Graaf, A. et al. (2014) Shaping the oral microbiota through intimate kissing. Microbiome 2:41

Kullisaar, T., Zilmera, M., Mikelsaarb, M. et al. (2002) Two antioxidative lactobacilli strains as promising probiotics. International Journal of Food Microbiology 72 (3): 215–224

Kullisaar, T., Songisepp, E., Mikelsaar, M. et al. (2003) Antioxidative probiotic fermented goats' milk decreases oxidative stress-mediated atherogenicity in human subjects. Br J Nutr 90, 449–456

LaRosa, C. L., Quach, K. A., Koons, K. et al. (2015), Consumption of dairy in teenagers with and without acne. JAAD 75 (2): 318–322

Lee, D. E., Huh, C.S., Ra, J. et al. (2015) Clinical Evidence of Effects of Lactobacillus plantarum HY7714 on Skin Aging: A Randomized, Double Blind, Placebo-Controlled Study. Microbiol Biotechnol. 25(12):2160-8

Levkovich, T., Poutahidis, Th., Smillie, Ch. et al. (2013) Probiotic Bacteria Induce a 'Glow of Health'. PLoS One 8(1): e53867
Lew, L.-C., Liong, M.-T. (2013) Bioactives from probiotics for dermal health: functions and Benefits. J Appl Microbiol 114:1241-1253

Lew, L.-C., Gan, C.-Y., Liong, M.-T. (2013) Dermal bioactives from lactobacilli and bifidobacteria. Ann Microbiol 63:1047–1055,

Li, W. Q., Han, J. L., Chan, A.T. et al. (2013) Psoriasis, psoriatic arthritis and increased risk of incident Crohn's disease in US women. Ann Rheum Dis. 72:1200-5

Livingston, M., Loach, D., Wilson, M. et al. (2009) Gut commensal Lactobacillus reuteri 100–23 stimulates an immunoregulatory response. Immunol Cell Biol 88:99-102

Maassen, C. B., van Holten-Neelen, C., Balk, F. et al. (2000) Strain-dependent induction of cytokine profiles in the gut by orally administered Lactobacillus strains. Vaccine 18:2613-23

Marieke, N. N. (2016) Mikroorganismen und Haut – eine optimale Wohngemeinschaft. URL: www.hauttatsachen.de/mikroorganismen-und-haut-eine-optimale-wohngemeinschaft/

Mauro, T. (2006) pH: measurements, origins and functions. in: P. Elias, K. Feingold (Eds.) Skin barrier. Taylor and Francis, New York 223-229

Meadow, J. F., Altrichter, A. E., Bateman, A. C. et al. (2015) Humans differ in their personal microbial cloud. PeerJ 3:e1258

Meadow, J. F., Bateman, A. C., Herkert, K. M. et al. (2013) Significant changes in the skin microbiome mediated by the sport of roller derby. PeerJ 1:e53

Mikelsaar, M., Zilmer, M. (2009) Lactobacillus fermentum ME-3 – an antimicrobial and antioxidative probiotic. Microb Ecol Health Dis 21:1–27.

Mishra, V., Shah, C., Mokashe, N. et al. (2015) Probiotics as potenzial antioxidants: a systematic review. J Agric Food Chem 63(14):3615-26

Morita, H., He, F., Kawase, M. et al. (2006) Preliminary human study for possible alteration of serum immunoglobulin E production in perennial allergic rhinitis with fermented milk prepared with Lactobacillus gasseri TMC0356. Microbiol Immunol 50:701–6

Oh, J., Freeman, A. F., NISC Comparative Sequencing Program et al. (2013) The altered landscape of the human skin microbiome in patients with primary immunodeficiencies. Genome Res 23:2103-2114

Ouwehand, A. C., Nermes, M., Collado, M. C. (2009) Specific probiotics alleviate allergic rhinitis during the birch pollen season. World J Gastroenterol 15:3261-8.

Özdemir, Ö. (2010) Various effects of different probiotic strains in allergic disorders: an update from laboratory and clinical data. Clin Exp Immunol 160(3): 295-304

Peled, J. Devlin, S. M., Staffas, A. et al. (2017) Intestinal microbiota and relapse after hematopoietic-cell transplantation. J Clin Oncol – published online before print URL: http://ascopubs.org/doi/10.1200/JCO.2016.70.3348

Penders, J., Thijs, C., van den Brandt, P. A. et al. (2007) Gut microbiota composition and development of atopic manifestations in infancy: the KOALA Birth Cohort Study. Gut. 56:661-7

Peng, G. C., Hsu, C. H. (2005) The efficacy and safety of heat-killed Lactobacillus paracasei for treatment of perennial allergic rhinitis induced by house-dust mite. Pediatr Allergy Immunol 16:433-8

Peral, M. C., Martinez, M. A., Valdez, J. C. (2010) Bacteriotherapy with Lactobacillus plantarum in burns. Int Wound Journal 6(1):73-81

Peral, M. C., Huaman Martinez, M. A. and Valdez, J. C. (2009), Bacteriotherapy with Lactobacillus plantarum in burns. International Wound Journal, 6: 73-81

Priyadarshani, W. M. D., Rakshit, S. K. (2011) Screening selected strains of probiotic lactic acid bacteria for their ability to produce biogenic amines (histamine and tyramine). International Journal of Food Science & Technology. 46 (10): 2062–2069

Poutahidis, T., Springer, A., Levkovich, T. et al. (2014) Probiotic microbes sustain youthful serum testosterone levels and testicular size in aging mice. PLoS One 9(1):e84877

Poutahidis, T., Kearney, S. M., Levkovich, T. et al. (2013) Microbial symbionts accelerate wound healing via the neuropeptide hormone oxytocin. PLoS One 8: e78898

Queipo-Ortuño, M.I. et al. (2012) Influence of red wine polyphenols and ethanol on the gut microbiota ecology and biochemical biomarkers. Am J Clin Nutr. 95:1323–1334

Reznik, M. (2013) Fast Food Linked to Asthma and Allergies in Children. Sci Transl Med 5 (171): 171ec26

Remely, M., Tesar, I., Hippe, B. (2015) Gut microbiota composition correlates with changes in body fat content due to weight loss. Beneficial Microbes 6(4): 431-439

Remely, M., Hippe, B., Geretschlaeger, I. et al. (2015) Increased gut microbiota diversity and abundance of Faecalibacterium prausnitzii and Akkermansia after fasting: a pilot study. Wien Klin Wochenschr. 127(9-10):394-8

Rosenfeldt, V., Benefeldt, E., Nielsen, S.D. et al. (2003) Effect of probiotic Lactobacillus strains in children with atopic dermatitis. J Allergy Clin Immunol 111(2):389-95
Round, J. L., Mazmanian, S. K. (2009) The gut microbiome shapes intestinal immune responses during health and disease. Nat Rev Immunol. 9(5): 313–323.

Scarpa, R, Manguso, F., D'Arienzo, A. (2000) Microscopic inflammatory changes in colon of patients with both active psoriasis and psoriatic arthritis without bowel symptoms. J Rheumatol 27(5):1241-6

Scher, J. U., Ubeda, C., Artacho, A. et al. (2015) Decreased bacterial diversity characterizes the altered gut microbiota in patients with psoriatic arthritis, resembling dysbiosis in inflammatory bowel disease. Arthritis Rheumatol 67(1):128-39

Schlehe, J., Ussar, S. (2016) Das Mikrobiom: Einfluss auf Adipositas und Diabetes. Dtsch Ärztebl 113(17): 27

Schlichte, M. J., Vandersall, A., Katta, R. (2016) Diet and eczema: a review of dietary supplements for the treatment of atopic dermatitis. Dermatol Pract Concept 6(3): 23–29

Segger, D., Aßmus, U., Brock, M. et al. (2008), Multicenter study on measurement of the natural pH of the skin surface. International Journal of Cosmetic Science, 30: 75

Shibata, R., Kimura, M., Takahashi, H. et al. (2009) Clinical effects of kestose, a prebiotic oligosaccharide, on the treatment of atopic dermatitis in infants. Clin Exp Allergy 39:1397.

Shen, Q., Shang, N., Li, P. (2011) In vitro and in vivo antioxidant activity of Bifidobacterium animalis 01 isolated from centenarians. Curr Microbiol 62(4):1097-103

Sivan, A., Corrales, L., Hubert, N. et al. (2015) Commensal Bifidobacterium promotes antitumor immunity and facilitates anti-PD-L1 efficacy. Science 350(6264):1084-9

Smith, P., Willemsen, D. Popkeseren, M. (2017) Regulation of life span by the gut microbiota on the short-lived african turquoise killifish. bioRxiv (preprint first posted). URL: http://biorxiv.org/content/biorxiv/early/2017/04/06/120980.full.pdf

Song, S. J., Lauber, Ch., Costello, E. K. (2013) Cohabiting family members share microbiota with one another and with their dogs. eLife 2: e00458

Sonnenburg, E. D., Smits, S. A., Tikhonov, M. (2016) Diet-induced extinctions in the gut microbiota compound over generations. Nature 529(7585):212-5

Stefkaa, A. T., Feehleya, T., Tripathia, P. et al. (2014) Commensal bacteria protect against food allergen sensitization. PNAS 111 (36): 13145-13150

Svoboda, E. (2008) The Worms Crawl In. New York Times. URL: www.nytimes.com/2008/07/01/health/research/01prof.html

Takahashi, N., Kitazawa, H., Iwabuchi, N. et al. (2006) Immunostimulatory oligodeoxynucleotide from Bifidobacterium longum suppresses Th2 immune responses in a murine model. Clin Exp Immunol 145:130-8

Tomás-Barberán, F. A., Selma, M. V., Espín, J. C. et al. (2016) Interactions of gut microbiota with dietary polyphenols and consequences to human health. Curr Opin Clin Nutr Metab Care 19(6):471-476.

Turnbaugh, P. J., Hamady, M., Yatsunenko, T. at al. (2009) A core gut microbiome in obese and lean twins. Nature 457, 480-484

Tzounis, X. et al. (2011) Prebiotic evaluation of cocoa-derived flavanols in healthy humans by using a randomized, controlled, double-blind, crossover intervention study. Am J Clin Nutr. 93: 62-72

Verhulst, N. O., Qiu, Y. T., Beijleveld, H. et al. (2011) Composition of Human Skin Microbiota Affects Attractiveness to Malaria Mosquitoes. PLoS ONE 6(12): e28991

Vijayashankar, M., Raghunath, N. (2012) Pustular psoriasis responding to Probiotics – a new insight. Our Dermatol Online. 3(4): 326-328

Volkova, L. A., Khalif, I. L., Kabanova, I. N. (2001) Impact of the impaired intestinal microflora on the course of acne vulgaris. Klin Med (Mosk) 79(6):39-41

Walter, N. (2016) Wie der Hygienewahn der Hautgesundheit schadet. Welt, 12.2.2016. URL: www.welt.de/gesundheit/article152162974/Wie-der-Hygienewahn-der-Hautgesundheit-schadet.html

Wassenberg, J., Nutten, S., Audran, R. et al. (2011) Effect of Lactobacillus paracasei ST11 on a nasal provocation test with grass pollen in allergic rhinitis. Clin Exp Allergy 41:565-73

Wang, M. F, Lin, H. C, Wang, Y. Y. et al. (2004) Treatment of perennial allergic rhinitis with lactic acid bacteria. Pediatr Allergy Immunol 15:152-8

Wang, Y-W., Yu, R-C., Chou, C-C. (2006) Antioxidative activities of soymilk fermented with lactic acid bacteria and bifidobacteria. Food Microbiology 23 (2):128-135

Weston, S., Halbert, A., Richmond, P. et al. (2005) Effects of probiotics on atopic dermatitis: a randomised controlled trial. Arch Dis Child. 90(9):892.

Wickens, K., Black, P. N., Stanley, T.V. et al. (2008) A differential effect of 2 probiotics in the prevention of eczema and atopy: a double-blind, randomized, placebo-controlled trial. J Allergy Clin Immunol 122(4):788-94

Woo, S.I., Kim, J.Y., Lee, Y.J. et al. (2010) Effect of Lactobacillus sakei supplementation in children with atopic eczema-dermatitis syndrome. Ann Allergy Asthma Immunol 104(4):343.

Wu, H.-J., Ivanov, I. I., Darce, J. et al. (2010) Gut-Residing Segmented Filamentous Bacteria Drive Autoimmune Arthritis via T Helper 17 Cells. Immunity 32 (6) 815-827

Xiao, J. Z., Kondo, S., Yanagisawa, N. et al. (2007) Clinical efficacy of probiotic Bifidobacterium longum for the treatment of symptoms of Japanese cedar pollen allergy in subjects evaluated in an environmental exposure unit. Allergol Int 56:67-75.

Özdemir, Ö. (2010) Various effects of different probiotic strains in allergic disorders: an update from laboratory and clinical data. Clin Exp Immunol 160(3): 295-304

Yonekura, S., Okamoto, Y., Okawa, T. et al. (2009) Effects of daily intake of Lactobacillus paracasei strain KW3110 on Japanese cedar pollinosis. Allergy Asthma Proc 30:397-405

Zajac, A. E., Adams, A. S., Turner, J. H. (2015) A systematic review and meta-analysis of probiotics for the treatment of allergic rhinitis. Int Forum Allergy Rhinol 5:524-532

Zhang, H., Liao, W., Chao, W. (2008) Risk factors for sebaceous gland diseases and their relationship to gastrointestinal dysfunction in Han adolescents. J Dermatol 35 (9): 555-61

Zhernakova, A., Kurilshikov, A., Bonder, M. J. et al. (2016) Population-based metagenomics analysis reveals markers for gut microbiome composition and diversity. Science 352 (6285): 565-569

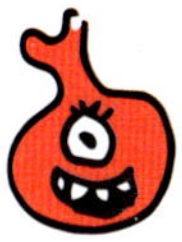

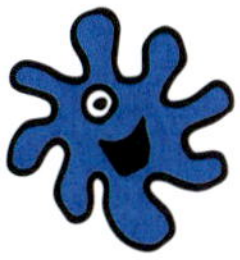

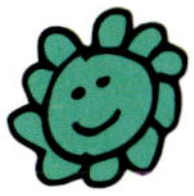

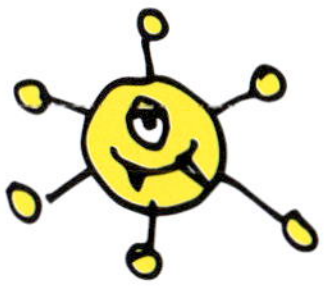

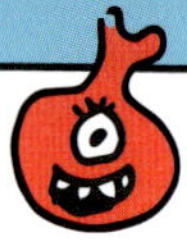

REGISTER

(**Fett** gesetzte Seitenzahlen beziehen sich auf Hauptnennungen, *kursive* auf Abbildungen)

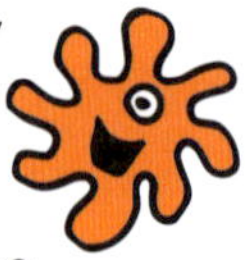

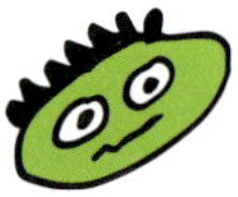

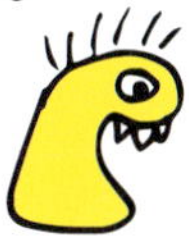

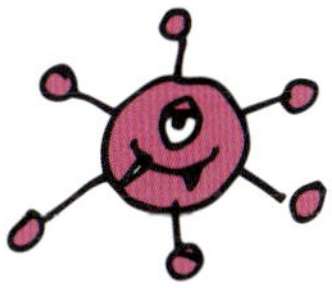

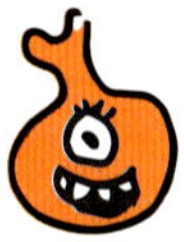

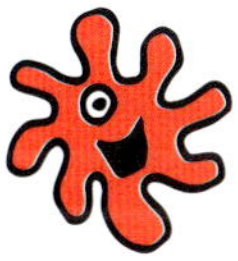

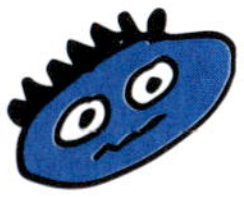

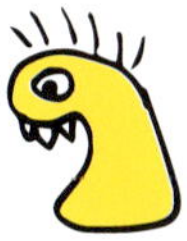

IMPRESSUM

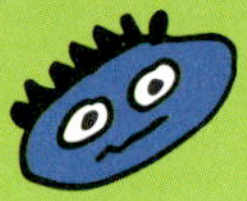

1. Auflage 2017

HINWEISE

Sollte dieses Buch Links auf Webseiten Dritter enthalten, so übernehmen wir für deren Inhalte keine Haftung, da wir uns diese nicht zu eigen machen, sondern lediglich auf deren Stand zum Zeitpunkt der Erstveröffentlichung verweisen.
Das vorliegende Buch wurde sorgfältig erarbeitet. Dennoch erfolgen alle Angaben ohne Gewähr. Weder die Autoren noch der Verlag können für eventuelle Nachteile oder Schäden, die aus den im Buch gegebenen praktischen Hinweisen resultieren, eine Haftung übernehmen.

BILDNACHWEIS

AKG-Images, Berlin: 64; Axt-Gadermann, Michaela: 52, 89, 129; Istockphoto: 10/11 (manop1984), 13 (Gmint), 27 (pavel068), 30 (IlonaBudzbon), 36/37 (Nastco), 38 (Maica), 45 (ttsz), 56 (shironosov), 62, 63 (ozgurdonmaz), 73 (SerrNovik), 76, 77 (stock_colors), 106 (JodiJacobson), 132, 133 (RuslanDashinsky), 138 (Lorado), 144 (stevecoleimages), 155 (MychkoAlezander), 167 (peredniankina), 171 (AnnaPustynnikova), 173 (AleksandraNov); Fotolia: 85 (photophonie), 159 (karepa), 161 (Printemps); Gettyimages, München: 79 (Macduff Everton); Moga Veronika, München: 80; Shutterstock: 14 (Horia Bogdan), 16 (Rashevskyi Viacheslav), 18/19 (Kalamurzing), 20 (Olena Yakobchuk), 22 (Denis Belitsky), 33 (Andrey Popov), 40 (Marina Shanti), 43 (Monique Guilbault), 48, 152 (Africa Studio), 50 (sc0rpi0nce), 54 (Yuri Marchenko), 59 (lumokajlinioj), 67 (ratmaner), 68 (baibaz), 69 (Bukhta Ihor), 81 o.r. (Ekaterina Smirnova), 81 u.l. (Kazanovskyi Andrii), 83 (Stuart Miles), 92 (Kzenon), 94 (science photo), 97 (Thoom), 103 (NaturalBox), 104 (Uber Images), 112/113 (Elena Elisseeva), 114 (T. L. Furrer), 117 (Oleksandra Naumenko), 121 (Stokkete), 123 (Nadezda Sereda), 131 (marekuliasz), 141 (Lisaveta), 147 (Kerdkanno), 148, 149 (Stock-Asso), 150 (Elena Zajchikova), 151 (5 second Studio), 153 (NL_Studio), 154 (Julia Sudnitskaya), 156 (Eugenia Lucasenco), 157 (Alp Aksoy), 158 (Natasha Breen), 160 (Liliya Kandrashevich), 162 (Piyato), 163 (bitt24), 164 (Sea Wave), 165 (Djero Adlibeshe), 166 (Dani Vincek), 168 (Dream 79), 169 (Ruslan Mitin), 170 (neil langan), 172 (Brent Hofacker), 174 (HandmadePictures), 175 (Zaira Zarotti)

PROJEKTLEITUNG
Andrei-Sorin Teusianu

REDAKTION UND REZEPTE
Regina Rautenberg

KORREKTORAT
Claudia Fritzsche

BILDREDAKTION
Tanja Zielezniak

COVER UND TITELABBILDUNG, LAYOUT UND ILLUSTRATIONEN
*zeichenpool, München

GESTALTUNG UND SATZ, DTP
Christoph Dirkes
mediathletic bild + design, Neuenkirchen
www.mediathletic.com

LITHO
Mohn Media Mohndruck GmbH, Gütersloh

HERSTELLUNG
Reinhard Soll

DRUCK UND BINDUNG
Alcione, Trento

Printed in Italy

FSC® www.fsc.org MIX Papier aus verantwortungsvollen Quellen FSC® C021956

Verlagsgruppe Random House FSC® N001967

ISBN: 978-3-517-09614-8

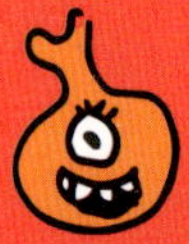

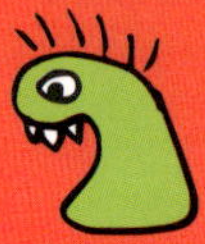

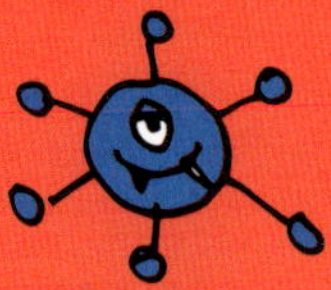

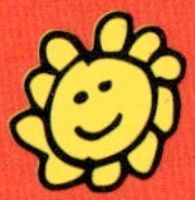